U0279276

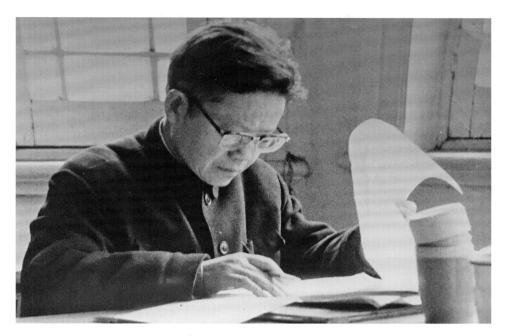

20世纪80年代陆鸿元工作照

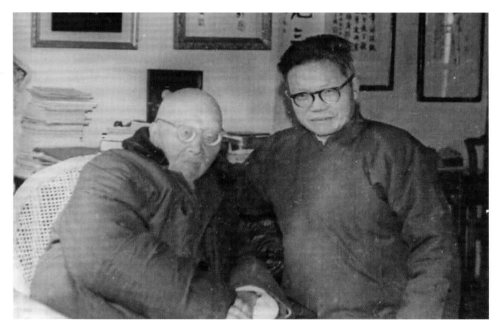

1985年1月18日上海南汇周浦镇，陆鸿元拜谒世纪老寿星105岁书法家苏局仙。在苏宅客厅，陆鸿元伏案书写"龙马精神"四字留言以赠，苏局仙览后，颔首莞尔

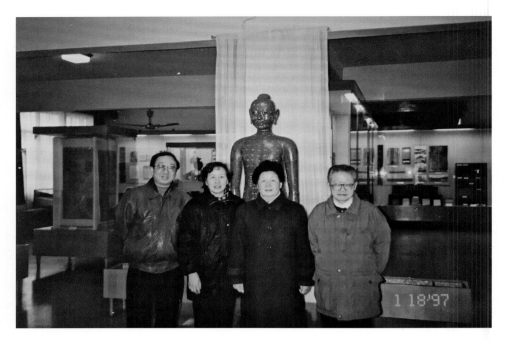

1997年1月18日，摄于上海中医药大学医史博物馆，右起：陆鸿元、左焕琛、郭天玲、吴鸿洲

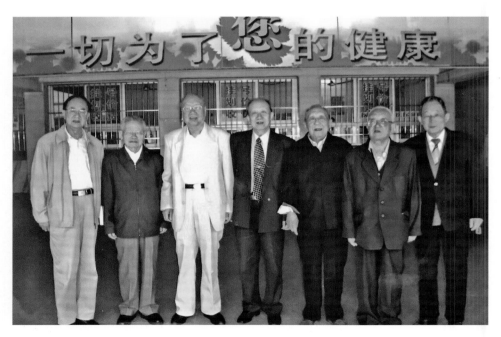

2006年5月，江苏海安县中医院建院20周年，左起：马贵同、陆鸿元、朱良春、王翘楚、王益谦、梅九如、陈趾麟

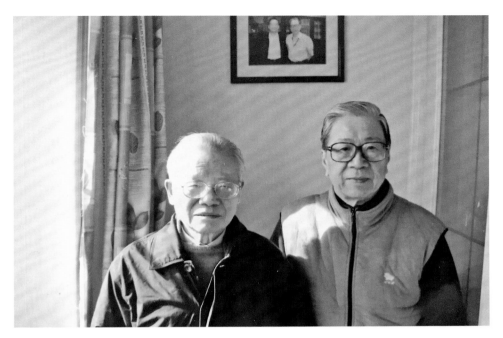

2010年12月，陆鸿元与杨福家（摄于杨福家家中）

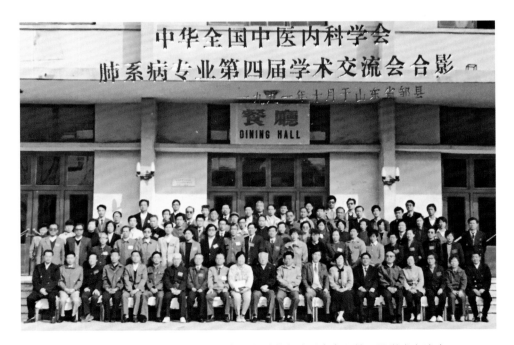

1991年，陆鸿元参加中华全国中医内科学会肺系病专业第四届学术交流会

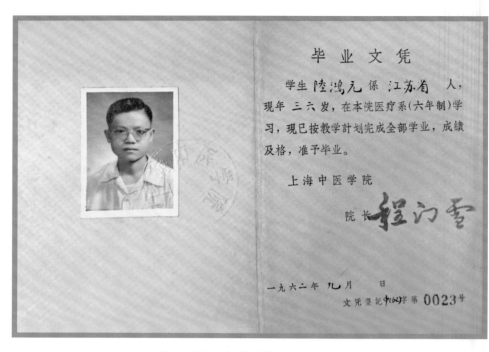

1962年，陆鸿元上海中医学院首届医疗系本科毕业证书

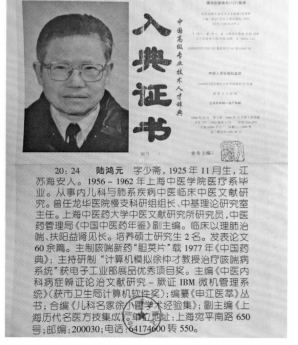

20：24　陆鸿元　字少斋，1925 年 11 月生，江苏海安人。1956～1962 年上海中医学院医疗系毕业。从事内儿科与肺系疾病中医临床中医文献研究。曾任龙华医院慢支科研组组长、中基理论研究室主任。上海中医药大学中医文献研究所研究员，中医药管理局《中国中医药年鉴》副主编。临床以理肺治喘、扶阳益肾见长。培养硕士研究生 2 名。发表论文60 余篇。主制咳喘新药"胆英片"载 1977 年《中国药典》；主持研制"计算机模拟徐仲才教授治疗咳喘病系统"获电子工业部展品优秀项目奖。主编《中医内科病症辨证论治文献研究－欧证 IBM 微机管理系统》(获市卫生局计算机软件奖)；编纂《申江医萃》丛书；合编《儿科名家徐小圃学术经验集》；副主编《上海历代名医方技集成》。单位地址：上海宛平南路 650号；邮编：200030；电话：64174600 转 550。

陆鸿元入选"中国高级专业技术人才辞典"入典证书

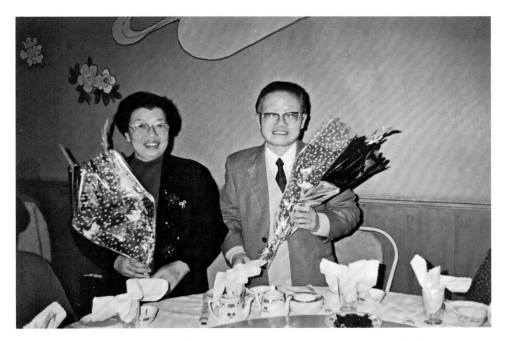

上海中医药大学零陵路校区，陆鸿元70岁生日与夫人胡若冰女士合影

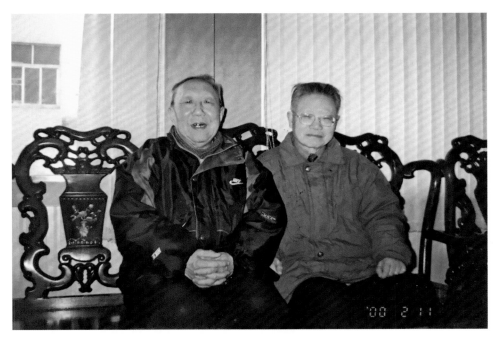

陆鸿元与师兄王益谦（江苏省名中医）

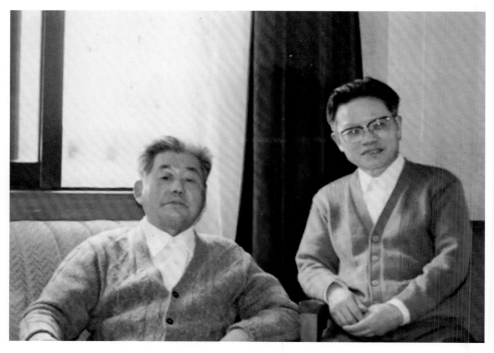

1988年5月7日摄于上海仙霞宾馆，陆鸿元与师伯江育仁

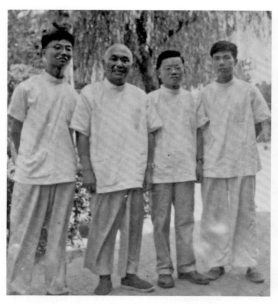

1960年夏摄于上海淮海公园，左起：张绚邦、张伯臾、陆鸿元、刘嘉湘

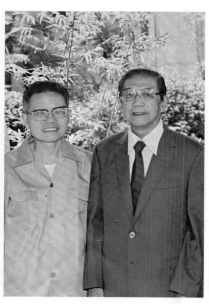

陆鸿元与老师徐仲才合影

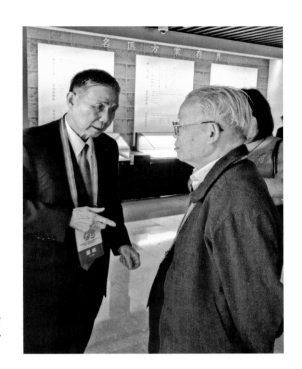

2016年上海中医药大学60周年校庆，摄于上海中医药博物馆，左起：刘嘉湘、陆鸿元

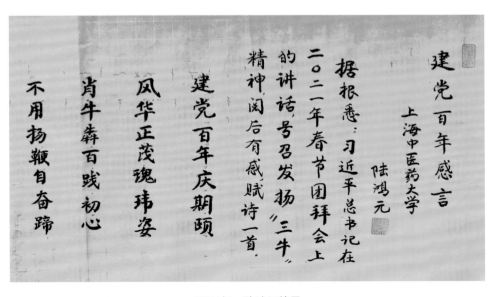

建党百年感言

上海中医药大学

陆鸿元

据根悉：习近平总书记在二〇二一年春节团拜会上的讲话号召发扬"三牛"精神阅后有感赋诗一首

建党百年庆期颐

风华正茂瑰玮姿

肖牛犇百践初心

不用扬鞭自奋蹄

2021年，陆鸿元笔墨

壬戌之秋，七月既望，苏子与客泛舟游于赤壁之下。清风徐来，水波不兴。举酒属客，诵明月之诗，歌窈窕之章。少焉，月出于东山之上，徘徊于斗牛之间。白露横江，水光接天。纵一苇之所如，凌万顷之茫然。浩浩乎如冯虚御风，而不知其所止；飘飘乎如遗世独立，羽化而登仙。

于是饮酒乐甚，扣舷而歌之。歌曰："桂棹兮兰桨，击空明兮溯流光。渺渺兮予怀，望美人兮天一方。"客有吹洞箫者，倚歌而和之，其声呜呜然，如怨如慕，如泣如诉；余音袅袅，不绝如缕。舞幽壑之潜蛟，泣孤舟之嫠妇。

苏子愀然，正襟危坐而问客曰："何为其然也？"客曰："'月明星稀，乌鹊南飞'，此非曹孟德之诗乎？西望夏口，东望武昌，山川相缪，郁乎苍苍，此非孟德之困于周郎者乎？方其破荆州，下江陵，顺流而东也，舳舻千里，旌旗蔽空，酾酒临江，横槊赋诗，固一世之雄也，而今安在哉？况吾与子渔樵于江渚之上，侣鱼虾而友麋鹿，驾一叶之扁舟，举匏樽以相属。寄蜉蝣于天地，渺沧海之一粟。哀吾生之须臾，羡长江之无穷。挟飞仙以遨游，抱明月而长终。知不可乎骤得，托遗响于悲风。"

苏子曰："客亦知夫水与月乎？逝者如斯，而未尝往也；盈虚者如彼，而卒莫消长也。盖将自其变者而观之，则天地曾不能以一瞬；自其不变者而观之，则物与我皆无尽也，而又何羡乎！且夫天地之间，物各有主，苟非吾之所有，虽一毫而莫取。惟江上之清风，与山间之明月，耳得之而为声，目遇之而成色，取之无禁，用之不竭，是造物者之无尽藏也，而吾与子之所共食。"

客喜而笑，洗盏更酌。肴核既尽，杯盘狼藉。相与枕藉乎舟中，不知东方之既白。

甲子仲春二月 沪渎陆鸿元

1984年，陆鸿元笔墨

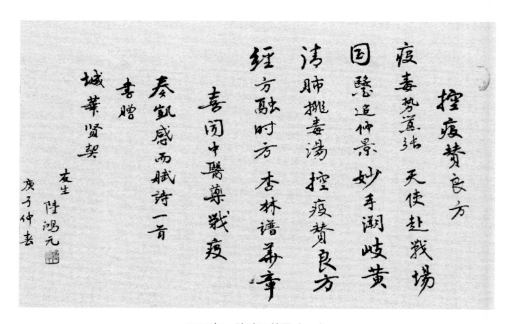

控疫赞良方

疫毒势嚣张 天使赴战场

国瘥追仲景 妙手澜岐黄

清肺排毒汤 控疫赞良方

经方融时方 杏林谱新章

喜闻中医药战疫

奏凯感而赋诗一首

喜赠

城叶贤契

友生 陆鸿元

庚子仲春

2020年，陆鸿元笔墨（一）

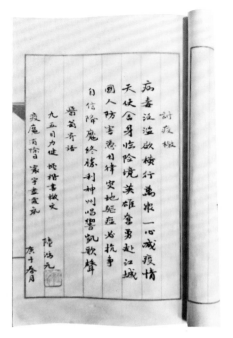

2020年，陆鸿元笔墨（二）

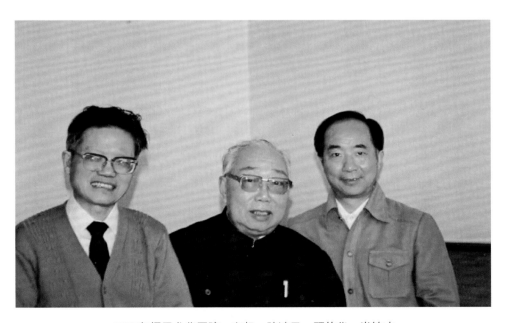

1985年摄于龙华医院，左起：陆鸿元、顾伯华、肖敏才

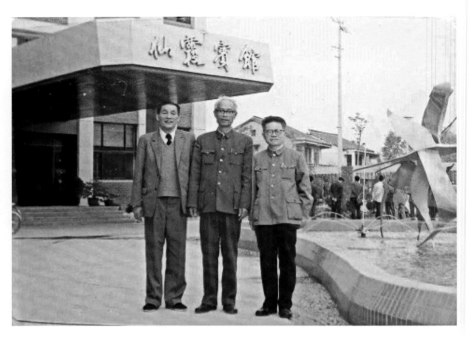

1985年摄于上海仙霞宾馆，左起：王玉川、董建华、陆鸿元

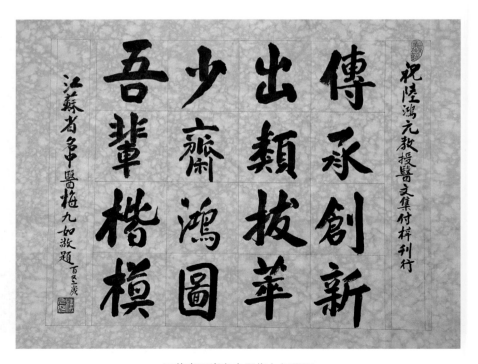

江苏省百岁名中医梅九如题词

陆鸿元学术经验集

主　编　陆鸿元　陆城华

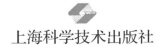

上海科学技术出版社

内 容 提 要

陆鸿元，幼承家学，高祖陆儋辰为清季著名儒医，父亲陆正斋为江苏名医。陆鸿元师从沪上名家徐仲才等学习，在学术思想方面上推崇阴阳互根理论，非常重视阳气对于人体的作用，擅长慢性支气管炎、哮喘等肺系疾病以及儿内科疾病的诊治。

本书分为成长历程、学术思想、临证经验、临床验案、用药特色、医论医话、医史钩沉、学术传承八章，全面反映了陆鸿元从事医、教、研工作80余年来的学术思想及临证经验。陆鸿元在治学方法和研究工作中，一贯注重理论与临床实践相结合、文献与临床资料相结合，且认为中医的根本在于临床，换而言之，就是科研要扎根临床、师承要结合临床、文献要服务临床。

本书可供中医临床医师、中医院校师生及中医爱好者参考阅读。

图书在版编目（Ｃ Ｉ Ｐ）数据

陆鸿元学术经验集 ／ 陆鸿元，陆城华主编. -- 上海：上海科学技术出版社，2023.9
　　ISBN 978-7-5478-6235-3

　　Ⅰ．①陆… Ⅱ．①陆… ②陆… Ⅲ．①中医儿科学—中医临床—经验—中国—现代 Ⅳ．①R272

中国国家版本馆CIP数据核字(2023)第114122号

陆鸿元学术经验集

主编　陆鸿元　陆城华

上海世纪出版（集团）有限公司
上海科学技术出版社 出版、发行
（上海市闵行区号景路159弄A座9F-10F）
邮政编码201101　www.sstp.cn
上海颛辉印刷厂有限公司印刷
开本 787×1092　1/16　印张 15　插页 5
字数 216千字
2023年9月第1版　2023年9月第1次印刷
ISBN 978-7-5478-6235-3／R·2789
定价：98.00元

编委会名单

主　编

陆鸿元　陆城华

编　委（按姓氏笔画排序）

王　骍　王院星　刘华骅　陆　宏　洪　熙

孟　凯　胡心怡　胡聆白　唐健嫩　康年松

梁慧凤　蒋晓鸿　童春颖

序

　　《陆鸿元学术经验集》行将出版，于付梓前夕有幸拜读书稿，深感内容丰富，论说精辟，受益良多。鸿元先生已近期颐之寿，出身于中医世家，从事中医药事业八十余载。自幼秉持家学，耳濡目染，谨守庭训，立志从医，及至而立于1956年考入上海中医学院，聆听名家讲学，如沐春风，从此游弋三坟五典之渊，造诣岐黄神农之说，流连橘井泉香之术，侍诊海派名医之侧。毕生铭记远祖陆游"古人学问无遗力，少年工夫老始成。纸上得来终觉浅，绝知此事要躬行"之训诫，践行不怠。每焚膏油以继晷，恒兀兀以穷年，学海中必提其要，书山中则钩其玄，寻坠绪之茫茫，独旁搜而远绍。作为中医事业的后继者，先生总以毛泽东主席"中国医药学是一个伟大宝库，应当努力挖掘，加以提高"之号召为自己的历史责任和时代使命，坚持继承发扬创新的生生之道。本书撰著，汇集先生八秩春秋之治学收获，涵盖成长历程、学术思想、临证经验、临床验案、用药特色、医论医话、医史钩沉、学术传承等，硕果累累，光照可鉴。

　　陆氏学渊久远，追溯系南宋诗人陆游二十九世孙，为江苏海陵陆氏世医第五代后裔，高祖陆儋辰乃清代举人，著名儒医，尤在泾医派之传人。父陆正斋亦系江苏名医，擅长儿内科，桃李芬芳。鸿元先生自上海中医学院（今上海中医药大学）六年制本科毕业后，就职于附属龙华医院内科，后有缘拜列沪上内科、儿科名家徐仲才先生门墙，亲炙徐氏学派重阳扶阳、阴阳互根之学术思想，尤对附子等温热药之临证应用领悟有加。又曾游学黄文东、张伯臾、金寿山等名师。博采众长，书通二西，皓首穷经，复又深耕临床，以熟谙方脉为要务，无论外感内伤、伤寒温病、六经脏腑辨证、经方时方多能信手拈来，得心应手。对疑难杂症、膏肓之疾时时探究。书中通过对哮喘、汗证、癫痫、慢性阻塞性肺疾病、慢性肝炎等疾病诊治总结及对临床常见 14 个病证的论治分析，梳理经验，并从感性认知，升华到理性思维，概括为"重视阳气，阴阳互根""久病不康，必养必和"的学术思想，列为临证总纲，统领立法用药，可谓运以精思，独标真谛。20 世纪 80 年代初，党和国家大力推进我国中医药事业振兴发展，特别是在衡阳会议后，各地都有许多新的行动，上海中医学院成立中医文献研究所，从学院系统抽调一批中壮年学术骨干参与建设，鸿元先生受命担任中医基础理论研究室主任，遂率领团队对上海数十位有代表性的海派中医名家进行深入走访调研，就其生平家传、学术思想、临证经验、医案医话、用药特点等进行系统整理，爬罗剔抉，经数年努力，编就《申江医萃》共 10 余册，成为一套海上名老中医学术经验系列丛书，出版面世，为海派中医深入研究做出了宝贵贡献，功莫大焉！

余与鸿元先生相交久矣，20 世纪 50 年代彼此同为上海中医学院校友，他于 1956 年入学，我则于次年进校，毕业后又皆入职于龙华医院而为同事。家祖施少秋与其尊陆正斋同为故里名医，亦属莫逆之交，双方弟子梅九如先生及王益谦先生皆为江苏省名中医。先生 1925 年出生，长我 12 岁，同一生肖属牛，我们皆以孺子牛互勉。有鉴先生博学多才，谦恭儒雅，一表碧梧翠竹之姿，每令辄深神往，倾心敬仰。遥想当年我们在苏州河滨的校舍里听着穿梭往来船只的笛鸣，望着朝阳和落日，共同筑梦未来，立志做一名又红又专的名中医。嗟夫！逝者如斯夫，六十余载相去！作为有着 70 年党龄的共产党员，先生始终不忘初心，在中医药学的大道上建功立业，无论人品、医品皆为楷模，作为上海市名中医名闻遐迩。闲云潭影日悠悠，物换星移几度秋。"只问耕耘不问收获"，这便是先生的价值观，为中医药事业，依然老骥伏枥，志在千里。昔王维《鸟鸣涧》曰："人闲桂花落，夜静春山空。月出惊山鸟，时鸣春涧中。"先生学富五车，依然笔耕不辍，但总以平静的心态不期待回报，犹如春夜山中鸟鸣，那绵长悠远的回音便是充满喜悦之收获。"云山苍苍，江水泱泱；先生之风，山高水长！"斯以为序。

施 杞

2023 年春于龙华医院

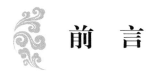

前　言

　　陆鸿元，字少斋，男，上海市名中医。1925 年出生于江苏海安中医世家，高祖陆儋辰为清季著名儒医，父亲陆正斋为江苏名医。薪传中医，崇尚吴门尤在泾医派。由家谱相传，陆鸿元系南宋爱国诗人陆游二十九世孙。陆鸿元先生为首届上海中医学院（今上海中医药大学）六年制本科毕业生，毕业后就职于上海中医学院附属龙华医院内科，并与沪上内儿科名家徐仲才先生结为师徒，亲炙徐氏学派重阳扶阳、阴阳互根之学术思想。还曾游学黄文东、张伯臾、金寿山等名师。

　　陆鸿元先生从事医、教、研工作 80 余年，在治学方法和研究工作中，一贯注重理论与临床实践相结合、文献与临床资料相结合，且认为中医的根本在于临床。换而言之，就是科研要扎根临床、师承要结合临床、文献要服务临床。在学术思想方面推崇阴阳互根理论，非常重视阳气对于人体的作用，推崇中医前辈关于"阳气是全身的动力，又是抗病的主力"和"阴体阳用"以及"阴阳互根"的论点。先生在辨治慢性病、疑难病的过程中，倡导"久病不康，必养必和"理论，并且认为其中"协调气血，燮理阴阳"又是治疗慢性病、疑难病的中心环节。还有，主张以中医为主体，中医、西医之间相互取长补短。先生认为："中药是战略功能，而西药是战术功能。"中西医并重，中西医结合，相互扬长避短，不仅可以提高疗效，而且有可能成功地治疗现代医学所称的"难治病"。"以继承为基础，以发扬为目的，古为今用，洋为中用"，这是先生践行的座右铭。先生还常说治病、防病，一定是："辨病结合辨证，方随证转，药异其治；防治结合，治不离防，防居治先。"

　　本书的编写人员均为陆鸿元先生的门生，跟随先生临床学习，长期得到先生的教诲和经验传授。为了使老先生的学术思想及临证经验得到继承和发扬，更好、更广泛地为广大患者服务，上海市卫生健康委员会和上海中医药大学专门为先生设立了"上海市名中医陆鸿元学术传承工作室"，安排跟师学习人员，汇总整理先生长期临证、科研及教学的累积经验。

　　本书从陆鸿元先生的成长之路开始探源，先生的医学成长之路有家传、有师承，更是科班出身（先生是新中国成立后第一批六年制中医学院本科毕业生）。先生自幼秉持家学，又勤习诗词、书法。本书撰稿汇集先生八秩春秋之治学收获，涵盖成长历程、学术思想、临证经验、临床验案、用药特色、医论医话、医史钩沉、学术传承八个方面，并将先生平日所写诗词整理出版。

　　先生虽已年近百岁，仍思维敏捷、笔耕不辍，在编写本书 2 年多的时间里，本书的每个章节先生都亲自过目，逐句斟酌并与大家讨论，认真修改，一般都修改三至五稿，有些篇章甚至六至八稿，反复修改加工。这种一丝不苟、认真严谨的治学精神深深地教育了我们，榜样的力量是无穷的。本书多数编者都是在工作之余挑灯夜战，在此对他们的辛勤劳动表示最衷心的感谢。同时，感谢上海中医药大学、上海市卫生健康委员会各级领导的支持和帮助。感谢上海科学技术出版社对本书编写工作的热情指导和关心。

　　本书编写人员虽尽力而为之，然由于经验不足、水平有限，收集有关资料欠缺等，错误之处难免，真诚希望读者予以批评指正。

编　者

2023 年春

目　录

第七章 · 医史钩沉 ……………………………………… 152

第八章 · 学术传承 ·············· 188

附　录 ·············· 209

跋 ·············· 222

参考文献 ·············· 225

第一章

成 长 历 程

陆鸿元，字少斋，男，上海市名中医，中国共产党党员。1925 年生于江苏海安中医世家，高祖陆儋辰为清季著名儒医，父亲陆正斋为江苏名医。陆氏薪传中医，崇尚吴门尤在泾医派。由家谱相传，陆鸿元系南宋爱国诗人陆游二十九世孙。陆鸿元曾被遴选为上海市医学会肺病学会（西医）首届委员（1979 年），中华全国中医内科学会肺系病专业委员会委员，《光明中医》杂志一、二届编委与顾问，香港《亚洲医药》杂志特约编委，深圳南方制药厂专家委员会委员，上海中医药大学附属龙华医院"徐小圃儿科学术思想研究室"专家顾问，上海市中医药研究院中医儿科研究所"海派中医流派传承基地（徐氏儿科、董氏儿科）"顾问。陆鸿元学术传承见图 1-1。

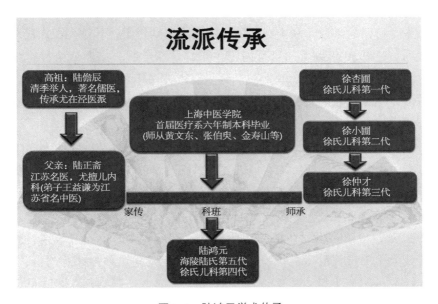

图1-1　陆鸿元学术传承

一、求学之路，未忘初心

据陆鸿元回忆，他儿时求学道路非常艰辛，只读到初小便发生战争，但这些挫折并没有磨灭他升学求知的渴望。当时初小升高小也是要经过考试选拔的，通过自己刻苦地努力温习，他如愿考入了高小。可是为了躲避空袭，这所学校的上课地点只能设在一座土丘底的地下室里，十分简陋。随着战争的持续，一个学期不到，便停课了。陆鸿元从幼便耽嗜医书，失学后（1938 年）便随父陆正斋侍诊。先父陆正斋擅治内、儿、妇、大小方脉。初涉岐黄，在父辈医术的熏陶下，陆鸿元始终觉得，求学、求真、求实应是人生坚定的信念，因此从未放弃进一步深造的念头。到了 1948 年海安解放前夕，陆鸿元又有了考学的念头，他的目标是南通市海安私立紫石中学。于是他拼命补习一些自己未曾接触过的学科，包括数学、生物学等，最后也取得了不俗的成绩。一位在该校任教的族叔认为陆鸿元天资聪颖，年纪又偏大，读初一是浪费时间，建议他跳级读初二更合适。后来，通过自己的努力，陆鸿元又直接升入初三，仅用了一年读完了初中。1949 年初，陆鸿元转学到了如皋中学。中学离家较远，大约 27 千米，陆鸿元每隔几日需徒步来回，风雨无阻。正是这种古贤所谓"劳其筋骨"的锻炼，大大提高了陆鸿元的身体素质和心智毅力。

因为一些个人原因和社会历史条件，陆鸿元不得不在高一读了一个学期便匆匆结束了自己的学业。高中肄业后，陆鸿元来到丹阳，开始先在人民医院工作一段时间。1950 年到苏州市苏南卫生干部学校学习，结业后留校担任辅导员。之后由于学校调整，陆鸿元被调到无锡市苏南行署卫生处工作。1953 年，江苏省恢复建制，陆鸿元又进入江苏省卫生厅，历任人事处科员、吕炳奎厅长秘书等职。

1956 年，陆鸿元再次考学，以调干生的身份成功地考进了原上海中医学院，有幸成为新中国成立后第一批进入中医高等学府深造的一员，当时的上海中医学院名家云集，由程门雪、黄文东、金寿山、刘树农等名医授课及带教，为日后传承和发展中医药事业奠定了基础。

1960 年，上海中医学院响应卫生部号召，培养中医事业接班人，决定从首届在读学生中选拔品学兼优、政治过硬的学生定向培养，计有内科、外科、伤科、针灸科四个小组，共 12 人。刘嘉湘、陆鸿元、张绚邦 3 名党员学生被选中调至中医内科教研组，参加备课、听课与辅导工作，并参加第一版全国中医内科学统编教材的审稿会议，并参与会务联络工作。同年 2—6 月，陆鸿元、刘嘉湘、张绚邦 3 人经学院派遣侍诊张伯臾，努力学习名医张伯臾的学术思想和临床经验。3 人白天抄方，晚上整理病证、脉案、方药，查找资料，整理侍诊体会。陆鸿元在长期的学习和工作实践中，涉猎各种医学书籍，为临床诊疗打下了扎实的基础。

二、研制新药，造福于民

1962 年从上海中医学院首届六年制医疗系本科毕业后，陆鸿元在上海中医学院附属龙华医院（以下简称"龙华医院"）工作。工作伊始，参与创建龙华医院肝病病房与门诊。陆鸿元回忆，当年内科大家程门雪、黄文东均定期亲临查房，指导治疗方案，受到很大教益。他同时协助针灸名家陆瘦燕、朱汝功开展针灸治疗慢性肝炎研究。1964 年陆鸿元在上海市卫生局部署下及徐仲才钦点下与沪上内科、儿科名家徐仲才结为师徒，并跟随徐仲才学习（1964—1990）。陆鸿元亲炙徐氏学派重阳扶阳和阴阳互根的学术思想，对附子等温热药的领悟与日俱增，身体力行，曾总结撰述徐仲才临证经验论文多篇及医著，均汇集于《徐仲才医案医论集》。20 世纪 80 年代，陆鸿元在徐仲才指导下，主持并协作制成"电子计算机模拟名中医徐仲才教授治疗咳喘病系统"，获电子工业部 1987 年全国计算机应用及新产品展览会上优秀项目三等奖。

20 世纪 70 年代，为响应党和国家的号召，攻克慢性支气管炎、哮喘等严重危害人民健康的疾病，上海市组建了"上海市中草药防治慢性支气管炎、哮喘协作组"，挂靠在龙华医院，由陆鸿元任组长。1971 年 3 月起，陆鸿元带领医疗队深入农村、工厂、街道开展慢性支气管炎、哮喘、肺源性心脏病群防群治工作，研究分析了 18 000 余人的普查资料，从 1 000 多例的慢性气管炎和哮喘患者中，发现慢性支气管炎、哮喘病因错综复杂，往往寒热交互出现，痰饮夹瘀阻碍气机升降，贯穿始终。其间由陆鸿元领衔研制了一系列效果显著的治喘咳良药——胆麻片、胆荑片、胆麻荑片、珍珠定喘片。

20 世纪 70 年代初，陆鸿元及其协作组成员与奉贤齐贤公社卫生院、奉贤金汇公社卫生院、南市区小东门、豫园、斜桥、王家码头等地段医院协作，使用胆麻荑片、胆荑片、胆麻片等治疗慢性气管炎共 914 例，其中应用胆麻荑片治疗的第一疗程（10 日）297 例及第二疗程（10 日）281 例疗效尤为显著，有效率分别达到 85.52% 和 92.53%（参照当时全国制定的疗效标准）。陆鸿元等研究人员通过 1 122 例慢性支气管炎患者的临床疗效观察，发现胆荑片、胆麻荑片等猪胆汁制剂对老年慢性气管炎的疗效较好，副作用小，药源较广，值得临床推广。

1974—1977 年，陆鸿元及其协作组成员研制的珍珠定喘片经龙华医院、上海市第九人民医院、上海市第二人民医院、江苏太仓横泾医院、上海市第一结核病总院等单位单药临床验证 300 余例，对喘息型慢性支气管炎及哮喘均有良好的平喘、止咳、化痰和消炎作用，总有效率在 80% 以上，平均显效率在 30% 以上（参照当时全国制定的疗效标准）。通过对 300 余例咳喘患者的临床疗效观察，发现患者用药后喘息症状明显好转，咳痰爽利，痰量逐渐减少，偶有口干、睡眠不佳等不适。

陆鸿元领衔研制的胆荑片，因对慢性支气管炎疗效显著，在 1974 年 2 月上海市中西医结合会议上，陆鸿元任组长的上海市中草药防治慢性支气管炎、哮喘协作组集体得到了表扬。胆荑片作为上海市中草药新产品陈列于上海市展览馆，胆荑片后被收录于 1977 年的《中国药典》（国药准字 Z31020493；功效：清热化痰、平喘止咳；适应证：慢性支气管炎）。

20 世纪 70 年代末期，陆鸿元等将珍珠定喘片的临床及科研资料整理后也申报了中药新药，但由于种种原因而作罢。目前珍珠定喘片的组方还经常在陆鸿元及其门人弟子的临床实践中应用，效果十分显著。其弟子陆城华近年发表的《徐氏珍珠定喘方治疗热哮型支气管哮喘的临床观察》，结果显示珍珠定喘方治疗热哮型支气管哮喘的疗效满意，可显著缓解患者临床症状，改善肺通气功能，值得临床推广。

三、著书立作，承前启后

20 世纪 80 年代初，上海中医学院为整理收集老一辈名老中医的临证经验而筹备成立中医文献研究所，由金寿山副院长兼任首任所长。陆鸿元被金寿山副院长钦点由龙华医院调入上海中医学院中医文献研究所（1982 年）工作，先后任中医基础理论研究室主任，中医文献所党支副书记、书记，上海地区历代名中医学术研究调研组组长，《申江医萃》课题组组长。1982 年，在卫生部全国中医医院和高等中医药院校建设工作会议鼓动下，陆鸿元为搜集徐小圃散存脉案，不遗余力。陆鸿元与编写组成员先后前往南京、常熟、杭州的市区及郊县等多家医疗单位，走访了数十位老中医，从中获得相当数量的小圃先生脉案录存资料。经过不懈努力，由陆鸿元与邓嘉成合编的《申江医萃——儿科名家徐小圃学术经验集》于1993年得以刊行问世。徐仲才生前抱病审阅样稿，留有遗言，给予充分肯定。陆鸿元不负金寿山所望，为整理收集老一辈名老中医的临证经验和搜集散失遗案走访众多老中医及其门人，如江育仁、顾伯华、王玉川、董建华等，集腋成裘，整理出版名老中医学术经验丛书——《申江医萃》，共有分册10余册，该丛书先后获上海中医药研究院1987年度三等奖及1990年度二等奖。

陆鸿元1983年起受聘于国家中医药管理局《中国中医药年鉴》（以下简称《年鉴》）副主编、常务编委、顾问（1983—2000），参编《年鉴》18卷，为《年鉴》各栏撰写论文百余篇。其间陆鸿元主持研制的"中医内科厥证辨证论治文献研究——厥证IBM系统微机管理系统"获1987年度上海市卫生局中医药计算机软件奖。

陆鸿元作为吴门尤在泾医派（家传）、海派中医内科张伯臾和沪上中医儿科名家徐仲才的传人，时常受邀参加各类学术研讨活动，并带教众多年轻医师。陆鸿元带教学生时和蔼可亲，在学术上总是倾囊相授，并获得上海中医学院"1988—1990年度教书育人奖"。1990年，陆鸿元因年龄原因在上海中医学院办理了退休手续，但是退休后的陆鸿元并没有离开所热爱的中医事业，退而不休，依然为中医药的发展贡献着自己的力量，至今笔耕未辍，做学问、写文章、著专著、带学生、看门诊。1991—1997年，陆鸿元经组织推荐进入《中国当代古籍整理研究学者名录》。2005年，陆鸿元于80岁高龄时还获得了"上海中医药大学校长奖"。

2012年9月，陆鸿元受聘为龙华医院"徐小圃儿科学术思想研究室"专家顾问；2012年12月受聘为上海市中医药研究院中医儿科研究所"海派中医流派传承基地（徐氏儿科、董氏儿科）"顾问。陆鸿元承前启后，寻医访贤，带领陆鸿元名中医工作室的传承团队整理主编的《儿科名家徐小圃学术经验集》《徐小圃医案医论集》《徐仲才医案医论集》《徐小圃、徐仲才用药心得十讲》四部著作成为沪上乃至全国中医学者研究徐氏儿科的蓝本。他作为主要继承人和实践者，继承并发扬了徐氏重阳、扶阳的学术思想。"徐氏儿科流派"于2015年入选了上海市非物质文化遗产名录。

四、传道授业，桃李芬芳

陆鸿元从事医、教、研工作 80 余年，在治学方法和研究工作中，一贯注重理论和临床实践相结合、文献和临床资料相结合，并认为中医的根本在于临床，换而言之，就是科研要扎根临床、师承要结合临床、文献要服务临床。

陆鸿元认为重视整体治疗的观念是中医治病的特色和优势，并对自己数十年来的临证经验做了以下概括："辨病结合辨证，方随证转，药异其治；防治结合，治不离防，防居治先。"在学术思想方面推崇阴阳互根理论，非常重视阳气对于人体的作用，推崇中医前辈关于"阳气是全身的动力，又是抗病的主力"和"阴体阳用"以及"阴阳互根"的论点。陆鸿元在辨治慢性病、疑难病的过程中，倡导"久病不康，必养必和"理论，并认为其中"协调气血，燮理阴阳"是治疗慢性病、疑难病的中心环节。主张以中医为主体，中医、西医之间要相互取长补短。

据陆鸿元回忆，他曾患胃病。2001 年，一日因溃疡病便血入院，血红蛋白一度跌到了平时常检的 2/3，8 g/L 左右。但庆幸的是，经过输液等支持疗法，出血情况得到控制，再次测量血常规，血红蛋白便恢复正常。17 日后出院，陆鸿元居家进行自我调养。调养的重点首先是心态放开、心情放松，然后服用一部分中药，另外也服用一部分西药。因为中药能够补气血，从整体进行调理，而西药能够对具体的疾病达到及时治疗效果。例如，服用一种西药有效地解除了他多年来遭受窦性心动过速的困扰。有些西药的功能中药尚不能替代，反过来说，同样道理，有些中药的长处西药还不能达到，所以需要中西医结合，并根据具体情况进行药物种类和剂量的调整。

15 年前，陆鸿元在接受一家新闻传媒记者采访时谈到：通过 60 多年行医的实践，他深切地体会到，中医、西医各有所长，相互之间可以取长补短，就是既要考虑中医辨证论治的特色，又要结合现代医学的知识和各种检查，灵活运用，博采众长（见 2005 年 2 月 22 日《第一财经日报》"汉文化复兴——中医"专版）。陆鸿元认为，所谓"病证结合"乃是辨病与辨证相结合的简称，这已是目前临床上常用的治疗方法，其形式多种多样。尽管还存在不同看法，但就慢性病、疑难病而言，通过辨病和辨证相结合，可以萃取中西两医之长，相互补充，有利于提高疗效。

陆鸿元善于剖析、反思的精神始终贯穿在生活中。无论是他人的疾病还是自己的疾病，他都认真分析，做出合理的判断，再采取具体措施。他这种认真严谨的态度，不禁让人肃然起敬。"中药是战略功能，而西药是战术功能。"他曾打比方说道。陆鸿元还认为，中西医并重，中西医结合，相互扬长避短，不仅可以提高疗效，而且有可能成功地治疗现代医学所称的"难治病"。

陆鸿元名中医学术传承工作室目前共有 8 人。陆鸿元今年已 99 岁高龄，仍初衷未改，笔耕未辍，年复一年，编写医药论著，记述临床体会。工作室在陆鸿元的带领下定期开展学术交流，内容涉及内科、妇科、儿科领域常见病、疑难病的国内外研究进展。此外，在陆鸿元的指导下，学生们还精读中医经典，深入学习，钻研、领悟和发掘中医经典精华，深化中医内涵，提高自身的业务水平。上海市名中医陆金根常说："最好的继承就是创新。"诚然！创新是陆鸿元名中医工作室基于临床实践对理论思想的进一步延伸，陆鸿元辨治肺系病，变通运用"宣""清""温""通"四法，延伸发展徐氏儿科、内科"扶阳理论"，扶正祛邪，并行不悖。陆鸿元临证参西衷中，病证结合，尤其在慢性咳喘病防治方面尤为突出：防治结合，顺时调理，冬治冬防，治不离防，夏防夏治，防居治先。扶阳益肾，奏效勃焉。

五、不忘初心，牢记使命

陆鸿元回忆说，他是 1952 年 11 月加入中国共产党的，至今已有 70 余年的党龄了。作为老党员，陆鸿元伴随并见证着中国共产党的成长和上海中医药事业的发展。陆鸿元 65 岁退休，因工作需要延聘至 70 周岁离职，在离职前后迄今数十年期间，孜孜从事医疗科研工作，从未中辍。10 余年来虽年届耄耋，仍笃志好学，勤于著述，医药新著，频见问世。访谈中，陆鸿元一再深情地对我们说："继承发扬中医药遗产的中医政策，一直激励我为党的事业努力不懈地工作。"陆鸿元对我们中医学子殷勤寄语：要重视中医基础理论的学习，认真研讨《内经》等中医经典。在治学方法和临床研究中，注重理论和实践相结合，力求有所发展和创新。陆鸿元对年轻一代学子寄予厚望，祝愿中医学子"青出于蓝而胜于蓝"。陆鸿元说："新中国成立后，党的阳光给中医药这片'杏林'带来了春天，我深感搞好承先启后工作，是我们每一个共产党员义不容辞的责任。我是新中国培育起来的中医师，我绝不辜负党的期望，要为培养更多年轻中医人才而努力。""不辜负党的期望"正是 30 年前陆鸿元在庆祝党的生日六十周年期间刊登于《解放日报》上的庄严誓言，并且为此躬行不懈。

2016 年 11 月，时年 91 岁高龄的陆鸿元还受邀参加了在江苏南京举办的"世界中医药学会联合会第八届中医儿科国际学术交流大会（暨纪念江育仁教授百年诞辰）"，并做了主旨发言。

陆鸿元喜欢诗歌，数年前著有《马年自我扬鞭 160 字吟》，今节选部分诗句与中医青年共勉：

我本世医，福民担肩。

先父正斋，医播海陵。

徐师仲才，更授佳篇。

扶阳益肾，奏效勃焉。

老骥伏枥，宿愿弥坚。

日省吾身，自我扬鞭！

陆鸿元认为作为医生，应当效法"大医精诚"，医者医人，也应养心。陆鸿元曾在名片上印刻如下箴言："无为以养心，顺其自然；有为而摄生，合乎常度。"并曾创作了一首汇聚他养生精髓的作品（该作品刊于 2004 年 4 月 11 日《新民晚报》夜光杯）：

寿 身 歌

心舒体畅，寿身良方。寄语诸君，调理首倡。

调节气血，燮理阴阳。见微知著，未病先防。

"不妄作劳，起居有常""满损谦益"，古训莫忘。

药治食疗，相得益彰。肾强脾健，脏腑安详。

代谢平顺，免疫趋强。持久效显，水旺流长。

第二章
学 术 思 想

陆鸿元从事医、教、研工作 80 余年，在治学方法和研究工作中，一贯注重理论和临床实践相结合、文献和临床资料相结合，且认为中医的根本在于临床，换而言之，就是科研要扎根临床、师承要结合临床、文献要服务临床。在学术思想方面上推崇阴阳互根理论，非常重视阳气对于人体的作用，推崇中医前辈关于"阳气是全身的动力，又是抗病的主力"和"阴体阳用"以及"阴阳互根"的论点。数十年来，陆鸿元在辨治慢性病、疑难病的过程中，倡导"久病不康，必养必和"理论，并认为其中"协调气血，燮理阴阳"是治疗慢性病、疑难病的中心环节。主张以中医为主体，中医、西医之间相互取长补短。陆鸿元的治学精神是："以继承为基础，以发扬为目的，古为今用，洋为中用。"

一、重视阳气，强调阴阳互根

《素问遗篇·刺法论》曰"正气存内，邪不可干"。就是说只要体内正气旺盛，任凭邪气如何猖狂，正气也能安然抵御。所以正气的强弱是决定人体是否发病的最基本因素。所谓"正气"，通常指人体正常的功能活动，也是人体的抗病能力，常与邪气相对而言，或与真气、元气等量齐观。明代张景岳对正气有独到的见解，他在提出"人身有正气，有邪气"这个命题之后说："若正气有余，便是人身之元气。人身元气生于命门，命门者，精神之所舍，而为阳气之根本也。"（《质疑录》）这种人身"阳气之本"的观念，可散见其论著中。《素问·生气通天论》有云："阳气者，若天与日，失其所则折寿而不彰，故天运当以日光明。"张景岳于《类经》注云："此发明阳气之本也。日不明则天为阴晦，阳不固则人为夭折。"陆鸿元自师从徐仲才以来，受其扶阳重阳思想的熏陶，加深了阳气对人体作用的认识。徐仲才授业时，每每举出张氏"阳气之本"说勖勉后学，给陆鸿元留下深刻的印象，永志不忘！

（一）阳气是全身的动力，又是抗病的主力

陆鸿元常言：以往对中医扶阳论，知之不多，认识肤浅，只在师从徐仲才以后，才逐步体悟到人体阳气的重要性，并付诸临床实践，撷拾陆鸿元几点体会于下。

陆鸿元"阳气之本"之说始于 20 世纪 60 年代初在上海中医学院举行的"近代中医学术经验报告会"。在这次报告会上，陆鸿元首次亲炙到徐氏学派重阳、扶阳和阴阳互根的学术思想。徐仲才在题为"徐小圃儿科经验简介"的报告中，强调以下观点："先父通过长期的临床实践，认为阴为体，阳为用，阳气在生理状态中是全身的动力，在病理状态下又是抗病主力，而在儿科尤为重要。"陆鸿元在与徐仲才结为师徒关系以后，随师学习 20 余年，对阳气在人身的重要性体悟日深，认为它对日久失治尤其阳气受损的慢性病、疑难病证确能提高疗效，降低复发率，获益良多。

陆鸿元认为阳气的生理功能主要包括两方面：一是"阳因而上，卫外者也"。阳气从早晨开始生发，日中最为旺盛，日落时则衰减，机体汗孔关闭，身体的活动量相对地减少。晚上，阳气潜藏于内，运行于五脏，是人体休养生息的时候。阳气用事，卫外抗邪，故种种气化活动完成人体与外界环境进行物质交换的主要过程。二是"精则养神，柔则养筋"，阳气的活动，上升于头面五官，扩散于躯干体表，使人精神焕发，意识清醒，感觉敏锐，温养形神，能随着外界环境的变化而做出相应的调整。

阳气是人体物质代谢和生理功能的根本动力，主要包括决定人体生殖、生长、发育、衰老、死亡的肾阳以及由此流布于脏腑经络，并实现其功能的"五脏元真"之气。所以阳气是人身立命之根本，也是人体病后善恶转化的关键。祝味菊认为："阴为物质，阳为机能，阴生于阳，阳用不衰则阴气自然源源不断。阴之用亦在阳，一切营养物质只有在阳气的作用下，才能为身体所用。"

陆鸿元不仅重视阳气在自然界和人体生命活动中的重要作用，而且又强调阴阳二者存在着互根互用的依存关系。陆鸿元师从徐仲才，为祝味菊再传弟子，祝氏传人都认为《内经》所谓"阴平阳秘"不是单指阴阳平衡协调，而是说"阴不可盛，以平为度；阳不患多，其要在秘"。理由是："阴血津液等物

质，目的在于供阳之用，当谋供求相等，以适用为平，过则无益，反成负担而有害；反之，阳不患多，而以潜蓄秘藏为贵，若倚势妄作，亦足以致病"（《伤寒质难》）。所以陆鸿元临证亦秉承师门"壮者滋阴为宜，怯者扶阳为本""物质不足者滋其阴，机能不足者扶其阳"。强调阴阳二者之间存在着互根互用、相互依存的关系，同时认为阴阳二者之间这种依存关系失调是疾病发生的重要机制。

陆鸿元曾谈及徐仲才生前在一次报告会上，强调"阴阳互根"是中医理论的核心，并将阴气和阳气比喻为刀子和刀鞘的关系，刀子越锐越好，但也要有刀鞘的保护，所谓"阴无阳不生，阳无阴不长"。陆鸿元听后深受启迪，认为比喻形象化，使人加深了对"阴平阳秘"的理解。

陆鸿元在取法古人，在总结师门前辈徐小圃、祝味菊医疗经验的基础上，继承了小儿以阳气为主的观点。古代医家有所谓小儿属于"稚阴稚阳"的说法，仅是与成人相比较而言，泛指小儿脏腑娇嫩，形气未充，处于不断生长发育过程之中。也有人认为小儿属于"纯阳之体"，这与"阳热之体"在概念上有着本质的区别，实质上是点明了阳气对小儿机体和生理功能的影响——阳气是全身的动力。换言之，小儿具有"生机蓬勃，发育迅速"的生理特点，年龄愈小，生长发育的速度也愈快，犹如"旭日初升，草木方萌，蒸蒸日上，欣欣向荣"。"阳生则阴长"，明代儿科名家陈复正等倡导"扶阳抑阴"之说，正以小儿阳气稚弱，外易为六淫所侵，内易为饮食所伤，临证之际，注意扶助阳气，阳气是抗病的主力，慎防稚阳剥而不复，生机索然，贻人夭折。

（二）阐明肾命关系，重视温培脾肾

20 世纪 80 年代初，陆鸿元在学习徐仲才学术经验和温习文献的基础上，在某学习班主讲了题为"论扶阳与脾肾施治"的讲座。其中提到，从治疗角度看，扶阳与藏象学说是分割不开的。他在引用徐仲才所云"扶阳首先是温补肾命之阳"后，指出历代文献对肾和命门常相提并论，虽然命门的名称最早见于《难经》，并有所谓"左为肾，右为命门"之说，后世争论纷纭，莫衷一是，姑且勿论。但就命门涵义而言，无疑是人身先天元气蕴藏之所，生化之源泉。张景岳、赵献可都认为"命门为十二经之主"，即人体任一脏腑无不依赖命门而发挥其作用，实际上，颇多内伤杂病辨证为命门火衰的患者，与所谓肾阳亏虚的见证多属一致，而治疗上采用附子、肉桂、鹿茸、硫黄、胡芦巴等所谓补命

火的药物，又多具有温补肾阳的作用，由此可见，肾阳与命火名称虽异而治法则同。

陆鸿元接着从扶阳论中的肾命之阳推论他脏之阳，他指出，人历来认为肾寓元阳、元阴，如果仅从阳气推论，可知一身之阳无不根源于肾，而扶阳首先是肾命之阳，但人体是一个整体，当然也包括心阳、脾阳以及其他脏腑之阳。徐仲才在总结其父徐小圃治疗经验时提到：小儿不论外感、内伤诸症，最易累及脾肾阳气，因此，特别强调温培脾肾在儿科治疗中的重要性。陆鸿元在历代文献整理过程中，深深体会到不少医家对培补脾肾的若干认识。昔人谓："先天之本在肾，后天之本在脾。"而从扶阳法来讨论脾肾兼治者不乏其例。如宋代许叔微在《普济本事方》"二神圆"方"补脾补肾证治"按语中，分析了一例"全不进食患者"后，精辟地指出："此病不可全作脾虚，盖因肾气怯弱，真元衰劣，自是不能消化饮食，譬如鼎釜之中，置诸米谷，下无火力，虽终日米不熟，其何能化？"又如人们只知李东垣擅长调理脾胃，其实李东垣不是单一的脾胃论者，在某些病证中也主张脾肾并治，例如他治疗"肾之脾胃虚"，采用所制沉香温胃丸（附子、巴戟天、干姜、茴香、官桂、沉香、炙甘草、当归、吴茱萸、人参、白术、白芍、白茯苓、良姜、木香、丁香）治疗中焦气弱、脾胃虚弱引起的诸证，既以健脾温胃，又以温补命肾而燠土，处方遣药脾肾兼治，体现了中医整体治疗的观念。为此，陆鸿元在儿科及内科临证时，对于慢性支气管炎、哮喘、泄泻等病属阳虚证为主者，常在扶阳益肾的基础上，辅以补气健脾，俾使脾肾相互资助而生化不息。

二、久病不康，必养必和

陆鸿元通过多年临床实践，推崇《素问·五常政大论》中"久病不康，必养必和"理论，认为该理论是治疗慢性病、疑难病的要领，而"协调气血，燮理阴阳"则是治疗的中心环节。清代名医吴鞠通有言："治外感如将，治内伤如相。"而对于慢性病、疑难病的治疗，犹如治疗内伤，应当取法"治内伤如相"。陆鸿元主张治虚为本、兼治标证，主补辅攻、缓急相济，刻意提高机体抗病能力，促使患者及早康复。陆鸿元还认为，在进行中医药的临床科学研究中，应该追求卓越，不断创新，根据自身条件，充分利用新兴科学技术，参西衷中，病证结合。陆鸿元身体力行，在临证时将病理诊断与辨病相结合，生化检查与辨证相结合，辨病与辨证相结合，并将调畅患者情志贯穿始终。

陆鸿元进一步指出，中医辨证论治的出发点是其整体观、动态平衡观、天人相应观、情志与脏腑内在联系观等，故而对于慢性病、疑难病的治疗，如能遵循中医学的理论或集中西医之长，扬长避短，往往能起到"抉疑解难"的效果。在某些场合，或在一定条件下，可以运用中医的四诊八纲方法，对病情进行分析、判断、辨明病证，然后干预，中医药不仅能够治疗慢性病、疑难病，也可以成功地治疗现代医学所称的"难治病"。清代名医徐灵胎辨析了疑难病可治的道理，如说："有从古书所无之病，历来无治法者，而其病又实可愈。"为此，作为医者，就应当效法"大医精诚"，为患者的康复而竭尽全力钻研探索。

（一）协调气血，燮理阴阳

众所周知，气血是维持人体正常生命活动的两大类基本物质，同时也是产生各种疾病的病理基础。在人体生命活动中占有很重要的地位，气对人体有推动、调控、温煦、防御、固摄及中介作用；血对人体有濡养及化生作用。气是人体内活力很强、运行不息的极精微物质，是构成人体和维持人体生命活动的基本物质之一。气运行不息，推动和调控着人体内的新陈代谢，维系着人体的生命进程。气的运动停止，则意味着生命的终止。血是循行于脉中而富有营养的红色液态物质，是构成人体和维持人体生命活动的基本物质之一。《素问·调经论》强调说："人之所有者，血与气耳。"血循脉而流于全身，发挥营养和滋润作用，为脏腑、经络、形体、官窍的生理活动提供营养物质，是人体生命活动的根本保证。至于说辨证首先要分阴阳，以阴阳为纲统分万病，这正是体现了《内经》"善诊者，察色按脉，先别阴阳"的精神和张仲景以阴阳为总纲的思想，具有高屋建瓴、执简驭繁的辨证特点。万病不出阴阳，尽管发病损伤各有不同，总以阴、阳两字为主。阴盛则阳必衰，阳盛则阴必弱，不变之理也。陆鸿元认为以阴阳为纲统分万病，可以使医者提纲挈领，不被复杂的症状迷惑，不至于陷入"头痛医头，脚痛医脚"的状态。在辨证论治中，坚持突出阴阳这个总纲，不在诸病名目上寻枝叶，只在阴阳上求根本，体现的是以治人为本的医学思想。证候再多仍是局部疾病之表现，仅是诊断上的参考资料，解除患者痛苦，不可治病而忘人，人体之阴阳盛衰才是用药上的进退准绳。

关于阴阳气血之间相互依存、相互影响的关系，明代张景岳辨证地作了如下简明的论述："人有阴阳，即为血气。阳主气，故气全则神旺；阴主血，故血盛则形强。人生所赖，唯斯而已。"（《景岳全书·血证》）就一般概念而言，气与血都由人身之精微所化，而相对言之，则气属阳，血属阴，具有互根互用的关系。总之，血属阴，气属阳。气血阴阳之间协调平衡，生命活动得以正常进行。反之，"血气不和，百病乃变化而生"（《素问·调经论》）。久病不康，进而久病入络，是病情演变发展的规律，疾病迁延不愈，不断发展，必然导致体内气血失和、阴阳失调进一步加重。陆鸿元指出，以上情况在慢性支气管炎、肺气肿、哮喘以及肺源性心脏病等一类肺系疾病中，不难窥见其端倪，尽管病情轻重迥别，但都有肺、脾、肾三脏功能逐渐减退的现象（其严重者，可出现心力衰竭或呼吸衰竭），都有阴阳气血失调，正气与邪气交争、互为消长的基本临床特征。陆鸿元在防治这类慢性病、疑难病时，历来重视"治未病"，即预防为主的思想。在急则治标、缓则治本的前提下，强调"辨虚治本"的观念贯穿于整个疗程的始终。具体地说，即不论疾病急性发作期、迁延期或缓解期，根据辨证论治及时地、适量地采用益气补肺、健脾强肾等扶正固本药物，以期达到"祛邪可以安正，扶正即以祛邪"的目的。临床实践说明：慢性肺系疾病通常以反复感冒、鼻咽部过敏等为其主要诱发因素，陆鸿元对于本病各期，常用《丹溪心法》玉屏风散（阳虚常加附子，拟为"附子玉屏风散"）合《金匮》黄芪桂枝五物汤化裁组方，旨在益气和营、通阳扶阳。多数患者服后增强了机体抗病能力，降低或有效控制复发率，从而提高了疗效。为此，陆鸿元体会到，所谓"协调气血，燮理阴阳"对于治疗慢性病、疑难病来说，是一个重要治则，要持之以恒，它是"久病不康，必养必和"的理论在临床上的具体运用，是治疗慢性病、疑难病的中心环节，应该是毋庸置疑的。

（二）治外感如将，治内伤如相

"治外感如将，治内伤如相"，是清代名医吴鞠通的名言。治病应当明辨外感内伤。所谓"治外感如将"，是指外感病大多邪盛，应当用峻药开门逐贼，务必速去，以防留则生变。正如大将用兵，兵贵神速，克敌制胜。"治内伤如相"，是指内伤病多属七情所致，气血违和，阴阳失调，往往寒热虚实错杂，应当休养生息，安内为先，法宜圆通，诚如宰相谋国，主次得当，详略合宜，知常达变，从容不迫。陆鸿元对于慢性病、疑难病主张治虚为本、兼治标证，主补辅攻、缓急相济，刻意提高机体抗病能力等，均是为相之道。陆鸿元还指出，所谓为将为相之道，更应于邪正虚实中求之。治外感须于实处求虚，祛邪勿忘扶正，治内伤需于虚中求实，扶正勿忘祛邪。由此可见，外感与内伤既要明辨，又不能截然划分，正如通常所说的，将相和，则国运昌。陆鸿元在所撰《从治标与治本谈处理邪正的辨证关系》一文中，进一步阐述"知标本者，万举万当"的观点。为此，临证时要注意掌握标本转化的规律，恰当地运用轻重、缓急、主次、先后的治疗原则，从而始终如一地抓住疾病的主要矛盾，解决主要问题。现在再举陆鸿元治疗冠状动脉粥样硬化性心脏病（以下简称"冠心病"）验案作为例证。本病属于中医"胸痹、胸痛"的范畴。陆鸿元辨证为痰瘀寒凝，以致心阳不振，心脉痹阻。处方遣药按"急则治标，缓图其本，或标本并行"的治则，初用《金匮》枳实瓜蒌桂枝汤合《医林改错》血府逐瘀汤，治标为先，一则温通心阳，祛痰宁心；一则活血化瘀而通心脉，双管齐下，首战告捷。继用加用鹿角片、附子等以温煦肾、督而解心脉之寒凝，法取标本并治而奏效，预后良好。

（三）参西衷中，病证结合

　　10 余年前，陆鸿元在接受一家新闻传媒记者采访时谈到：通过 60 多年行医的实践，他深切地体会到，中医、西医各有所长，相互之间可以取长补短，就是既要考虑中医辨证论治的特色，又要结合现代医学的知识和各种检查，灵活运用，博采众长（参见 2005 年 2 月 22 日《第一财经日报》"汉文化复兴——中医"专版）。陆鸿元一贯主张"参西衷中，病证结合"的研究思路，于此可见一斑。陆鸿元又认为，所谓"病证结合"乃是辨病与辨证相结合的简称，这已是目前临床上常用的治疗方法，其形式多种多样。尽管目前还存在不同看法，但就慢性病、疑难病而言，通过辨病和辨证相结合，可以萃取中西两医之长，相互补充，有利于提高疗效。

　　1. 辨病可以扩大辨证论治的思路　众所周知，感冒引起咳嗽是一种常见症状，体质好、病情轻时可不药自愈，如体质差迁延失治，疗程可自数月至数年不等，酿成难治之症。若能通过辨病，明确诊断不同性质的咳嗽是与不同的疾病相关，则有助于增加辨证治疗的效果。比如继发于慢性咽喉炎的喉源性咳嗽，中医辨证以清肺利咽、祛风凉血法治标，滋肺肾补气阳治本，可提高疗效，缩短疗程；又如食管反流引起的咳嗽，多伴有泛酸、嗳气，胸骨后隐痛，中医学本着"正本清源"治则，以和胃降逆为主、肃肺理气为辅而取效；再如辨病诊断为"咳嗽变异性哮喘"的患儿，除积极控制急性发作外，采用中医补肾健脾治则，有助于改善体质，控制复发或停发。

2. 辨病用药可完善辨证用药之不足　有人认为治疗有些血证可采取病证结合。如放射性直肠炎的便血，按一般便血论治，收效甚微。但如考虑到放射性损伤的这一病因，而按"肛毒""内痈"治疗，加用消痈疽、破恶血之药，疏利热毒而祛瘀血，则可获效。

3. 辨证论治与生化指标相结合　比如慢性肝炎的降酶治疗，不仅要根据患者全身情况进行中医辨证论治，同时还需结合现代医学有关生化指标辨因用药。若系肝细胞通透性或反应性增强，长期有少量酶渗入血液者，可选用改变其全身反应性药物，如牡丹皮、三七、徐长卿、白毛夏枯草、龙胆草、苦参等；若系肝细胞酸碱环境失调影响肝细胞对酶的释放，一般 pH 越高，酶的释放既多且快，可选用一些酸味药如白芍等。其中热盛者用酸寒之土牛膝、马齿苋、酢浆草等。其实类如上述肝病治疗药物不一而是，此不过各举其例而已。

4. 辨证用药需考虑病变的不同病理改变　有报道，对中心性视网膜脉络膜炎的治疗，根据辨证属于肝肾不足、精血不充、目失所养，陆鸿元采用自拟的补益肝肾、养血明目验方主治，还根据眼底不同的病理改变，分别加药进行治疗。如黄斑区有水肿者，加入车前子、泽泻、茯苓、赤小豆等利水渗湿之品；黄斑区有渗出物及陈旧性病灶者，增入丹参、红花、赤芍等活血化瘀之药；水肿、渗出物均出现者，两组药物同时加入，效果良好。

（四）调畅情志贯穿疗程的始终

精神情志是人的思维意识活动。人的精神情志活动与内脏息息相关，不同的情志变化，对内脏有不同的影响。如精神过度紧张，或心理处于忧郁的状态，都会直接或间接地引起人体自主神经功能紊乱，脏腑功能失调，内分泌异常，免疫力低下等。中医学历来重视精神与形体的统一观。为此，陆鸿元结合慢性病、疑难病谈了做好精神情志调养的两个方面。

1. 采用认知疗法　中医学对于喜、怒、忧、思、悲、恐、惊七情的致病，早有深刻的认识，现代医学也认为患者对待疾病的态度对其疾病的恢复有巨大意义。因此医者在分析病情时，既要合情合理，又要掌握分寸，注意患者心理承受能力。

临证常可看到有些患者一旦了解到自己所患疾病的严重性时，促使其精神崩溃，一蹶不振，教训是深刻的，值得汲取。

2. 自我调整情绪 中医有"七情内伤"之说，现代研究也证实人体大脑高级神经系统受外界刺激，就会激发脑垂体，进而刺激甲状腺和肾上腺分泌激素，从而使心跳加快、血压升高、心脏负担加重等一系列变化，使原有疾病加重。为此，应劝诫心脑血管疾病患者，更应保持情绪稳定，勿为琐碎小事而耿耿于怀，需要患者通过各种途径进行自我情绪的调整。

作为医护人员也要与患者建立良好的医患关系，及时掌握患者的心理状态、情绪变化，以良好语言表情、态度和行为对待患者，及时疏导，共同和患者树立抗病的信心。正如清代名医喻嘉言所言："笃于情，则视人犹己，问其所苦，自无不到之处。"先哲箴言，可师可法。

第三章
临 证 经 验

陆鸿元常说，治病防病一定是"辨病结合辨证，方随证转，药异其治；防治结合，治不离防，防居治先"。

要客观地认识中医和西医。首先，调养的重点首先是心态放开，心情放松，然后服用一部分中药，另外也服用一部分西药。这是因为中药能够补气血，从整体进行调理，而西药能够达到具体的即时治疗效果，有些西药的功能中药尚不能替代。反过来说，同样道理，有些中药的长处西药还不能达到，所以需要中西医结合，并且要根据具体情况进行药物种类和剂量的调整。

陆氏认为："中药是战略功能，而西药是战术功能。"中西医并重，中西医结合，相互扬长避短，不仅可以提高疗效，而且有可能成功地治疗现代医学所称的"难治病"。

对于疾病的认识，要注重理论和实践相结合、文献和临床资料相结合。"阳气在生理状态下是全身的动力，在病理状态下是抗病的主力。"对于迁延难治的疾病，陆鸿元常说："久病不康，必养必和。"这是治疗难治病的要领——就是要主补辅攻，缓急相济，顾护阳气。重视"阳气"在人体中的重要性，但也强调"阴阳互根"理论，"协调气血，燮理阴阳"是治疗疾病的中心环节，同时重视扶阳药物的配伍应用。

一、分期论治，注重扶阳——治疗哮喘的经验

哮喘发病原因颇多，陆氏通过多年临床和文献整理，对于哮喘的体质说寄予相当重视。他曾在《哮喘证治管见》一文指出，哮喘的发病大致可以归纳为内因和外因，外因或诱因，与受凉、气候转变、饮食、情志改变，以及生活起居失常等有密切关系。至于内因，《景岳全书·喘促》门有云："喘有夙根，遇

寒即发或者遇劳即发者，亦名哮喘。""夙根"与现代医学所谓"遗传特异性体质"之说颇相近似。患者多有家族或个人过敏史。张氏之说，见解独到，不同凡响。陆氏在较长时间追随业师徐仲才学习的过程中受到启迪，逐渐认识到某些患者之所以易发哮喘，其中一个主要原因是机体肾气、肾阳偏衰，纳气乏力，仅就先天因素而言，与所谓"夙根"说，并无二致。

陆氏通过多年治疗哮喘，积累了较为丰富的临床经验，主要体现在重视哮喘分期分型论治、权衡邪正进退、方药增减灵活运用等几个方面。还有，陆氏在"治未病"的前提下提出哮喘防治"四个要点"。

（一）以虚实寒热辨证为纲，分期论治

陆氏辨治哮喘以虚实寒热辨证为纲，邪正进退为目，以纲统目。哮喘发作期，以冷哮最为多见，常用温肺化痰、降气平喘法治疗。热喘则多系痰热蕴肺，常用麻杏石甘汤，再加清化痰热药。哮喘缓解期，邪退正虚，通过扶正固本治疗，调补肺、脾、肾三脏的虚损，使元气渐充，达到根治或减少发作次数的目的。根据临证表现，分肺虚、脾虚、肾虚来辨治。陆氏尤为重视肾阳的盛衰，哮喘患者常常表现出肾命火衰（或肾阳虚）症状，肾气失于摄纳，因而病情日趋严重。肺、脾、肾三脏的虚损往往并见，并相互影响，故在临证时要全面考虑。如见有咳嗽痰多等症状时，还要随症加减。具体如下：实证（发作期，邪进正虚）可分为寒盛痰饮、痰热壅肺两型；虚证（缓解期，正虚邪退）可分为肺气虚、脾虚痰湿、肾气虚三型。

1. 实证

（1）寒盛痰饮（或名冷哮）证：症见发病时喘促气急，喉有水鸡声，痰色白而清稀，胸膈胀闷，面色晦滞，有类贫血，口多不渴，舌苔薄白或白腻，舌面滑润，水分多，脉弦滑或浮紧。治拟温肺化饮，降气平喘，方取射干麻黄汤合小青龙汤化裁以治。基本方：炙麻黄6g，射干9g，细辛3g，紫菀9g，款冬花9g，干姜6g，五味子9g，制半夏9g，生炙甘草各6g。加减法：肌表微热者，加桂枝6g、生白芍9g，以解肌和营而退热；痰液黏滞难吐者，加紫苏子9g、白芥子9g，以降气豁痰；咽喉不适，频觉痰滞咽喉者，加桔梗6g、浙贝母9g，以祛痰利咽；胸闷胁痛，面色晦黯或舌有瘀斑者，加赤芍9g、桃仁9g、苏木6g，以行肺络之瘀，襄助平喘之力；畏寒肢冷，脉细乏力者，加熟附片9g、鹿角片9g，以温肾扶阳；哮喘兼见内热烦躁者，加生石膏30g，

以清热除烦。

（2）痰热壅肺证：症见呼吸急促，喉中有哮鸣声，胸闷气憋，咳呛阵作，痰黄稠厚，难以咯出，口干苦喜饮，或欲饮冷水，身热多汗，舌质较红，苔黄腻，一般苔厚，也有舌光红无苔的，脉象滑数。治拟清化痰热，肃肺定喘。方拟麻杏石甘汤合定喘汤复方以治。基本方：炙麻黄6g，杏仁9g，桑白皮15g，生石膏30g，款冬花9g，制半夏9g，黄芩9g，紫苏子9g，白果9g，生炙甘草各6g。加减法：倦怠眩晕易怒者，加黄芪15g、生龙骨30g、生牡蛎30g，以益气潜阳；喘息痰多便秘者，加葶苈子15g、望江南15g，以祛痰通腑；心悸不宁者，加丹参15g、苦参9g，以安神定志；畏寒肢冷，脉微细，尿少者，加熟附片9g、鸭跖草30g，以温阳强心利尿；哮喘持续伴鼻痒嚏涕者，加辛夷9g、干地龙15g、全蝎3g，以抗过敏解痉而平喘；继发肺部感染，闻及干湿啰音者，酌选蚤休15g、龙葵15g、开金锁30g，以清热解毒；若痰热蕴肺失治，陡见痰壅气促，烦躁神昏，汗出如油，四肢厥冷等痰蒙心窍、心肾阳脱之恶候，则应亟投大剂人参、附子、干姜，加石菖蒲、郁金、人工麝香等以回阳固脱、导痰开窍，中西医结合救治。

2. 虚证

（1）肺气虚证：症见平素怯寒自汗，咳而乏力，痰量不多，极易感冒，常因气候变化而诱发哮喘。舌淡苔白，脉濡弱。治拟补肺固卫，方拟玉屏风散合桂枝甘草龙骨牡蛎汤化裁治之。基本方：生龙骨30g，生牡蛎30g，黄芪15g，太子参15g，白术9g，防风6g，桂枝6g，白芍9g，紫菀9g，生炙甘草各6g，金雀根30g。加减法：咳嗽自汗出者，加炙麻黄6g、麻黄根15g，散敛并用而止咳敛汗；咳而咽痒者，加木蝴蝶3g、桔梗6g，以祛痰清咽；咳而嚏涕者，加辛夷6g、蝉蜕3g，以祛风利窍。

（2）脾虚痰湿证：症见平时咳嗽痰多而腻，食欲减退或多食则脘腹胀闷，疲倦乏力，大便不实，或多食油腻容易腹泻，由饮食不当而诱发哮喘，舌淡，苔薄白或白腻，脉濡缓，治拟健脾胃化痰湿，方拟四君子汤合不换金正气散化裁治之。基本方：党参9g，苍术、白术各9g，制半夏9g，陈皮6g，白茯苓15g，厚朴6g，炙甘草6g。加减法：痰多黏腻不畅，加旋覆花9g、前胡9g，以消痰下气；脘腹胀闷者，加大腹皮9g、枳壳9g，以理气消胀；食欲不振者，加刘寄奴9g、砂仁3g，以醒脾进食；大便稀薄者，加炮姜6g、益智仁9g，以温脾止泻。

（3）肾气虚证：症见平时动则易喘，呼吸急促，痰唾起沫，腰膝酸软，眩晕耳鸣，尿后余沥不尽，舌淡白，脉细弱。治拟补肾纳气、清金保肺，金水相生而精气渐旺，方取大补元煎合百合固金汤复方化裁。基本方：熟地9g，百合30g，山茱萸9g，当归9g，麦冬9g，炒山药30g，枸杞子15g，党参15g，杜仲15g，炙甘草6g。加减法：畏寒腰以下冷，加菟丝子9g、胡芦巴9g，以温养下元；头晕目昏，咽干舌燥少津者，加女贞子9g、石斛9g，以滋阴生津。

（二）哮喘的防治

关于哮喘的防治陆氏总结为以下四个要点。

1. 保肺窍　鼻、咽喉、皮肤、毛窍等均可视为肺窍。外邪可乘入侵于肺，因而要注意预防感冒，防治鼻炎、咽炎等。

2. 通气道　经常保持气道通畅，可以改善肺功能，起到保肺安正作用，因而在平时尤其是发作期，及时采用宣肺理气祛痰，合理使用解痉平喘或抗菌消炎药物，都是必要的。

3. 固本元　"本"指培补肺、脾、肾三脏之虚；"元"人体真元，元气。

4. 勤锻炼　主要指耐寒、体育、呼吸三锻炼，也包括气功、自我按摩等多种保健方法。

上述防治哮喘的四个要点，同样适合于慢性阻塞性肺疾病一类病证。

（三）验案举隅

案1　童某，女，12岁。

初诊　患者婴幼儿时有哮喘伴过敏性鼻炎。近月来哮喘夜发，午后低热，历时数周未退。1周来，咳痰黄稠不畅，口渴欲饮，饮水不多，掌心积热，大便干燥，脉细滑数，舌边尖绛红。曾服多种中西药物，尚乏显效。辨证属痰热蕴肺，肺失清肃，邪热灼津耗液。治拟宣肺平喘、清金化痰，佐以生津益液。处方：

炙麻黄6g，杏仁9g，甘草9g，生石膏30g，黄芩12g，鱼腥草30g，瓜蒌仁12g，生地12g，麦冬9g，芦茎9g。

7剂。

二诊　药后1周，哮喘较平，咳痰较畅而仍黄稠，唯大便虽通而低热依然未退，且身微汗出，舌质转偏红，脉象同前。予柴前梅连散合定喘汤化裁治之，既以理气疏解表里久积之邪，又可降气平喘，双管齐下，以冀良效。处方：

柴胡9g，前胡9g，乌梅6g，黄连3g，胆南星12g，桑白皮12g，款冬花12g，炙麻黄6g，杏仁9g，浙贝母12g，生甘草6g，鱼腥草30g。

水煎，再服7剂。

三诊　午后低热退净，哮喘平咳痰基本控制，但眼鼻以及耳内时有瘙痒感，续予疏风清热，理血抗过敏法。处方：

白蒺藜9g，桑叶12g，野菊花9g，当归9g，墨旱莲15g，徐长卿15g，萆草30g，炙麻黄6g，地龙12g，甘草9g。

14剂。

后随访3年，病情比较稳定。

【按】柴前梅连散源于《瑞竹堂经验方》，由柴胡、前胡、乌梅、胡黄连、猪胆及猪脊髓、薤白根、童便组成，主治风劳骨蒸，久而不瘥。陆氏认为，柴前梅连散具有理肺疏肝的功效，且散中有升有降，敛中有清有和，为其组方特点。临证运用时不必拘守全方，类如本案仅取该散前四味（柴胡、前胡、乌梅、胡黄连或黄连）合定喘汤化裁，治疗咳喘伴低热起伏而奏显效，便是例证之一。

案2　周某，男，56岁。

初诊　气促、喉间痰鸣反复2年。患者2年来，每因气候变化而发作，近日因感冒而诱发呼吸气促、喉间痰鸣壅盛，伴胸闷痰多，痰液黏滞难咯出，大便两日一行，畏寒、口不干。脉弦细，舌色淡红苔黄腻。两肺散在细湿啰音。外院曾予抗生素、解痉平喘药物治疗效不佳。辨证属风痰哮（发作期）。治以宣肺平喘，化痰行瘀，清上温下，寒温并用。处方：

海浮石20g，炙黄芪15g，干姜9g，葶苈子30g，漏芦15g，泽漆30g，生石膏30g，川椒目9g，威灵仙15g，炙麻黄9g，金荞麦30g，桑白皮15g，熟附子12g，白芥子9g，桃仁9g，炒苍术9g，炒白术9g，生甘草9g，炒赤芍9g，蔓荆子9g，川牛膝15g。

14剂。

二诊　1年后（据患者相告依上方服药后，喘息气急症状明显好转，后自行续服原方3个月，哮喘病症1年未有复发），上周因天气转凉后又见胸闷、痰多、气急。痰浊黏稠，活动后气急明显，大便干结。脉弦滑，舌色淡红苔黄腻。

原方加减, 14 剂。

【按】本患者属哮证急性发作期,《丹溪心法》提出哮喘即发"以攻邪气为急"。对哮喘而言, 宿痰伏肺为其羔根。因此对哮病的治疗必须注重化痰、调气, 而久病入络, 行瘀之药, 常宜配用, 可有利于气道通畅而提高治疗效果。在用药方面, 海浮石、泽漆共用可加强清热化痰、化痰散结之力, 而威灵仙更是治痰饮积聚之要药。陆鸿元选用麻黄配石膏, 以宣通肺气而不助热、清泄肺热而不碍畅表。赤芍、桃仁活血化瘀, 有助于化痰及畅通气道。在调气方面, 黄芪补益肺脾之气, 扶正祛邪, 熟附子温少阴之里, 以扶助阳气。本案扶阳益肾, 标本兼治, 有助于哮喘的平复和防止复发。

二、辨证求因,审因论治——治疗多汗症的经验

多汗症属于出汗异常的范畴, 与无汗症相对而言。通常认为多汗症是由于多种病理因素导致全身或局部反复出汗过多, 但排除生理性出汗过多, 如天气炎热、衣被过厚、渴饮热汤、情绪激动、劳动奔走等所致。中医学称为"汗病""汗证"。

(一)病因病机

陆氏对多汗症的论治, 强调辨证求因, 审因论治, 毋拘"自汗多属阳虚, 盗汗多属阴虚"之说,"自汗亦有阴虚, 盗汗亦有阳虚", 另属虚实夹杂者比比皆是。多汗症除先天性多汗外, 一般都属于其他多种疾患的并发症状。换句话说, 在许多疾病发生、发展过程中往往伴有汗出异常。如病毒、细菌等所引起的感染, 风湿热、内分泌疾病、慢性消耗性疾病、功能性汗出异常, 或手术、大出血、产后等。

陆氏认为, 多汗症多由于禀赋不足、思虑劳心过度、年老体弱、饮食不节, 或外邪侵扰、失治误治等因素, 导致脏腑、津液、气血失调, 对机体汗腺分泌汗液的功能产生不良影响, 因而汗出过多。

(二)辨证分型

陆氏按照自汗、盗汗主要病因和病理概括为: 卫弱表疏不固、气阴虚兼内热两个证型。

1. 卫弱表疏不固证　时觉汗出有恶风感，或处于避风处虽汗出而不恶风，常在出汗后感到疲乏或伴有短气懒言现象，舌淡苔薄，脉常濡软无力。治拟益气固表，调和营卫。方取黄芪汤合调卫汤复方以治。基本方：煅龙骨30 g，生黄芪15 g，生白术9 g，防风6 g，当归9 g，五味子9 g，麻黄根15 g，苏木6 g，红花3 g，生炙甘草各6 g。加减法：汗出常有寒意，畏冷肢凉，面色㿠白者，加肉桂3 g、菟丝子15 g，以益气温阳固表；自汗与盗汗并见，兼有眩晕心悸少寐，口唇色淡者，去苏木、红花，加煅牡蛎30 g、生地12 g、生白芍9 g、仙鹤草30 g，寓养血滋阴于益气固表方中；自汗阵作，伴有咳嗽、呕吐痰涎者，加制半夏9 g、陈皮6 g，以祛痰理气；自汗绵绵而出，常有黏意，伴体重胸闷口腻者，去五味子、麻黄根，加苍术9 g、陈皮9 g、泽兰9 g，以除湿通阳而止汗。

2. 气阴虚兼内热证　夜间盗汗可频作，汗味偏咸，严重时一夜连续出汗数次，衣被尽湿。出汗前每有皮肤灼热、头晕易怒、心中烦热、口咽干燥，或尿赤、大便干秘。有的患者于进食辛辣之物或房事之后，虚阳易亢，盗汗愈频，舌红，苔黄腻，脉弦细或细数。治拟养阴清热为主，兼以益气固表。方取当归六黄汤合二加龙牡汤化裁随症治之。基本方：生黄芪30 g，生地9 g，熟地9 g，当归9 g，白薇9 g，生白芍9 g，黄连3 g，黄芩9 g，黄柏9 g，生炙甘草各6 g，生龙骨30 g，生牡蛎30 g。加减法：口舌碎痛，舌红少津者，加麦冬9 g、川石斛9 g，以滋阴生津；小便短赤者，加栀子9 g，以清热利尿；大便秘结者，加枳实9 g、瓜蒌仁15 g，以理气通腑；皮肤灼热而背有寒意者，加鹿角片9 g、肉苁蓉30 g，兼以温肾阳益督。

除上述多汗症外，以下介绍手足汗的机制和治疗：中医学认为，手足多汗，不仅是四肢"末疾"局限性的问题，而可能与脏腑、经络、气血失调有关。现代医学认为有些人，尤其是儿童，手足心多汗与体质因素有关，或有家族史。陆氏认为，手足汗从理论上讲，应该内外同治，但就临床经验而言，药物浸洗外治比较易于见效。以下介绍两个浸洗外治验方：

（1）验方一：黄芪30 g，煅牡蛎30 g，葛根30 g，荆芥10 g，防风10 g，枯矾10 g。

（2）验方二：麻黄10 g，干姜10 g，吴茱萸10 g，荜茇10 g，桂枝10 g，细辛10 g。

浸洗方法：按照通常中药水煎法，但水量一般增加到内服药的3～4倍，在适当水温条件下，浸洗手或足，每次 20 分钟左右，每日 1～2 次。浸洗拭干后，可在局部扑些糯米粉或滑石粉等，凡有皮损者忌用。一周为 1 个疗程，至少坚持 3～4 个疗程。

对于经常出现足多汗者，还可以用古方软脚散，药物组成：防风 30 g，白芷 30 g，川芎 30 g，细辛 30 g。共研细末，每次取少许药末撒在鞋内，每隔数日添加或替换药末 1 次。

（三）验案举隅

案 孙某，女，28 岁。

初诊 初产后月余，近半个月来阵发性出汗，发则汗出如洗，以餐巾纸拭之，随拭随出。如此日 3～5 次，深以为苦。素易感冒畏风寒，汗后尤甚。时值初春，虽身处密室，犹频觉体有寒意。

诊见面色苍白，全身乏力，精神疲软，头晕心悸，舌质淡胖边有齿印，苔薄白，脉象濡细无力，听诊心肺无异常，以往亦无高血压病史。辨证属于产育之后，营血大伤，气随血耗，以致卫阳大亏，表虚失固。治拟助阳益气，固表敛汗。方取二加龙牡汤合抚芎汤化裁以治。处方：

生龙骨 30 g，生牡蛎 30 g，黄芪 30 g，白芍 9 g，白薇 9 g，白术 9 g，熟附子 9 g，川芎 6 g，生甘草 9 g，炙甘草 9 g，生姜 6 g，大枣 5 枚。

水煎服，7 剂。

二诊 7 剂后汗出明显减少，续服上方，7 剂。

三诊 汗敛。惟时觉心悸难眠，于是前方去附子，加当归 9 g、熟枣仁 15 g，以养血安神。10 剂。

服 10 剂后停药，而后随访 3 个月，情况良好。

【按】 本案属于产后气随血脱，卫阳大亏之证，故治疗着眼于助阳益气，固表敛汗。二加龙牡汤见于《小品方》，组成药物有：龙骨、牡蛎、白薇、白芍、附子、甘草、生姜、大枣。具有收敛浮越阳气的功效，增以大剂量黄芪以益气固表，有助于提高疗效。患者兼见头晕恶心，系由于气滞痰阻所导致，故辅用行气祛痰之抚芎散（川芎、白术、橘红、甘草，加生姜水煎）。宋元间的医僧释继洪撰《澹寮方》初载该方，并有能"治自汗、痰逆恶心"等语。陆氏认为，对于功能性低热及阴虚内热盗汗患者，一般可选用中成药清身饮颗粒（枸骨叶、玄参、地骨皮、龙骨、太子参、地黄、糯稻根、甘草等）。

三、祛痰化瘀，平肝息风，培元益肾——治疗癫痫的经验

癫痫是一种发作性神志异常的疾病，其表现多样，包括运动、意识、行为和自主神经等有不同程度的功能障碍，具有反复发作，难以根治的特征。

（一）病因病机

陆氏认为癫痫之因大多由于大惊大恐，伤及肝肾，肝气失于调和，阳升风动，或饮食不节，脾胃受伤，水湿不运，聚为痰涎，一旦风痰相搏，乘势上逆，壅闭经络，阻塞清窍，以致癫痫突然发作。如在儿童期发病者，禀赋不足是先天致病因素，多由母亲患有本病，传给孩子，或于胎产之前，母受惊恐，导致气血逆乱，精伤肾亏而发病。还有继发于跌仆挫伤，颅脑受伤之后，由于瘀血阻滞，经脉不畅而发病。继发于外感热病者，则因邪热熬津炼液而成痰，迫血外溢而成瘀，以致痰瘀交阻于经络脑窍而发癫痫。

（二）辨证论治

陆氏治疗本病，发作期多从祛痰化瘀、平肝开窍、息风定痫入手，休止期以培补脾肾为主，驱邪为辅。临床多见"肝风夹痰证""血瘀痰阻证""正虚痰恋证"三个证型。

1. **肝风夹痰证**　本病发作之前常有头晕、胸闷、乏力等症状。发作时昏倒，神志不清，两手抽搐，两目上视，吐涎沫，平时咯痰不爽。舌淡或偏红，苔白腻或黄腻，拟豁痰宣窍、息风定痫法治之。或用针刺治疗。方拟定痫丸为主方加减。基本方：珍珠母 30 g，天麻 9 g，制半夏 9 g，胆南星 9 g，白僵蚕 9 g，石菖蒲 9 g，全蝎 3 g，川贝母 9 g，丹参 15 g，琥珀 3 g，竹沥 30 g。加减法：胸胁胀、嗳气者，加柴胡 9 g、枳壳 9 g，以疏肝理气；舌绛少津者，加麦冬 9 g、川石斛 9 g、沙参 9 g，以滋液生津；抽搐明显者，加钩藤 15 g、地龙 30 g，以息风止痉；心烦善怒目赤者，加龙胆草 6 g、栀子 9 g、黄芩 9 g，以泻肝清热；大便干秘不通者，加生大黄 6～9 g，以通腑泄浊。针刺疗法：常用风池、太冲、曲池、神门、足三里、丰隆等穴。

2. **血瘀痰阻证**　头晕或头重如蒙，头痛时作，痛有定处，常伴有单侧肢体抽搐，胸闷，恶心而时吐痰涎，少食，嗜寐，多继发于颅脑外伤、产育受伤或颅内感染疾病后遗症等。舌质暗红或有瘀斑，舌苔腻或垢腻，脉濡或脉涩。

治拟活血化瘀，息风通络，蠲除痰浊。方取血府逐瘀汤合半夏白术天麻汤化裁。基本方：当归9g，赤芍9g，川芎9g，桃仁9g，红花6g，柴胡9g，枳壳9g，天麻9g，白术9g，制半夏9g，川牛膝9g，炙甘草6g。加减法：兼体倦乏力，少气自汗者，加黄芪30g，以益气固表；兼畏寒肢冷者，加制附子9g、桂枝6g，以温肾通阳；兼五心烦热、舌红少津者，加川石斛9g、麦冬9g，去半夏，以清心生津；痰黏不畅者，加旋覆花9g、远志6g，以消痰散结。

3. 正虚痰恋证 癫痫发作日久，神疲乏力，面色少华，食少痰多，眩晕时作，腰膝酸软，舌质淡苔白，脉细滑。治拟培元益肾、健脾化痰。方取大补元煎加减化裁。基本方：党参15g，熟地15g，砂仁3g，当归10g，山茱萸9g，山药50g，杜仲15g，枸杞子15g，陈皮6g，炙甘草6g。加减法：痰多白稀者，加制半夏9g、白茯苓15g，以祛痰涤饮；大便溏薄者，加焦白术15g、炮姜6g，去熟地、枸杞子，以健脾止泻；食欲明显减退者，加焦薏苡仁9g、刘寄奴9g，去熟地，以开胃进食；腰膝酸软、尿频者，加金樱子9g、益智仁9g，以益肾缩尿。

（三）验案举隅

案 陈某，12岁，男。

初诊 患儿于两年前不慎从椅子上坠落而发病，经某医院脑电图等检查，确诊为"癫痫"。曾服用苯妥英钠等药，症状有所改善，但易复发。

近1个月发作较频繁，有时日发1~2次，发病多见于傍晚，发作时神志不清，四肢抽搐，两目上视，小便失禁，口吐白沫，舌淡暗，苔白腻，脉弦滑。辨证为倾跌之后脑络闭塞，肝风夹痰，上扰清窍。治拟清肝化痰，活血化瘀，息风定痛。处方：

珍珠母20g，丹参9g，赤芍9g，桃仁9g，钩藤15g，胆南星9g，郁金9g，石菖蒲6g，川贝母9g，竹沥半夏9g，朱茯神15g，全蝎3g，生甘草、炙甘草各9g。

14剂。

二诊 患者上方连服2个月后，症状明显改善，发作频率减，约为2周小发作一次，程度也较轻，惟大便秘结。治疗用药随病情变化，在上方的基础上加：地龙9g、天麻9g、枳实9g、生大黄6g。

28 剂。

三诊 服药 4 周后症情缓解，但患儿仍觉神倦乏力、食欲不旺，另加服扶正散（胎盘粉、丹参、熟地、别直参、杜仲、白术、当归、怀牛膝、甘遂等，诸药等分研末，炼蜜为丸如桐子大），每次服 3 g，每日 3 次。

调理 3 个月后病情稳定不再发作，随访 2 年情况良好（注：扶正散为陆氏家传验方）。

【按】陆氏对于痫证的辨证治疗，强调要分清病情的标、本、虚、实。即在发作时，当着重涤痰息风、开窍定痫，以治标为先，亦可用针刺治疗；而在痫证休止期则宜培补脾肾，或佐以化痰理气，以治本为重。但根据临床实际情况，也常常标本兼治，并分清轻、重、缓、急，有所侧重。本证常用的息风定痫之类药品，全蝎、蜈蚣、僵蚕等煎汤疗效较差，应细研成粉，或装胶囊，或直接吞服为宜。

四、扶正祛邪，并行不悖——治疗慢性阻塞性肺疾病的经验

慢性支气管炎或者解剖学肺气肿在持续出现气流阻塞时，称为慢性阻塞性肺疾病（以下简称"慢阻肺"）。本病涉及范围广泛，中医可属于咳嗽、痰饮、肺胀、喘证等范畴。陆氏曾根据《外台秘要》中"积年久咳"一词，引申为"积年咳喘"，陆氏并主张中医"积年咳喘"可作为现代医学"慢阻肺"对应的病证名。本病患者大多年老体弱，病程较长，具有咳嗽、咯痰或喘息，且易反复发作等临床特征。其中"积"字确切，意味本病"连滞岁月，经久不瘥"。正如《诸病源候论》所云："久咳逆上气"是"肺气虚极"，提示肺功能严重衰退。根据有关统计资料，全球约有数亿慢阻肺患者，是目前全球疾病死亡原因的第 4 位。我国 60 岁以上人群中，慢阻肺的患病率已超过 27%。值得引起医务工作者高度重视。

（一）从肺、脾、肾三脏论治

陆氏在长期医疗实践的基础上，对于"慢阻肺"或"积年咳喘"一类病证的病因病机及其治法，一贯推崇明代张景岳的论述。张景岳认为"诸家立论太繁""咳嗽之要，止惟二证：一曰外感，一曰内伤"。张氏又云："二者之中，当辨阴阳，当分虚实。"陆氏认为此与前文论及的"治外感如将，治内伤如相"

之说，不谋而合，异曲同工。为此，陆氏认为本病的形成以外邪为其诱因，与肺、脾、肾三脏功能的失调密切相关。在这里首先要强调《素问·咳论》有云："五脏六腑皆令人咳，非独肺也。"揭示了肺与其他脏腑在病理上的相互影响，充分体现了中医的整体观念，而"其标在肺，其本在脾肾"则是阐发了《内经》的理论，在此基础上丰富了本病辨证论治的内容，并在大多数临床医家间逐渐形成了共识。陆氏又认为本病属本虚标实，"本虚"是肺、脾、肾三脏皆可有虚，重点在脾肾两脏之虚，尤以肾阳虚衰或肾气失纳为主，"标实"如痰饮蕴肺、肺络瘀阻等。在治疗上重视温补肾阳而纳肾气。一般分型较繁，陆氏根据多年研究资料，认为本病应以治虚为本，兼治标证，扶正祛邪，并行不悖。辨证可以分为肺虚咳痰、脾虚痰饮、肾虚喘促三型。

1. **肺虚咳痰证** 症见咳嗽阵作，多为单声咳或间歇咳。白天咳嗽为主，咯痰稀白量少，或伴胸闷气憋，咽痒不适，畏风自汗，舌质偏淡苔薄白，脉濡软。治拟益气固表、肃肺止咳法，方取玉屏风散合止嗽散化裁治之。基本方：黄芪 15 g，白术 9 g，防风 6 g，川百部 15 g，紫菀 9 g，白前 9 g，制半夏 9 g，陈皮 9 g，生炙甘草各 6 g。加减法：发热微恶风，痰黄稠或白黏难咯者，加炙麻黄 6 g、生石膏 30 g、金银花 9 g、连翘 9 g、开金锁 30 g，以清宣痰热；咽痒或干痛，痰黏滞喉者，加射干 9 g、桔梗 6 g、浙贝母 9 g，以化痰利咽；伴有嚏涕者，加苍耳草 9 g、辛夷 6 g，以祛风宣窍；咳嗽频发颇剧者，加天浆壳 9 g、天竺子 9 g，以解痉镇咳；干咳痰少，口燥咽干，舌红少津者，去半夏，加南北沙参各 9 g、麦冬 9 g，以润燥生津。

此外，值得一提的是，1982 年 5 月间，上海市中医学会举办了全国性的中医防治心肺疾病培训班，陆氏主讲主题为"慢性阻塞性肺病的证治研究"。其中重点介绍了《苏沈良方》九宝汤（麻黄、陈皮、桂枝、紫苏、桑白皮、杏仁、大腹皮、薄荷、甘草，水煎，另加生姜、乌梅）。本方主治经年咳喘起于外感者。陆氏认为，本方组成具有表里同治，温凉、升降相配，散敛并行的特色，是治疗"积年咳喘"堪选良方之一。

2. **脾虚痰饮证** 症见咳嗽连作，夜重日轻，或声闷如自瓮中出，痰黏量多，食欲减退，食后腹胀，大便溏薄，或形寒头眩，舌质淡胖锯齿印，苔白腻或垢腻，脉弦滑或濡滑。治拟健脾宣肺，温化痰饮法。方取三拗汤、六君子汤合旋覆花汤加减以治。基本方：党参 15 g，生炒白术各 9 g，旋覆花 9 g，炙麻黄 6 g，杏仁 9 g，前胡 9 g，制半夏 9 g，陈皮 9 g，白茯苓 15 g，生炙甘草各 3 g。加减法：痰多，胸闷，苔垢腻，或头如物裹者，加苍术 9 g、厚朴 6 g，以燥湿运脾；咳逆腹胀者，加大腹皮 9 g、木香 6 g，以理气消胀；畏寒肢冷，痰液清稀，便溏明显者，加熟附子 9 g、苍术 9 g、炮姜 6 g，以温化痰饮而止泻；痰多，胸闷，脉涩或舌有瘀斑者，加苏木 6 g、薜荔 30 g，以廓清阻留肺络之痰瘀；咽喉不利，喉痰泛出，舌转微红少津者，加麦冬 9 g、川石斛 9 g、鸭跖草 30 g，以益阴生津而利咽喉。

3. 肾虚喘促证　症见咳嗽日久，伴胸闷喘促，动作更甚，咳嗽阵作，入夜尤甚，或咳甚气喘不能平卧。咯痰黏稠或咯稀白泡沫痰，畏寒背冷或兼有腰膝酸软，夜尿频多，尿后余沥不尽，或咳则小便不禁，或纳减便溏，舌质淡胖，苔白腻，或唇暗舌边有瘀斑，脉象沉细或弦滑，尺部脉多弱。治拟益肾纳气、蠲痰定喘法，方取安肾丸合定喘汤、旋覆代赭汤组合加减以治之。基本方：代赭石 30 g，黄芪 15 g，党参 15 g，白术 9 g，旋覆花 9 g，炙麻黄 6 g，款冬花 9 g，桑白皮 9 g，制半夏 9 g，肉苁蓉 9 g，补骨脂 9 g，山药 30 g。加减法：畏寒背冷明显者，加熟附子 9 g、鹿角片 9 g，以扶阳气，益肾督；心悸眠艰者，加丹参 15 g、苦参 15 g、炒酸枣仁 15 g，以定心安神；易汗、心中烦热者，加肉桂 3 g、黄连 3 g、生栀子 9 g，以交通心肾，敛汗除烦；口唇紫暗、脉涩者，加桃仁 9 g、赤芍 9 g、川牛膝 15 g，以活血化瘀；小便频多清长者，加益智仁 9 g、金樱子 9 g，以益肾固腑；面目水肿、大便反秘结者，去补骨脂，加肉苁蓉 9 g、郁李仁 9 g、车前子 15 g，以通腑利水；耳鸣耳聋者，加骨碎补 15 g、石菖蒲 9 g，以益肾利窍。

（二）肺源性心脏病的论治

对于慢阻肺发展到肺源性心脏病（以下简称"肺心病"）阶段，病情错综复杂，陆氏主张中西医结合治疗，互相取长补短，并认为在处理呼吸和心力衰竭或休克，以及纠正水电解质紊乱和酸碱平衡等方面，应该积极地采用西医西药有效的方法和措施。同时，陆氏通过临床资料分析对肺心病提出"宣""清""温""通"四个治则。

1. 宣导治则　有宣肺解表法，适用于风寒束肺，肺气不利。常用金沸草散（《太平惠民和剂局方》）加减。用药如金沸草、荆芥、苍耳草、麻黄、杏仁、前胡、甘草；有宣窍导痰法，肺心病心肺大伤，痰迷心窍。常用涤痰汤（《济生方》）加减。用药如石菖蒲、半夏、胆南星、茯苓、远志、竹茹、竹沥、生姜汁。

2. 清泻治则 有清肺化痰法，适用于痰热蕴肺，肺失清肃，以清金化痰汤（《统旨方》）加减。用药如桑白皮、桔梗、黄芩、栀子、瓜蒌仁、鱼腥草、半边莲、甘草。有清养肺阴法，适用于久咳伤肺，虚热内生，气耗阴伤，以紫菀散（《证治准绳》）加减。用药如紫菀、沙参、五味子、阿胶、桔梗、川贝母、甘草。有清肝泻火法，适用于肝气郁而化火，气火逆乘于肺，以龙胆泻肝汤（《太平惠民和剂局方》）加减。用药如龙胆草、黄芩、栀子、白芍、地骨皮、柴胡。有清热息风法，适用于肺心病痰热壅盛，热极风动，以天麻钩藤饮（《杂病证治新义》）加减。用药如天麻、钩藤、石决明、山羊角片、黄芩、全蝎、牡丹皮。

3. 温化治则 有温肺化饮法，适用于痰饮留伏于肺。以小青龙汤（《伤寒论》）加减。用药如麻黄、桂枝、干姜、五味子、细辛、半夏、白芍、茯苓。有温化痰湿法，适用于脾为湿困，痰湿犯肺，以不换金正气散（《太平惠民和剂局方》）加减。用药如苍术、厚朴、藿香、半夏、茯苓、神曲、陈皮。有温肾纳气法，适用于肾虚阳衰，下元不固。以安肾丸（《太平惠民和剂局方》）加减。用药如熟附子、党参、补骨脂、胡桃肉、山药、五味子。有回阳救逆法，适用于元气衰微，甚则阴阳欲脱之象。以回阳救急汤（《伤寒六书》）加减。用药如熟附子、干姜、红参、炙甘草、五味子、龙骨、牡蛎。

4. 通利治则 有通阳利水法，适用于脾肾阳衰，心阳不振，水饮内聚，以真武汤（《伤寒论》）加减。用药如熟附子、白芍、白术、茯苓、葶苈子、大枣、生姜。有通络行瘀法，适用于肺伤及心，气弱血滞，络脉瘀阻，以血府逐瘀汤（《医林改错》）加减。用药举例如当归、牛膝、桂枝、桃仁、川芎、红花、赤芍。

临证使用时，陆氏主张诸法的变通运用，即宣窍导痰与清肺化痰法复合使用治疗肺性脑病，中医辨证为痰迷心窍；通阳利水与温化痰湿法变换应用，如对内聚之水以通阳利水法，对内生之湿以温化痰湿法；回阳救逆与通络行瘀法相辅应用治疗肺心病合并心力衰竭者。

（三）验案举隅

案 孙某，男，57岁。

初诊 慢性咳嗽史10余年，近4年来咳嗽频作加重，伴有气急，尤以清晨为甚。每年冬春两季易发。近2个月来咳嗽时作，晨起为剧，涕泪俱出，夜间咳轻，常于剧咳后气急。痰黄稠而黏，量多，咯吐尚爽。头晕眼花心悸。舌尖稍红，苔薄黄，脉细缓。检查：面色潮红，听诊两肺呼吸音较低粗；心律齐，心率86次/分，叩诊轻度高清音。肺功能检查：重度混合型通气功能障碍，外院诊断为慢性阻塞性肺疾病。证属痰热蕴肺，气阳不足，阴亦耗伤，肺肾俱病。治拟清宣化痰，扶阳育阴。处方：

炙麻黄6 g，杏仁9 g，炙甘草9 g，瓜蒌皮12 g，炙紫苏子12 g，炙细辛3 g，熟附片12 g（先煎），磁石30 g，陈皮6 g，麦冬12 g。

7剂。

二诊　药后咳嗽减轻，但口干明显，频欲饮水，头晕；舌红稍淡，苔薄带灰，脉细。原方增损，益以清热滋阴润燥之品。

原方去瓜蒌皮、陈皮，加黄芩12 g、玉竹12 g。

7剂。

三诊　咳呛明显减少，口渴也较上次减轻。苔薄黄，舌质偏红，脉细缓，有时左胸隐痛。原方续进，随症仍加宽胸利气之品进服。处方：

炙麻黄6 g，杏仁9 g，炙甘草9 g，瓜蒌皮12 g，黄芩9 g，南沙参12 g，麦冬12 g，玉竹12 g，熟附片12 g（先煎），磁石30 g。

7剂。

【按】慢性咳喘病患者病因复杂，迁延日久，阳损及阴，出现气阴两虚，阴阳失调者亦不为少见。此等患者体弱正虚，最易为外感邪毒侵袭，气道受阻，咳喘频作，所谓"邪之所凑，其气必虚"。本例除用清宣肺气治其标，更着重于温阳育阴治其本，实为治疗要领。但由于本病病情复杂多变，在治标与治本的过程中，必须注意把握病证的轻、重、缓、急，主、次、先、后等情况，相机处方遣药，而后效显。

五、"胁痛本是肝家病"——治疗慢性肝炎的经验

陆氏早年在龙华医院肝病病房工作时，曾统计过100例慢性肝炎患者的症状，以胁痛、疲乏、头晕痛、腹胀、纳差等症状最多见，其中出现不同程度胁痛症状的有85%，在慢性病毒性肝炎活动期，胁痛可以加重。慢性肝炎多有胁痛，古有"胁痛本是肝家病"之说。胁痛的性质，大致有以下几种情况：

① 隐痛：痛势绵绵不休，或间断发作。一般疼痛程度较轻。② 刺痛：痛如针刺或刀割，或如撕裂牵扯痛，或如雀啄痛等。一般疼痛程度较重。个别娱乐时突觉有胁肋如锐针所刺，但是时间仅仅持续数秒。③ 胀痛：多在前胸 6～7 肋以下至肋缘以上，并有膨胀感。对主诉右胁胀痛程度较重者，在腹腔镜检查时，见到肝脏的表面色泽深红，呈皱纹状，水肿明显，反光增强；肝脏的活组织镜检：肝细胞变性，以水样变性为主。④ 酸痛或钝痛：在以上所提到的几种性质的疼痛中，往往兼有酸痛或钝痛感，或伴有腰背酸痛。在病程之中，疼痛的性质可以前后有所不同和发生改变，比如先刺痛、胀痛，后转为隐痛或酸痛等。

（一）病因病机

从慢性肝炎临床症状来分析，一般是由急性肝炎迁延失治所致。久病湿热、邪浊未净而正气愈虚，形成邪正对峙的局面，这是慢性肝炎胁痛的主要成因。仅从病位而言，胁痛总与肝胆有关，由于肝居于右胁，其经脉分布于两胁，胆附于肝，互为表里，其脉亦行于胁。另如心、肺、肾等脉，也都循行于胸胁、胁腹。故胁痛成因不离乎肝，不止于肝；如邪毒伤肝，脾虚湿困，肝气失于条达，肝络运行之气受遏，胁痛发作，逢怒易发；肝气郁久，气滞瘀阻，留着肝络而致胁痛，痛处不移；病久及肾，肝肾阴亏，肝络失于濡养，胁痛绵绵而起。

（二）辨证论治

慢性肝炎以胁痛、倦怠乏力、腹胀、头晕为常见的症状，在辨证论治时，对于所出现的综合征结合脉象、舌苔和神色等予以通盘考虑。基本以肝郁脾虚、肾虚肝旺、脾肾两虚三种证型比较多见。

1. 肝郁脾虚证　症见胁肋胀痛，疼痛部位走窜不定，嗳嗳矢气，饮食乏味，或食后腹胀，大便稀糊或不畅，倦怠乏力或善怒多疑，舌淡红兼见瘀紫斑，苔薄，脉弦或弦细。拟疏肝理气、健脾和胃法治之。方选逍遥散加减。基本方：柴胡 6g，当归 9g，赤芍 9g，党参 15g，白术 9g，炒枳壳 9g，白茯苓 15g，八月札 9g，川楝子 9g，炙甘草 6g。加减法：若见嗳嗳频发者，加旋覆花 9g、代赭石 30g，以降逆祛痰；腹胀矢气多者，加大腹皮 9g、木香 6g，以理气宽胀；疼痛明显者，加延胡索 9g、乌药 9g，以理气止痛；兼见舌有瘀紫者，加丹参15 g、桃仁9 g，以消瘀血；小便黄赤者，加茵陈蒿30 g、篇蓄30 g，以清利湿热；血清谷丙转氨酶升高者，加石上柏30 g、鸡骨草30 g，以解毒降酶；头晕头痛者，加白蒺藜9 g、川芎6 g，以解郁止痛；入夜难寐者，加首乌藤30 g、炒酸枣仁15 g，以宁心安神。

2. **肾虚肝旺证** 症见胁肋隐痛或刺痛、胀痛，面赤目红，头晕头痛，心烦易怒，腰膝酸软，小便黄赤，或低热盗汗，常有遗精或月经不调，舌边尖红起刺，苔少或苔剥蚀，脉弦或弦数。治拟养肝肾、清热通络法治之。常用滋水清肝饮加减。基本方：生地15 g，山茱萸9 g，丹参9 g，白芍9 g，白薇9 g，炒栀子9 g，柴胡9 g，白茯神15 g，生炙甘草各6 g，路路通9 g。加减法：胁肋刺痛者，加广郁金9 g、制香附9 g，以理气行瘀；头晕头痛者，加生石决明30 g、刺蒺藜15 g，以平肝潜阳；口燥咽干者，加川石斛9 g、麦冬9 g，以生津利咽；低热者，加功劳叶30 g、葎草9 g，以理虚退热；腰膝酸软者，加女贞子9 g、桑寄生15 g，以益肾强腰；盗汗者，加桑白皮9 g、地骨皮9 g，以清热敛汗；有遗精者，加金樱子9 g、白莲须6 g，取涩以止泄；如女性月经过多者，加海螵蛸9 g、茜草根15 g，以调理冲任。

3. **脾肾两虚证** 症见胁肋隐痛为主，时有发作，形体消瘦，神疲乏力，头晕耳鸣，饮食乏味，脘腹胀满，大便溏薄，腰酸背痛如坠，舌淡红有齿印，苔薄腻或剥蚀，脉濡细或濡软。治拟益气固下，健运脾胃，兼以理气通络。方取脾肾双补丸化裁治之。基本方：炒党参15 g，山茱萸9 g，菟丝子9 g，五味子9 g，怀山药30 g，车前子9 g，肉豆蔻9 g，橘络6 g，砂仁3 g，巴戟天9 g，补骨脂9 g。加减法：若见胁肋疼痛明显者，加姜黄9 g、肉桂心6 g，以温经通脉而止痛；乏力倦怠者，加黄芪15 g、制黄精15 g，以补益气阴；头晕耳鸣者，加沙苑子9 g、骨碎补15 g，以益肾开窍；脘腹胀满者，加白术9 g、枳壳9 g，以健脾理气；纳谷呆滞者，加刘寄奴9 g、炙鸡内金15 g，以消导进食；夜尿频多者，加益智仁9 g、覆盆子9 g，以固下缩尿；腰酸痛者，加牛膝15 g、桑寄生30 g，以补肾健腰。

（三）验案举隅

案 宋某，女，26岁，已婚。

初诊 胁痛伴肝肿大，肝功能异常半年余。经超声波检查：肝波呈密集微波。核素检查：胶体金^{198}清除率为K0.347。肝穿刺活组织病理检查：肝细胞变性，重度；炎症细胞浸润，中度。临床诊断：慢性肝炎（活动期）。

一个多月来，右侧胁肋疼痛隐作，时胀痛，时刺痛，遇到天阴下雨加剧，疲乏，健忘腰酸，时见面红颧赤，但足胫不温，便秘溲黄，月经延期，量少色紫。舌红苔薄黄腻，脉弦带数。辨证属于水亏于下，虚阳上浮。幸纳食佳，大便实，脾胃尚健。以阴阳辨，阴虚偏多；以脏腑辨，病涉及肝肾。结合舌脉，有兼夹湿热之象，显然系正虚邪实之征。治拟育阴潜阳，清利湿热，以知柏地黄汤为主方治之。处方：

生地 15 g，赤芍 9 g，牡丹皮 9 g，山茱萸 9 g，知母 15 g，黄柏 9 g，山药 15 g，茯神 15 g，平地木 15 g，川楝子 9 g，石决明 30 g。

二诊　治疗 3 个月之后，胁痛等症状基本消失。后来面红赤转㿠白，大便不成形，辨证为肝肾阴虚，虽见恢复，而脾胃尚失健运，治当药随症转，改服归芪建中汤，诸症大见改善。

随访 1 年余，症情及肝功能的改善均较稳定。

【按】胁痛在慢性肝炎虽较为常见，但它为整个疾病过程的局部症状之一。在临床上，当结合患者整体的症状、体征、实验室检查等，综合考虑治疗方案。就中医理论而言，久病必然导致正虚，而从临床实际看，慢性肝炎在发生发展过程中不一定纯属虚证，往往表现为正虚邪实的局面，类如上案便是。陆氏临床观察到：慢性肝炎复发活动期，其湿热偏盛的表现较为突出，如苔黄腻、口干苦、小便黄赤、胁肋胀痛、烦热等，此时如在扶正治虚的治则基础上，加用茵陈蒿、黄柏、秦皮、蒲公英、土茯苓等清热利湿的药物，可以使病情迅速改善，胁肋疼痛的程度相应地趋向缓和。

六、协调气血，燮理阴阳，动静结合，标本并治——膏方的辨治经验

膏方，又名膏剂、膏滋、煎膏，为中医丸、散、膏、丹、酒、露、汤、锭八种剂型之一。膏方是在复方汤剂的基础上，根据人的不同体质、不同临床症状进行辨证论治后而确立的不同处方，经浓煎后加入某些辅料（如阿胶、鹿角胶、黄明胶、紫河车、人参、铁皮枫斗等）而制成的一种细滑如饴、乌润似漆、半固体膏状的中药制剂。

近现代膏方在上海、江浙及广东广泛使用，尤以上海为甚。现代膏方一般

由 20 余味中药组成，属大方、复方范畴，且服用时间较长。因此，制定膏方更应注重针对性。所谓针对性，是指应该针对患者的疾病性质和体质类型。另外，膏方中多含补益气血阴阳的药物，其性黏腻难化，若不顾实际情况，一味纯补峻补，每每会妨碍气血，于健康无益，故配伍用药、协调气血、燮理阴阳至为重要。陆鸿元临证组方时尤其重视以下几个方面。

（一）重视辨证论治，辨证立法

膏方不仅是滋补强壮的药品，更是治疗慢性疾病的最佳剂型，所以膏方的制定，首当重视辨证论治。医家应从患者错综复杂的症状中，审证求因，权衡机体正邪、阴阳盛衰，从而确定固本清源的方药。切忌"头痛医头，脚痛医脚"，若用这种方法开出来的膏方，既无理、法、方、药的内容，又无君、臣、佐、使的规律，杂乱无章，患者服后，必定弊多利少。

（二）注重体质差异，量体用药

人体体质的衰弱，是病邪得以侵袭、疾病得以产生的主要原因，而体质每因年龄、性别、生活境遇、先天禀赋、后天调养等不同而各有差异，故选方用药也因人而异。如老年人脏气衰退，气血运行迟缓，膏方中多佐行气活血之品；妇女以肝为先天，易于肝气郁滞，故宜辅以疏肝解郁之药；中年人负担堪重，又多七情劳逸所伤，治疗时多需补泻兼施。对于儿童膏方，陆鸿元特别指出小儿体质稚阴稚阳，宜平补，忌峻补；小儿脏腑娇嫩，宜清补，忌腻补；小儿患病易虚易实，宜补中有消，忌一味呆补。除此以外，又有诸多个体差异，均需详细分析，根据具体情况，制订不同的治疗计划。

（三）协调气血、燮理阴阳，以平为期

利用药物的偏胜之性，来纠正人体阴阳气血的失衡，以达"阴平阳秘，精神乃治"，这是中医养生和治病的基本思想，也是制订膏方的主要原则。临床所及，中老年人脏气渐衰，运化不及，常常呈现虚实夹杂的复杂病理状态，如果对此忽略不见，一味投补，补其有余，实其所实，往往会适得其反，临证时一定要注意气血、阴阳的失衡情况。所以膏方选药，既要考虑"形不足者，温之以气""精不足者，补之以味"，又应根据患者气血、阴阳的失衡情况，来纠偏斧正。如针对瘀血等病理产物，适当加用行气、活血之品，疏其血气，令其

条达，而达阴阳平衡。

（四）调节脾胃升降，以喜为补

清代著名医家叶天士曾谓"食物自适者即胃喜为补"，为临床药物治疗及食物调养的重要法则，同样适合于膏方的制订。口服膏方后，胃中舒服，能消化吸收，方可达到补益的目的，故制定膏方，宜佐以运脾健胃之品，或取檀香拌炒麦芽，以醒脾开胃；或用桔梗、枳壳，以升降相因；或配伍陈皮、楂曲以消食化积；尤其是苍术一味，气味辛香，为运脾要药，加入众多滋腻补品中，则能消除补药黏腻之性，以资脾运之功。中医习惯在服用膏方进补前，服一些开路药，或祛除外邪，或消除宿滞，或运脾健胃，处处照顾脾胃的运化功能，确具至理。

（五）着意通补相兼，动静结合

用膏方进补期间，既不能一味呆补，又不宜孟浪攻泄，而常取通补兼施、动静相合、并行不悖的方法。民间常以驴皮膏加南货制膏进补，时有腹胀便溏等不良反应发生，多因其不符合"通补相兼，动静结合"的原则。补品为"静药"，必须配合辛香走窜之"动药"，动静结合，才能补而不滞。临床可针对中老年人常见的心脑血管疾病，如高血压、高血脂、冠心病、脑梗死、糖尿病等，辨证选用"动药"，例如取附子温寒解凝，振奋心阳；取大黄、决明子通腑排毒，降低血脂；取葛根、丹参活血化瘀，净化血液等，与补药相配，相使相成，而起到固本清源之效。

另外四时之气的升降沉浮对疾病会有不同程度的影响，古代医家据此提出随时为病，当随病制方的治疗思想。如金元医家李东垣在《脾胃论·脾胃将理法》中提出："春时有疾，于所用药内加清凉风药，夏月有疾加大寒之药，秋月有疾加温气之药，冬月有疾加大热药，是不绝生化之源也。"说明春天多风邪为患，需在方中加入祛风药，如荆芥、薄荷、菊花、桑叶之类；夏天有病多热疾，需加适量的寒凉药，如黄连、黄芩、石膏、知母之类；秋天有病多燥邪，宜加入温润气分药，如杏仁、紫苏叶、桔梗、沙参之类；冬天有病多寒邪，宜加入一些温热药，如附子、干姜之属。注意用药与四时相应，以适应温、热、寒、凉、升、降、沉、浮的规律，不绝生化之源。受这种思想的影响，结合各个季节的易发病证，则可以在不同的时令，根据病情及气候，采用相应的四时用药法，随证应变，亦可以用膏方的形式来治病及防病。故膏方不仅仅局限于冬令时节应用。

总而言之，辨证施膏才能协调气血、燮理阴阳，选药动静结合，才能补而不滞、细水长流。陆鸿元认为膏方不仅可以养生调理，更能治病延寿。

（六）验案举隅

案 1 李某，男，30 岁。

初诊（2017 年 11 月 9 日） 入睡困难半年余。现患者神疲乏力，注意力不集中，手足不温，容易焦虑，口不甚干，胃纳可，寐差，入睡困难，二便自调。既往有过敏性鼻炎、哮喘病史。时有喷嚏连连，鼻流清涕，哮喘已有多年未发作。舌红，苔薄白，脉沉实。证属肺肾两虚。治拟补益肺肾。处方：

磁石 300 g，苍术 100 g，茯苓 100 g，紫苏梗 100 g，生牡蛎 300 g，厚朴 100 g，泽泻 100 g，桑白皮 100 g，黄芪 150 g，黄柏 100 g，猪苓 100 g，炙麻黄 100 g，川桂枝 100 g，防风 100 g，辛夷 100 g，野菊花 100 g，赤芍 100 g，枳壳 100 g，前胡 100 g，六神曲 100 g，柴胡 100 g，茯神 150 g，白芷 100 g，川芎 100 g，蔓荆子 100 g，五味子 100 g，肉苁蓉 100 g。

上药依法煎取浓汁三遍，去渣混合，再用文火煎至汁稠。

另：西洋参 100 g，鳖甲胶 100 g，饴糖 300 g，阿胶 200 g，蛤蚧 2 对，蜂蜜 300 mL，金钗石斛 20 g，白冰糖 300 g，收膏。

服法：每日早晚各服 1～2 茶匙，温开水冲服。

【**按**】患者体弱正虚，最易为外感之邪侵袭，口鼻首当其冲，喷嚏连连，鼻流清涕，所谓"邪之所凑，其气必虚"。本例除用温宣肺气以治其标外，更着重于温阳育阴以治其本。

案 2 张某，女，69 岁。

初诊（2017 年 11 月 9 日） 病史：因反复恶心、呕吐 1 年来就诊。患者诉每感腹胀即出现恶心、呕吐，呕吐物为胃内容物，每日凌晨 4～5 点出现腹泻，2015 年曾行胃镜检查，未见异常。近 1 个月来睡眠差，易醒，醒后不易再入睡，多梦，神疲乏力，双目酸胀不适，平素怕冷，全年无汗出，时有头晕、心悸。舌边尖红，苔薄。脉弦细软。处方：

磁石 300 g，代赭石 300 g，党参 150 g，苍术 100 g，川桂枝 100 g，藕节 300 g，丹参 150 g，制半夏 100 g，陈皮 100 g，旋覆花 100 g，紫苏梗 100 g，

厚朴 100 g，木贼草 100 g，茯苓 300 g，猪苓 100 g，泽泻 100 g，干姜 100 g，枳壳 100 g，藿香 100 g，车前子 150 g，鬼箭羽 150 g，独活 100 g，益智仁 150 g，补骨脂 150 g，大腹皮 150 g，枇杷叶 100 g。

上药依法煎取浓汁三遍，去渣混合，再用文火煎至汁稠。

另：西洋参 100 g，金钗石斛 40 g，琼脂粉 20 g，饴糖 300 g，白冰糖 300 g，收膏。

服法：每日早晚各服 1～2 茶匙，温开水冲服。

【按】该患者病程较久，实验室相关检查未见异常，考虑情志致病，胃气虚弱，气郁痰阻，加之久病体虚，阴阳失调，治疗益气扶正，和胃降逆为主。以旋覆代赭汤为基础，降逆化痰，益气和胃。

案 3 王某，女，15 岁。

初诊（2017 年 12 月 21 日） 病史：平素易感冒，经常流鼻血，额头痤疮，神疲乏力，平素怕冷，手足不温，经行腹痛，经血色暗有血块。现干咳，咽痛，鼻塞，流清涕，无发热，纳可，大便 2～3 日一行，时有大便干结，小便自调，寐安。舌淡红，苔薄白，脉沉细。处方：

紫石英 300 g，川百部 150 g，当归 100 g，桔梗 100 g，牡蛎 300 g，前胡 100 g，赤芍 100 g，射干 100 g，黄芪 300 g，紫菀 100 g，芫蔚子 100 g，肉苁蓉 100 g，川桂枝 100 g，辛夷 100 g，牛蒡子 150 g，乌梅 100 g，女贞子 100 g，墨旱莲 100 g，白鲜皮 100 g，防风 100 g，枸杞子 100 g，枳实 100 g，白茅根 150 g，苍术 100 g，土茯苓 100 g，六神曲 100 g。

上药依法煎取浓汁三遍，去渣混合，再用文火煎至汁稠。

另：西洋参 100 g，阿胶 200 g，金钗石斛 40 g，白蜂蜜 300 mL，西红花 10 g，白冰糖 300 g，饴糖 300 g，收膏。

服法：每日早晚各服 1～2 茶匙，温开水冲服。

【按】患者畏寒、手足不温，神疲乏力，提示气阳不足，平素易感冒，鼻流清涕，痛经等提示肺肾两脏亏虚。刻下患者干咳、咽痛等外感症明显，治疗以补益肺肾为主，佐以宣肺利咽止咳之品，标本同治。

案 4 杨某，女，53 岁。

初诊（2017 年 11 月 9 日） 病史：因反复反酸 1 年余就诊。患者 1 年前出现反酸，胃镜检查提示：反流性食管炎。进食面食后反酸明显加重，平素怕冷，易疲劳，口干，痰多色黄，中脘部不温，纳可，寐差，易醒，醒后不易再入睡，多梦，尿频、尿赤，大便每日2～3次，成形。舌淡苔腻，脉细。既往过敏性鼻炎病史，晨起喷嚏连连，鼻流清涕，头晕。中度脂肪肝，高尿酸血症。处方：

煅瓦楞子300 g，海螵蛸150 g，党参150 g，川桂枝100 g，苍术100 g，黄柏100 g，制半夏100 g，木香100 g，川连60 g，秦皮100 g，开金锁300 g，陈皮100 g，茯苓150 g，猪苓100 g，泽泻100 g，萹草300 g，辛夷100 g，防风100 g，浙贝母100 g，牛蒡子100 g，茵陈100 g，炒栀子100 g，大腹皮100 g。

上药依法煎取浓汁三遍，去渣混合，再用文火煎至汁稠。

另：西洋参100 g，金钗石斛40 g，琼脂20 g，饴糖300 g，白冰糖300 g，灵芝孢子粉50 g，收膏。

服法：每日早晚各服1～2茶匙，温开水冲服。

【按】本例患者证属肺、脾、胃虚寒，以党参、苍术、半夏、陈皮、茯苓等健脾益气，川连、桂枝、木香温中祛寒，煅瓦楞子、海螵蛸制酸。同时辅以宣肺止咳化痰之药。肺、脾、胃三脏同治。

案5 赵某，男，46岁。

初诊（2017年11月9日） 因"听力下降5年余"就诊。患者5年前无明显诱因下出现听力下降，神疲乏力，头发花白，咽干，纳可，寐安，二便尚调。既往过敏性鼻炎病史，遇冷空气易发作，发时喷嚏连连。舌淡红，苔薄白。脉濡细。处方：

磁石300 g，紫石英300 g，黄芪300 g，当归100 g，百合300 g，白术150 g，玉竹100 g，枳壳100 g，川桂枝100 g，熟地150 g，川芎100 g，女贞子100 g，墨旱莲100 g，防风100 g，蝉蜕60 g，蔓荆子100 g，菊花100 g，赤芍100 g，山茱萸100 g，巴戟天100 g，菟丝子100 g，沙苑子100 g，辛夷100 g，苍耳子100 g，藿香100 g，丹参150 g，陈皮100 g，桔梗100 g，补骨脂100 g，枸杞子100 g，制何首乌100 g，炙甘草100 g，六神曲100 g，茼麻子100 g，车前子100 g。

上药依法煎取浓汁三遍，去渣混合，再用文火煎至汁稠。

另：西洋参100 g，金钗石斛40 g，北冬虫夏草100 g，阿胶200 g，黄明胶100 g，饴糖300 g，白蜂蜜300 mL，木糖醇100 g。收膏。

服法：每日早晚各服1～2茶匙，温开水冲服。

【按】患者听力下降，神疲乏力，头发花白提示肾脏亏虚。过敏性鼻炎病史，时有发作，提示肺气不足。治以补益肺肾为主。《金匮》肾气丸加减。辅以辛夷、苍耳子、藿香、防风、蝉蜕等宣肺。标本同治。

案6 李某，女，46岁。

初诊（2017年11月9日） 病史：患者平素易疲劳，怕冷，手足不温，大便3～4日一行，干结，需服用通便药或灌肠帮助排便，月经量偏少，无痛经，周期、经期正常，末次月经2017年11月1日，纳可，食后腹胀，寐安，多梦，小便自调。舌淡红，苔薄白，根部腻。脉濡软。处方：

紫石英300g，黄芪300g，生地150g，淡附子100g，川芎100g，紫菀100g，牡丹皮100g，当归100g，玄参150g，丹参150g，天冬100g，茯神150g，桔梗100g，柴胡100g，枳实150g，桃仁100g，木香100g，槟榔100g，酸枣仁150g，枸杞子100g，陈皮100g，肉苁蓉100g，生大黄100g，知母150g，茺蔚子100g，厚朴100g，防风100g，首乌藤100g。

上药依法煎取浓汁三遍，去渣混合，再用文火煎至汁稠。

另：西洋参100g，西红花10g，鳖甲胶100g，阿胶200g，白蜂蜜300mL，白冰糖300g，收膏。

服法：每日早晚各服1～2茶匙，温开水冲服。

【按】该患者气血不足，阴阳失调，阳虚便秘，以四物汤为底加用黄芪补气行血，淡附子扶阳益肾，肉苁蓉温阳通便，大黄泻下通便，知母、麦冬养阴，以防温热药伤阴。温肾扶阳要不失时宜，见微知著，用附子要当机立断，但也要注意其使用禁忌。

例7 徐某，女，17岁。

初诊（2017年12月21日） 病史：遗尿3年，患者2014年中考前压力较大，因上课时担心被老师提问整天提心吊胆，此后出现遗尿，精神紧张时病情加重，尿急，月经量偏多，纳可，寐安，二便调。脉濡细，舌暗红，苔薄。处方：

磁石300g，丹参150g，茯苓300g，金樱子150g，莲子肉100g，煅龙骨300g，熟地150g，山药300g，覆盆子150g，黄芪300g，炒白芍100g，泽泻100g，芡实150g，百合300g，山茱萸150g，益智仁100g，乌药100g，茺蔚子100g，藕节炭100g，炙甘草100g。

上药依法煎取浓汁三遍，去渣混合，再用文火煎至汁稠。

另：西洋参 100 g，阿胶 200 g，白蜂蜜 300 mL，金钗石斛 40 g，灵芝孢子粉 50 g，冰糖 300 g，收膏。

服法：每日早晚各服 1～2 茶匙，温开水冲服。

【按】该患者是受到惊吓后出现的遗尿，《内经》云："惊则心无所依，神无所归，虑无所定，故气乱矣。"本病是由于情志致病，治疗应平惊镇怯，安神定志。又惊与肾脏相应，故治疗应从补肾气入手。故处方以肾气丸加减，加磁石、龙骨镇静安神；益智仁、芡实益肾缩尿等标本同治。

案 8　杨某，男，38 岁。

初诊（2017 年 11 月 15 日）　病史：入冬后自汗、盗汗，盗汗多，耳鸣，时有心悸，烘热汗出，纳可，二便尚调。脉弦滑，舌淡红少津，苔中部白腻。吸烟史 20 年。处方：

磁石 300 g，丹参 150 g，毛冬青 150 g，杜仲 150 g，生龙骨 300 g，麦冬 100 g，泽泻 150 g，金樱子 100 g，生牡蛎 300 g，五味子 100 g，骨碎补 100 g，怀牛膝 100 g，黄芪 150 g，茯苓 150 g，生地 150 g，黄柏 100 g，桂枝 100 g，茯神 150 g，山茱萸 100 g，车前子 100 g，苍术 100 g，猪苓 100 g，郁金 100 g，枳壳 100 g，防风 100 g，辛夷 100 g，益智仁 100 g，蔓荆子 100 g，厚朴 100 g。

上药依法煎取浓汁三遍，去渣混合，再用文火煎至汁稠。

另：西洋参 100 g，鹿角胶 150 g，白蜂蜜 300 mL，金钗石斛 40 g，龟甲胶 50 g，冰糖 300 g，灵芝孢子粉 50 g，阿胶 200 g，饴糖 300 g。收膏。

服法：每日早晚各服 1～2 茶匙，温开水冲服。

【按】本例患者患汗证，盗汗、耳鸣、心悸提示心肾两脏亏虚，肝肾同源，肾阴不足以致肝阴不足，肝阳偏亢，肝用偏盛。治疗时应心、肝、肾三脏同治。汗证治疗不应拘于"阴虚盗汗、阳虚自汗"之说，更不可只见汗止汗，应辨证论治，具体问题具体分析。

案 9　李某，男，35 岁。

初诊（2017 年 11 月 15 日）　病史：咳嗽 2 月余，患者 2 个月前感冒后出现咳嗽至今，咯痰不爽，少许黄涕，二便尚调，夜寐欠安。舌淡暗，苔薄白。脉细滑。既往过敏性鼻炎、过敏性哮喘病史，哮喘反复发作，平素口服中药调理。处方：

生牡蛎 150 g，桑白皮 100 g，桔梗 60 g，射干 60 g，黄芪 100 g，炙麻黄

100 g，浙贝母 60 g，开金锁 100 g，北沙参 60 g，前胡 60 g，牛蒡子 60 g，蒲公英 100 g，麦冬 60 g，赤芍 100 g，金银花 60 g，半夏 60 g，乌梅 60 g，连翘 60 g，百部 100 g，防风 60 g，紫苏子 60 g，炙甘草 100 g，六神曲 100 g，辛夷 60 g，苍术 60 g，白芷 60 g，金樱子 60 g，当归 60 g，枳壳 60 g。

上药依法煎取浓汁三遍，去渣混合，再用文火煎至汁稠。

另：金钗石斛 40 g，琼脂 20 g，白蜂蜜 300 mL，灵芝孢子粉 50 g，冰糖 300 g。收膏。

服法：每日早晚各服 1～2 茶匙，温开水冲服。

【按】此乃感染后咳嗽，反复咳嗽 2 个月未愈，此乃正虚邪恋，治疗时应扶正祛邪，患者咳嗽、黄涕提示外感之邪入里化热，治疗予银翘散加减。方中加用黄芪、北沙参益气养阴扶正以助祛邪。

案 10 张某，男，33 岁。

初诊（2017 年 11 月 9 日） 病史：患者口腔溃疡反复发作，咽红，时感头胀，纳可，寐安，二便调。舌淡苔薄，脉濡软。既往慢性咽炎史。处方：

生牡蛎 300 g，麦冬 100 g，紫菀 100 g，桔梗 100 g，黄芪 150 g，赤芍 100 g，金银花 100 g，浙贝母 100 g，生地 100 g，制半夏 100 g，川芎 100 g，牛蒡子 100 g，玄参 100 g，白术 100 g，辛夷 100 g，炙甘草 100 g，枳壳 100 g，柴胡 100 g，白芷 100 g，射干 100 g，黄精 150 g，土茯苓 300 g，枸杞子 100 g，金樱子 100 g，川桂枝 100 g，连翘 100 g，蔓荆子 100 g，景天三七 300 g。

上药依法煎取浓汁三遍，去渣混合，再用文火煎至汁稠。

另：西洋参 100 g，阿胶 200 g，冰糖 300 g，金钗石斛 40 g，灵芝孢子粉 30 g。收膏。

【按】复发性口腔溃疡，中医称为"口疮""口疳""口糜"等，是口腔疾病中最常见的病证之一。中医学认为本病与心、脾（胃）、肾等脏关系密切，如《口齿类要》所云："口疮上焦实热，中焦虚寒，下焦阴火，各经传变所致。"本例患者辨证为气阴两虚证，又兼有肺金有火，阴虚则火旺。治疗时多采用清虚火补肝肾，佐以清肺火的治则。

第四章
临 床 验 案

一、小儿咳喘病

案 1 女，2 岁半。外感咳嗽。

初诊（10 月 10 日） 感冒后 1 周，咳嗽声哑，喉有痰声，时有稠痰，口干欲冷饮，小便浓、色深异味，大便尚可，纳食亦可，夜间踢被，自汗，无咽痛，检两肺呼吸音较粗。舌淡苔白腻。脉细。属外感咳嗽，痰浊较甚，治拟宣肺化痰。处方：

炙麻黄 3 g，杏仁 4.5 g，牛蒡子 4.5 g，蝉蜕 1.5 g，茵陈 6 g，浙贝母 4.5 g，前胡 4.5 g，制半夏 4.5 g，黄芩 4.5 g，白茯苓 6 g，桔梗 3 g，生甘草 1.5 g，大枣五枚。

7 剂。

二诊 药后初 2 日不能入眠，以后消失，咳嗽减而未已，口干欲饮，大便奇臭，次数增多，两肺呼吸音清晰。舌淡苔薄，脉细。属外感咳嗽，痰浊不甚，湿邪留恋。治拟前法佐以化湿。处方：

川百部 6 g，杏仁 4.5 g，款冬花 6 g，秦皮 6 g，制半夏 4.5 g，浙贝母 4.5 g，黄芩 6 g，生薏苡仁、熟薏苡仁各 9 g，桔梗 3 g，茵陈 9 g，六一散 9 g（包煎），焦六曲 9 g。

7 剂。

案 2 男，7 岁。外感咳嗽。

就诊时间（11 月 2 日） 咳嗽 2 月余，加重 1 周。患者 9 月起天气转凉后即出现咳嗽，晨起明显，咳甚有呕吐，咽喉痒，声哑，痰多白色稀痰，大便日行干燥。舌稍红，苔薄腻，脉滑濡。属外感咳嗽，痰湿较重。治拟宣肺化痰，健脾化湿。处方：

青礞石9g，川百部15g，桔梗9g，浙贝母9g，紫菀9g，前胡9g，牛蒡子9g，炙甘草9g，麦冬9g，制半夏9g，枸杞子9g，白茯苓15g，桑白皮15g，射干9g，枇杷叶9g，杏仁9g，炙麻黄6g，紫苏梗9g。

7剂。

案3 男，12岁。哮喘。

初诊（1991年8月15日） 哮喘起自3岁，幼患奶癣，多发春秋两季，目前呛咳，晨起有痰量少，纳佳，二便可，两肺呼吸音粗，舌质偏红，苔薄。脉细。属哮病，肺阴不足。治拟养阴润肺，宣肺止咳。处方：

大生地15g，川百合12g，桃仁9g，款冬花12g，炙麻黄4g，桔梗6g，川石斛12g，射干6g，前胡12g，炙甘草4g，制胆南星9g。

7剂。

二诊 据家长述对冷、热均过敏。目前情况尚可，稍有干咳，汗多、稍动如黄豆大，咽痛。舌质偏红，苔薄，脉细而濡。仍属哮病，肺阴不足，治拟原法佐以养阴利咽，宣通鼻窍。处方：

大生地15g，赤芍12g，射干9g，川石斛12g，炙麻黄4g，苍耳子6g，炙甘草6g，桔梗6g，蕈草30g，辛夷6g，牛蒡子9g，紫菀9g。

7剂。

案4 男，8个月。咳嗽。

初诊（5月8日） 自前日起咳嗽喉痰，纳减，大便可，流涕，约每半月咳嗽1次。舌淡苔薄白，脉细。属脾虚痰甚。治拟健脾化痰。处方：

炙黄芪9g，紫菀6g，陈皮3g，制半夏3g，前胡6g，焦六曲6g，浙贝母6g，茯苓6g。

3剂。

二诊 夜咳喉痰，厌食，大便日行。舌淡苔薄白腻，脉细滑。仍属脾虚痰甚。治拟健脾化痰，行气和胃。处方：

炙黄芪9g，炒白术6g，紫菀6g，枳壳6g，制半夏3g，陈皮3g，茯苓6g，炒谷芽、炒麦芽各6g，焦六曲6g，前胡6g。

3剂。

三诊 咳痰除，不欲饮食，大便有不消化物，口干思饮水，掌心红。舌淡苔薄白腻，脉滑。属脾胃运化功能弱。治拟行气健脾化湿。处方：

炒白术9g，蒲公英12g，焦谷芽、焦麦芽各9g，枳壳6g，焦山楂、焦六曲各 6 g，六一散 9 g（包煎）。

4 剂。

案 5 男，6 岁。风热外感咳嗽。

初诊（1985 年 10 月 31 日） 1 周前发热（最高达 39℃多），咳嗽，稽留不退无汗，目前 37.7℃，咳声不畅，无痰，口干欲饮，纳谷不香，10 月 28 日胸透（－），10 月 29 日白细胞计数 9.6×10⁹/L，中性粒细胞百分比 70%，检查两肺呼吸音较粗，咽（－）、颈淋巴结不大。舌红苔薄，脉细数。属外感咳嗽，风热犯肺。治拟疏风清热，化痰止咳。处方：

忍冬藤 9 g，连翘 6 g，杏仁 4.5 g，炙麻黄 3 g，生石膏 12 g（包煎），生甘草 3 g，芦根 15 g，淡豆豉 12 g，黄芩 6 g，鱼腥草 12 g，蒲公英 15 g，前胡 6 g，采芸曲 9 g，桔梗 3 g。

7 剂。

二诊（1985 年 11 月 21 日） 10 月 31 日诊后当晚发热 40℃，住入浦东中心医院 2 周后出院（11 月 16 日）。目前无热，咳嗽气急，喉中痰声呼呼，口不多饮，纳差，易感冒鼻塞。婴幼时有奶癣皮肤过敏史。两肺呼吸音粗。舌淡苔薄，脉细滑。属外感咳嗽后兼脾虚痰湿。治拟健脾化湿，化痰止咳。处方：

炙黄芪 6 g，炙麻黄 3 g，黄芩 6 g，生薏苡仁、熟薏苡仁各 9 g，天浆壳 9 g，太子参 6 g，杏仁 4.5 g，瓜蒌仁 6 g，连翘 6 g，生甘草 3 g，苇茎 30 g，桑白皮 6 g，焦六曲 6 g，焦谷芽、焦麦芽各 15 g，桔梗 3 g，苍耳子 4.5 g。

7 剂。

三诊（1985 年 11 月 28 日） 5 日前起，夜里有咳，咳即喘，自服氯丙那林药水稍好。白天不咳，痰声已无，口干不欲饮，胃纳不佳，睡眠尚可多翻身，大便隔日一次。舌尖红苔薄白，脉细濡。仍属外感咳嗽后脾虚兼肺气不宣。治拟原法加强宣肺降气。处方：

炙黄芪 6 g，炙麻黄 6 g，黄芩 6 g，生薏苡仁、熟薏苡仁各 9 g，江剪刀草 12 g，太子参 6 g，杏仁 4.5 g，瓜蒌仁 6 g，连翘 6 g，生甘草 3 g，桑白皮 6 g，焦六曲 6 g，焦谷芽、焦麦芽各 15 g，桔梗 3 g，炙紫苏子 9 g。

7 剂。

四诊（1985 年 12 月 5 日） 哮喘不发，时常挖鼻，面色青灰，胃口稍增，寐差，夜汗止。舌红苔薄白，脉细濡。属哮喘缓解期，脾胃虚弱。治拟健脾和胃，宣通鼻窍。处方：

炙黄芪6g，生薏苡仁、熟薏苡仁各9g，生白芍6g，党参6g，炙麻黄3g，桔梗3g，紫苏子6g，陈辛夷3g，生甘草3g，焦谷芽、焦麦芽各15g，焦山楂、焦六曲各9g，龙骨15g，江剪刀草9g。

7剂。

五诊（1985年12月12日）　咳停，胃纳明显好转，大便1～2日一行，两肺呼吸音清晰。舌边尖红起刺，苔薄。脉细。属肺脾两虚兼胃阴不足。治拟补益肺脾，滋养胃阴。处方：

炙黄芪6g，生白芍6g，桔梗3g，太子参6g，炙麻黄1.5g，生薏苡仁、熟薏苡仁各9g，焦谷芽、焦麦芽各9g，龙骨15g，陈辛夷3g，生甘草3g，玄参6g，大麦冬6g，采芸曲9g，大狼把草12g，大枣五枚。

7剂。

案6　患儿，男，6岁。外感咳嗽、哮喘。

初诊（1991年8月12日）　哮喘史，近稍咳，咳甚气急，易感冒，易喷嚏，时腹痛，大便数日1行，但胃纳较佳。舌红苔薄白，脉滑。属肺脾气虚兼外感咳嗽、蛔虫腹痛。治拟理气杀虫，宣肺健脾。处方：

炙黄芪9g，太子参9g，紫苏子6g，莱菔子6g，乌梅3g，炙麻黄3g，鹤虱9g，青皮3g，当归6g，炙甘草3g，炙鸡内金9g。

7剂。

二诊　夜间咳嗽仍甚，白天尚可，咳甚气喘。喉尚有痰、难咳出，大便由原来4～5日一行，至目前2日一行，出汗较多，口干。呼吸音粗。舌红苔薄，脉滑。属脾虚痰盛，肺气上逆。治拟健脾化痰，泻肺平喘。处方：

炙黄芪9g，炙麻黄4g，杏仁6g，生石膏12g，前胡6g，太子参9g，川百部6g，甜葶苈6g，紫苏子6g，黄芩6g，炙甘草3g。

7剂。

三诊　咳嗽夜作，咳甚则喘，近二夜咳嗽未作，打嚏。大便2日一行，汗多，未诉腹痛。舌净偏红苔薄，脉滑。属肺失宣肃，表虚不固。治拟宣肺泄热，益气固表。处方：

生黄芪9g，桑叶、桑白皮各6g，炙麻黄6g，生石膏20g，前胡9g，炙甘草3g，川百部9g，杏仁6g，苍耳草9g，紫苏子9g，款冬花12g，太子参9g。

7剂。

四诊 咳喘未见控制，咳甚则喘，大便2日一行，汗多，两肺哮鸣音。舌淡苔薄，脉滑。属表寒里热，肺气失宣。治拟解表清里，宣肺定喘。处方：

煅龙骨、煅牡蛎各30g，炙麻黄9g，炙细辛2g，鱼腥草30g，桂枝6g，生白芍9g，淡干姜3g，黄芩9g，制半夏6g，紫苏子9g，生石膏30g，炙甘草3g。

7剂。

五诊 哮喘渐平，但1周内仍有数次发作，大便二三日一行，汗多。有时欲饮，咳嗽频作，两肺稍有哮鸣音。舌淡苔薄，脉细滑。仍属表寒里热，肺气失宣。治拟守法续进，加强平喘止咳。处方：

款冬花9g，炙麻黄9g，杏仁9g，生石膏30g，桂枝6g，川百部12g，生白芍12g，莱菔子9g，紫苏子9g，制半夏9g，黄芩12g，焦六曲9g，煅龙骨、煅牡蛎各30g。

7剂。

六诊 本周前2日整日哮喘，发作较甚，其余5日未发，打喷嚏。面青灰，时诉腹痛，出汗见减，便秘，两肺呼吸各较粗，稍饮水。舌质淡红苔薄，脉细滑。属腑气不通，肺气上逆。治拟宣肺降气，润肠通便。处方：

煅龙骨、煅牡蛎各30g，熟附片6g，炙麻黄9g，赤芍9g，川百部12g，地龙12g，莱菔子9g，紫苏子9g，制半夏9g，瓜蒌仁9g，枳实9g，黄芩12g，干蟾皮9g，炙鸡内金12g。

7剂。

七诊 1周来哮喘控制。两肺呼吸音尚清晰，出汗已少，舌质偏红，脉细。症情好转，稍显阴虚，守法续进，佐以生地养阴生津。处方：

原方加生地15g。7剂。

案7 何某，男，3岁。乳蛾（化脓性）。

初诊（4月12日） 咳嗽，咽痒痛不愿进食，时有腹痛，胃纳少，大便略干。稍动自汗多，舌红苔薄白滑，脉细。属火灼喉核，虫积腹痛。治拟益气养阴通便，解毒利咽杀虫。处方：

煅龙骨20g，煅牡蛎20g，玄参6g，使君子6g，炙黄芪9g，牛蒡子9g，川百部9g，蒲公英12g，鹤虱6g，土牛膝12g，连翘6g，射干6g，生甘草3g，墨旱莲9g，生川大黄2g，桔梗3g，芦根9g。

4剂。

二诊　咳少，近 4 日未诉腹痛，服中药前一日大便 4 次，第 2 日即正常、胃纳稍增，肢凉，咽、扁桃体（－）。舌淡苔薄白滑，脉细。属热毒稍解，守法续进。处方：

煅龙骨、煅牡蛎各 20 g，玄参 9 g，墨旱莲 9 g，蒲公英 12 g，牛蒡子 9 g，射干 6 g，炙黄芪 12 g，川百部 9 g，桔梗 3 g，生甘草 3 g，鹤虱 6 g，土牛膝 12 g，连翘 6 g，焦山楂、焦六曲各 9 g。

6 剂。

二、成人咳喘病

案 1　男，23 岁。哮喘。

初诊（2006 年 8 月 22 日）　哮喘 6、7 年，常有咳嗽。目前咳嗽气喘，痰色白，胃纳可，大便调，口干。舌边尖稍红，苔薄白。双肺呼吸音粗。脉细。属哮病，寒热错杂。治拟温清并用，补肺定喘。处方：

黄芪 15 g，炙麻黄 9 g，生石膏 30 g，生甘草 5 g，炙甘草 5 g，丹参 9 g，苦参 9 g，桑白皮 15 g，炙细辛 3 g，干姜 6 g，熟附子 9 g，制半夏 9 g，射干 9 g，五味子 9 g，款冬 9 g，赤芍 15 g，黄芩 15 g，制半夏 9 g，银杏 9 g。

14 剂。

二诊（2006 年 9 月 12 日）　母亲代诊诉：药后略鼻塞，余无殊，基本稳定。守法续进，佐以宣通鼻窍。处方：

黄芪 15 g，炙细辛 3 g，款冬 9 g，生甘草 5 g，炙甘草 5 g，丹参 9 g，苦参 9 g，桑白皮 15 g，净麻黄 9 g，五味子 9 g，制半夏 9 g，白芷 9 g，赤芍 9 g，白芍 9 g，银杏 9 g，黄芩 15 g，六曲 9 g。

14 剂。

三诊（2006 年 11 月 14 日）　母亲代诊诉：药后，哮喘只 9 月 19 日发过一次，之后 1 个月基本稳定，未发，未服用西药。近 1 周晨起略咳，自觉有发作倾向（自服氨茶碱片），故来就诊。守法续进，佐以理气通窍。处方：

黄芪 15 g，炙细辛 3 g，款冬 9 g，生甘草 5 g，炙甘草 5 g，丹参 9 g，苦参 9 g，桑白皮 15 g，净麻黄 9 g，五味子 9 g，制半夏 9 g，白芷 9 g，赤芍 9 g，白芍 9 g，银杏 9 g，黄芩 15 g，六曲 9 g，苍耳草 9 g，陈皮 9 g。

14 剂。

【注】患者母亲诉家中曾长期养狗（过敏原？），一诊后将狗转送他人，加之服用中药患者情况趋于稳定（曾 1 周发哮喘数次，甚者一日数次，现基本稳定，暂未有大发）。

案 2 女，30 岁。咳嗽。

初诊（1991 年 8 月 8 日） 有鼻炎史。每日上午进餐后咳嗽，咳嗽较甚，痰白泡沫样，痰咳出后觉舒，伴胸闷气憋十余年。午餐后咳嗽偶有。口不干，胃口、二便一般，舌质偏红苔薄，脉濡滑。属肺脾两虚，治拟肺脾同调。处方：

党参 15 g，制半夏 12 g，淡干姜 6 g，炙细辛 3 g，茯苓 15 g，枳壳 12 g，焦六曲 12 g，炙麻黄 6 g，桔梗 6 g，杏仁 9 g，紫苏子 9 g，白芥子 9 g，炙甘草 6 g。

10 剂。

二诊 药后咳嗽咯痰明显减轻，唯不易入眠，舌质稍红苔薄，脉濡滑。守前法续进，佐以通窍除烦。处方：

原方加苍耳草 15 g、姜竹茹 9 g。

7 剂。

三诊（1993 年 8 月 12 日） 晨起咳嗽，痰白黏冻状，胃口一般，大便稠，不甚欲饮水。怕冷，时恶心，舌质偏红，脉濡。属脾胃虚寒，治拟健脾温胃。处方：

党参 15 g，桔梗 6 g，紫苏子 9 g，制半夏 12 g，白芥子 9 g，苍耳草 15 g，炙细辛 3 g，淡干姜 6 g，杏仁 9 g，旋覆梗 15 g，茯苓 12 g，炙甘草 6 g，天浆壳 12 g，射干 12 g，焦六曲 12 g，姜竹茹 9 g。

7 剂。

案 3 女，33 岁。咳嗽。

初诊（1987 年 11 月 26 日） 咳嗽、汗多，尿少，纳谷减少，口干欲饮水。属咳嗽，气阴不足。治拟养阴敛汗，补气健脾。舌质淡，裂纹，脉细。处方：

西洋参 3 g（另煎），制黄精 12 g，川椒目 24 g，川石斛 12 g，白鲜皮 24 g，炒枳壳 12 g，桂枝 6 g，大腹皮 15 g，杏仁 9 g，桃仁 9 g，茯苓 12 g，车前子 30 g，砂仁 3 g（后下），麦芽 15 g，谷芽 15 g，炙鸡内金 12 g，麻黄根 12 g，泽泻 12 g，沉香曲 12 g。

14 剂。

二诊（1989 年 3 月 30 日）　肤痒，汗少，咳嗽、痰多、气急，纳差。舌红裂纹，苔薄。脉细。守前法续进，加强健脾化痰。处方：

西洋参 3 g（另煎），赤芍 12 g，白芍 12 g，白鲜皮 30 g，紫苏子 9 g，紫苏梗 9 g，大腹皮 12 g，杏仁 9 g，桃仁 9 g，制半夏 9 g，炙鸡内金 12 g，川石斛 12 g，枳壳 9 g，前胡 9 g，焦山楂 12 g，云茯苓 12 g，怀牛膝 9 g，生薏苡仁 15 g，熟薏苡仁 15 g，焦神曲 12 g。

14 剂。

案 4　女，54 岁。咳嗽。

初诊（2006 年 5 月 6 日）　2005 年 11 月起咳吐白沫痰，伴有喉头水鸣声，端坐呼吸，经中西医治疗，至今年 4 月好转，但咳嗽不断。早晨与夜间都有几声咳嗽，直到现在。口干欲饮，胃纳少，二便调，睡眠佳。近吃秘方，糖烧萝卜，生梨烧冰糖稍好。面色一般，两颧微红。舌苔薄白，质紫暗，脉沉细。属咳嗽，气阴不足兼有血瘀，肺失宣肃。治拟益气养阴活血，宣肺止咳。处方：

黄芪 9 g，桑白皮 9 g，太子参 12 g，紫丹参 12 g，炙百部 9 g，京玄参 9 g，杏仁 6 g，炒白术 9 g，荆芥、防风各 4.5 g，天冬、麦冬各 9 g，炙款冬 9 g，茯苓 9 g，生甘草 4.5 g，黄芩 9 g，炙远志 6 g，怀山药 9 g，大枣 5 枚。

7 剂。

二诊　药后情况好转，停药后，口干明显，夜醒后更甚，二便调，睡眠佳，纳可，面色尚可，颧红，口干舌燥，上下楼稍有气急，容易怒。舌苔薄白，舌尖红，脉沉细。属气阴不足，尤其是阴液不足后，心肝之阳易动，动则易发怒。治拟益气养阴，凉血清肝。处方：

黄芪 9 g，桑白皮 9 g，太子参 12 g，紫丹参 9 g，炙百部 9 g，玄参 9 g，杏仁 6 g，茯苓 9 g，荆芥、防风各 4.5 g，生地 9 g，天冬、麦冬各 9 g，炙款冬 9 g，苍术 6 g，生甘草 4.5 g，黄芩 9 g，炙远志 6 g，怀山药 9 g，大枣 5 枚。

7 剂。

案 5　男，54 岁。慢性阻塞性肺疾病。

初诊（2007 年 1 月 6 日）　咳嗽 2 年余。刻下胸闷为主。走路稍气急。偶咳痰色白、量少，纳可、便畅。胸透示：慢性支气管炎，肺气肿。舌苔薄白质暗，脉细。属肺脾气虚夹瘀。治拟理气健脾，补肺活血。处方：

生黄芪 15 g，党参 15 g，旋覆梗 15 g，炒枳壳 12 g，制半夏 12 g，生白术 15 g，炙升麻 9 g，柴胡 9 g，丹参 15 g，代赭石 30 g，制香附 12 g，炙甘草 6 g，当归 12 g，陈皮 9 g，沉香曲 12 g。

7 剂。

二诊 药后尚无不适，唯胸闷、气短如故。苔薄舌淡，脉细涩。仍属肺脾两虚，兼气滞血瘀。治拟行活血化瘀，益气健脾。处方：

炙黄芪 15 g，党参 15 g，白术 15 g，炙升麻 9 g，柴胡 9 g，当归 12 g，炙麻黄 9 g，赤芍 15 g，桔梗 9 g，炒枳壳 12 g，白芥子 12 g，制半夏 12 g，丹参 15 g，川芎 9 g，桃仁、杏仁各 6 g，炙甘草 6 g，杜红花 6 g。

7 剂。

三诊 药后气急，胸闷，气喘显减。唯大便稍稀。有时腹微痛，痰少，胃口一般。舌淡苔薄，脉细涩。守前法续进，佐以消食化积。处方：

炙黄芪 15 g，党参 15 g，白术 15 g，炙升麻 9 g，柴胡 9 g，当归 12 g，炙麻黄 9 g，赤芍 15 g，桔梗 9 g，刘寄奴 20 g，白芥子 12 g，制半夏 12 g，丹参 15 g，川芎 9 g，桃仁 6 g，炙甘草 6 g，杜红花 6 g，焦山楂、焦六曲各 12 g。

7 剂。

案 6 男，54 岁。咳喘病。

初诊（1985 年 9 月 12 日） 1979 年 4 月发荨麻疹，曾用激素而退，后感冒咳嗽，气冲咳甚，咳吐白沫痰。同年 10 月出现气喘，颇剧，住院治疗。但回家不过 5 日左右又发，在 1982 年前，住院 6 次。1982 年后气喘发作频繁，但住院次数减少。在 1985 年 2 月左右大发作一次，于急诊（用地塞米松、庆大霉素、氨茶碱）治疗。即使服药，每日晨起气喘发作，咳吐大量白沫痰，两肺呼吸音较粗，声低，对灰尘、煤炉灰过敏，发病前 3～4 年有过敏性鼻炎史。有时血压偏高，最高 130/100 mmHg。舌淡苔白腻，脉细。属喘证，脾肾不足，痰浊壅盛。治拟温肾健脾，降气化痰。处方：

制熟地 12 g，炙麻黄 3 g，旋覆梗 12 g，补骨脂 12 g，紫苏子 9 g，怀山药 12 g，淫羊藿 12 g，全狗脊 12 g，白茯苓 12 g，白芥子 9 g，川断肉 12 g，代赭石 15 g，党参 12 g，制半夏 9 g，炙甘草 4.5 g。

7 剂。

二诊 1 个月后复诊。上次服药后自觉症状好转，故来复诊。曾去外院行小针疗法治疗，症状反而加重。痰多色白，咳嗽，咳甚则气急，口不干。舌淡苔薄白腻，脉细。仍属脾肾不足。治拟温阳健脾化痰。处方：

制熟地12g，旋覆梗12g，天浆壳9g，制南星9g，补骨脂12g，淫羊藿12g，川断肉12g，白芥子12g，紫苏子9g，党参12g，紫石英15g，炙麻黄3g，淡干姜4.5g，细辛3g，炙甘草6g，丝瓜络9g。

7剂。

三诊 药后咳减痰少，纳谷增加，大便次数增多，腹胀，口不干。舌淡苔薄，脉细。守前法续进，佐以行气宽中。处方：

党参12g，白茯苓12g，制熟地12g，当归9g，大腹皮12g，炙麻黄6g，细辛3g，淡干姜6g，补骨脂12g，川朴花4.5g，炙甘草6g，制半夏9g，五味子3g，天浆壳9g，沉香曲9g。

14剂。

四诊 咳嗽，多痰，有好转，但有时嚏反复，气急已平，夜寐梦多，因气压较低时感胸闷。舌淡苔薄，脉细。仍守前法续进，佐以通窍安神。处方：

制熟地12g，旋覆梗12g，代赭石18g，炙麻黄3g，苍耳子9g，补骨脂12g，川断肉12g，制半夏9g，煅龙骨、煅牡蛎各18g，淫羊藿12g，怀山药12g，紫苏子、紫苏梗各9g，白芥子12g，首乌藤30g。

7剂。

五诊 近四五日时咳嗽气急，痰白质黏量多，夜尿多，时有手抖。舌苔薄白，脉细。属脾虚痰饮。治拟温化。处方：

款冬花12g，麻黄根12g，紫苏子9g，紫菀12g，川百部12g，白芥子12g，制半夏9g，炙细辛3g，干姜6g，白茯苓9g，黄芩12g，海蛤壳15g，炙甘草3g。

7剂。

案7 女，55岁。慢性支气管炎。

初诊（1991年8月2日） 总觉喉闷不适，痰稠，舌苔薄白，脉濡细，寐好，胸闷，偶咳，痰少（外院检查诊为慢性支气管肺炎、肺气肿），胃纳极差，舌红苔薄，脉细。属肺阴不足。治拟清肺养阴。处方：

南沙参、北沙参各9g，麦冬12g，川石斛15g，炒枳壳12g，桔梗6g，白蒺藜9g，制香附12g，川百合15g，白薇12g，桑叶9g。

14剂。

二诊 慢性咳嗽多年，天气冷咳嗽，有偶发期前收缩史，徐汇区中心医院Holter检查偶发期前收缩，心悸亦咳。近周来大便偶见血、不多，胸闷，偶咳，痰少，胃纳仍差，舌红苔薄，脉细。仍属肺阴不足，兼有阴虚血热。治拟养阴，清热，凉血。处方：

南沙参、北沙参各9g，麦冬12g，川石斛15g，炒枳壳12g，桔梗6g，白蒺藜9g，制香附12g，川百合15g，白薇12g，桑叶9g，牡丹皮9g，焦楂、焦曲各12g。

14剂。

三诊 胃纳稍可，就寝有欲咳，或有痰小块，有时色黄，唯神疲乏力，咽痒潮红。舌质偏红苔薄，脉濡细。仍属肺阴不足，兼有内热。治拟养阴清肺，化痰利咽。处方：

南沙参、北沙参各6g，川石斛15g，桔梗6g，川百合15g，牛蒡子9g，麻黄根9g，麦冬12g，桂金灯12g，白薇9g，炒枳壳12g，炙甘草6g，金雀根20g，木蝴蝶3g，炙鸡内金15g，连心翘9g。

14剂。

四诊 咳稀，有时似有小痰块色黄，咽痒减，有时期前收缩，与咳嗽并存。舌质偏红苔薄，脉濡细。守法续进，佐以祛痰养心。处方：

南沙参、北沙参各9g，川百合15g，射干9g，麦冬12g，川石斛12g，元参9g，白薇9g，牛蒡子9g，桂金灯12g，炙鸡内金15g，木蝴蝶3g，炙甘草9g，桔梗6g，朱远志6g。

7剂。

五诊 药后自觉显效，有时痰黄，胃纳尚可，脚酸腿重，舌红苔薄，脉濡细滑。仍守前法续进，佐以补气通络。处方：

南沙参、北沙参各9g，川石斛12g，麦冬12g，朱远志6g，川百合15g，五味子6g，射干6g，牛蒡子9g，赤芍9g，炙甘草9g，桔梗6g，金雀根30g，玄参9g，蝉蜕3g，炙鸡内金15g。

7剂。

六诊 一般情况可自觉症状显效，胃纳欠旺。舌质偏红苔薄，脉濡细。仍守前法续进，佐以开胃健脾。处方：

南沙参、北沙参各9g，川石斛15g，麦冬12g，川百合15g，射干6g，赤芍9g，炙甘草9g，桔梗6g，金雀根30g，蝉蜕3g，朱远志6g，炙鸡内金12g，牛蒡子9g，焦六曲12g。

7剂。

案8 女，64岁。咳嗽。

初诊（1985年10月17日） 1985年初经常咳嗽，3日前由港来沪，劳累后咳嗽频繁，咳吐白色黏痰而后喘，昨起头面皮肤发现荨麻疹瘙痒，胃纳一向不好，寐短心悸，舌淡苔薄腻、黑灰（由含甘草片而致）。脉细滑数。属咳嗽，风热夹湿侵犯肌表，肺失宣肃。治拟疏风清热，宣肺化痰。处方：

荆芥穗6g，牛蒡子9g，浙贝母9g，前胡9g，桔梗6g，防风6g，杏仁9g，忍冬藤12g，制半夏9g，生甘草4.5g，牡丹皮9g，野菊花9g，地肤子15g，白茯苓12g，蒲公英15g，焦六曲9g。

7剂。

二诊 咳嗽痰少、色黄欠畅，头痛，咽痛，低热37.5℃（腋下），纳谷不香，咽稍充血，两肺呼吸音尚清晰。舌淡苔薄白腻，脉浮数。属风热上扰。治拟疏风清热，养阴利咽解毒。处方：

南沙参12g，牛蒡子9g，射干6g，马勃3g，麦冬9g，桔梗3g，木蝴蝶3g，生甘草4.5g，焦谷芽、焦麦芽各15g，川朴花3g，制半夏9g，浙贝母9g，蒲公英18g，采芸曲9g，西青果9g。

7剂。

三诊 咽痒痛，痰稠。舌淡苔薄白腻，脉数。仍属风热上扰，余毒未清。治拟疏风清热，解毒利咽。处方：

忍冬藤12g，连翘9g，牛蒡子9g，杏仁9g，茯苓12g，前胡9g，制半夏9g，紫苏子9g，黄芩9g，蒲公英18g，桔梗6g，生甘草6g，荆芥3g，焦六曲9g。

5剂。

四诊 咳痰较畅，咽痛（日前服六神丸认为有效），纳谷欠馨。舌淡苔薄腻，脉数。守法续进，佐以健脾开胃。处方：

紫苏子、紫苏梗各9g，杏仁9g，牛蒡子9g，前胡9g，蝉蜕3g，采芸曲9g，浙贝母9g，桔梗6g，瓜蒌仁12g，黄芩9g，生甘草6g，焦谷芽、焦麦芽各15g，山海螺9g。

7剂。

案9 女，65岁。咳嗽。

初诊（1991年8月8日） 原有慢性咳嗽史，近日遇凉则发，近日气温下降，咳嗽咳痰尚爽，痰白而黏，胸闷气憋，头晕，疲乏，面色苍白，目糊，口干欲饮，往年天冷则卧床不起，无高血压史。舌边偏红苔薄而斑驳，脉沉细而滑。属咳嗽，肺脾两虚。治拟补脾益气，宣肺化痰。处方：

炙黄芪 9g，党参 15g，生白术 15g，枳壳 12g，当归 9g，升麻 6g，柴胡 9g，黄芩 15g，炙麻黄 3g，甜葶苈 15g，鱼腥草 15g，炙甘草 6g，大枣 5 枚。

10 剂。

二诊 上周因感冒 2 日未来，近咳嗽喉间有痰，胸闷腹胀有时嗳气，咽干，大便偶干燥，日一行，头晕疲乏，舌红苔薄，脉沉细。仍按前法标本兼治。处方：

原方 10 剂。

三诊 面垢，脉搏稍有神，腹胀稍减，精神稍振，头晕，气急，咳嗽晨作，夜寐不发。口干苦，舌淡苔厚腻，脉沉细。仍按原法佐以和胃理气之品。处方：

炙黄芪 12g，党参 12g，生白术 15g，旋覆梗 12g，柴胡 6g，佩兰 9g，大腹皮 12g，制半夏 9g，川连 3g，炙甘草 6g，朱茯苓 12g，当归 9g，紫菀 12g，炙甘草 3g。

7 剂。

四诊（1991 年 9 月 5 日） 腹胀，稍遇风则咳，但不恶寒，夜寐短，精神稍振，咽痒，舌有灼热感，进食较以往爽利，食欲较以前旺些。舌淡苔腻已化，脉较有力。仍按法佐以利咽、和胃理气之品。处方：

炙黄芪 15g，党参 15g，白术 15g，射干 9g，桔梗 6g，防风 6g，花槟榔 12g，升麻 6g，当归 12g，柴胡 6g，款冬花 12g，葛根 15g，焦山楂、焦六曲各 12g，炙甘草 6g。

5 剂。

五诊 一般情况尚可，觉口舌燥热，大便日行，腰酸。舌淡苔薄，脉细。属脾胃虚弱。治拟健脾和胃。处方：

煅海螵蛸 9g，炙黄芪 15g，白术 15g，党参 15g，防风 9g，柴胡 12g，升麻 6g，八月札 12g，紫苏梗 12g，当归 12g，枳壳 12g，桔梗 6g，葛根 12g，生甘草 6g，赤芍 12g，大腹皮 9g，紫菀 12g，沉香曲 12g。

14 剂。

六诊 上周曾感冒 3 日，发寒热无涕嚏，停药 1 周，目前疲乏，头晕，药后睡眠可，但 4 时即醒，平时怕冷，黏痰少，腰酸，少腹胀，咳嗽痰白黏。舌质淡红苔薄，脉细。仍属脾胃虚弱，邪气未清。治拟健脾益气，养心安神，通阳散邪。处方：

炙黄芪 15 g，川桂枝 6 g，党参 15 g，当归 9 g，柴胡 6 g，升麻 6 g，制香附 12 g，枳壳 12 g，炒白芍 12 g，生白术 12 g，朱茯神 12 g，杜仲 12 g，熟酸枣仁 15 g，白薇 12 g，炙甘草 6 g，首乌藤 30 g。

3 剂。

七诊　服 9 月 5 日药后觉适，但服前方（如桂枝、杜仲）觉腹胀，嗳噫不畅，目糊。舌质淡红苔薄，脉细。仍属脾胃虚弱，运化功能不佳。治拟和胃降逆，宽中理气，健脾之运化功能。处方：

炙黄芪 15 g，生白术 12 g，党参 15 g，射干 9 g，桔梗 6 g，槟榔 12 g，旋覆梗 12 g，炙升麻 6 g，柴胡 6 g，当归 9 g，葛根 15 g，焦山楂、焦六曲各 12 g，炙甘草 6 g，紫菀 12 g，朱茯苓 12 g。

10 剂。

八诊　近稍咳嗽，咽痒疲乏，痰较多，舌质淡红苔薄，脉细。属脾虚痰盛。治拟健脾化痰，宣肺止咳。处方：

炙黄芪 15 g，当归 12 g，射干 9 g，旋覆梗 15 g，紫苏子 9 g，前胡 12 g，炙甘草 6 g，槟榔 12 g，川石斛 12 g，款冬花 12 g，升麻 6 g，生白术 12 g，柴胡 9 g，枳壳 12 g，葛根 20 g。

7 剂。

九诊　晨起稍咳，咯痰不爽，有时腹胀肠鸣，上攻两胁，头胀。舌质淡红苔薄，脉细。仍属脾胃虚弱，治拟加强理气宽中，和胃健脾。处方：

炙黄芪 15 g，党参 15 g，生白术 15 g，川百部 12 g，射干 9 g，桔梗 6 g，制香附 12 g，婆罗子 12 g，柴胡 9 g，升麻 6 g，炙甘草 3 g，枳壳 12 g，当归 9 g，葛根 20 g，槟榔 9 g，焦楂、焦曲各 12 g。

7 剂。

十诊　晨起咳轻，咳痰欠畅，多讲话则头晕，喜太息，怕冷，口干咽喉燥，喜饮茶。舌质淡红苔薄，脉濡。属气阴两虚，升降失司。治拟益气养阴，调畅气机。处方：

炙黄芪 15 g，南沙参、北沙参各 9 g，白术 15 g，桂枝 3 g，大白芍 12 g，炒枳壳 12 g，柴胡 9 g，川续断 12 g，槟榔 12 g，升麻 6 g，桔梗 6 g，前胡

12 g，炙甘草 3 g，旋覆梗 15 g，川石斛 12 g，佛手柑 9 g。

7 剂。

十一诊 停药 1 周，近咳嗽阵作，咽痒，晨起痰多，近胃纳减，舌质偏红苔薄腻，脉细。仍属脾胃虚弱，痰湿较盛。治拟健脾理气，宣肺化痰。处方：

炙黄芪 15 g，白术 15 g，太子参 15 g，升麻 6 g，枳壳 12 g，当归 9 g，射干 9 g，大腹皮 12 g，柴胡 9 g，炙甘草 6 g，桔梗 9 g，紫菀 12 g，前胡 12 g，槟榔 12 g，车前子 12 g，猪苓、茯苓各 12 g，焦山楂、焦六曲各 12 g。

7 剂。

十二诊 出汗减少，咳嗽气急痰白，下午后咳嗽转剧，口干欲饮水，咽痒，舌质偏红苔薄腻，脉濡。属肺失宣肃。治拟宣肺降气，润肺止咳。处方：

黄芪 15 g，款冬花 12 g，紫菀 12 g，炙麻黄 9 g，射干 9 g，杏仁 9 g，川百部 15 g，旋覆梗 15 g，桔梗 6 g，炙甘草 9 g，焦六曲 12 g，薄菜 30 g，首乌藤 30 g。

7 剂。

十三诊 有时出汗，咽痒，咳呛有痰难咯，心荡，头晕，胃口尚可，大便日行，口干且腻。舌淡苔薄白腻，脉弦滑。仍属脾虚湿重，肺气不宣。治拟健脾化湿，宣肺止咳。处方：

黄芪 15 g，川百部 15 g，杏仁 9 g，紫苏子 9 g，款冬花 12 g，桔梗 9 g，射干 12 g，生甘草 6 g，槟榔 12 g，麦冬 12 g，刺半夏 12 g，佩兰 9 g，旋覆梗 12 g，木蝴蝶 3 g，薄菜 30 g。

7 剂。

十四诊 疲乏神倦，但胃口尚可，心荡、腹胀稍振，咳嗽日数作，两手觉无所措置，口干欲饮水，口腔溃疡频发。舌淡苔薄，脉微细不任按。仍属脾胃虚弱，百病由生。治拟健脾和胃，清心安神。处方：

煅龙骨、煅牡蛎各 20 g，紫苏梗 12 g，款冬花 12 g，紫菀 12 g，葛根 15 g，升麻 6 g，炙黄芪 15 g，柴胡 9 g，白术 12 g，党参 15 g，青皮、陈皮各 6 g，大腹皮 9 g，炙甘草 6 g，当归 9 g，佩兰 12 g，白薇 9 g。

7 剂。

十五诊 精神好转，咳嗽、有痰、难咯出，咽痒。舌淡苔薄，脉濡。仍按前法标本并治，佐以行气化痰之品。处方：

煅龙骨、煅牡蛎各 30 g，紫苏梗 12 g，白术 12 g，炙黄芪 15 g，葛根

15 g，山海螺 15 g，党参 15 g，柴胡 9 g，当归 9 g，升麻 9 g，青皮、陈皮各 9 g，大腹皮 9 g，炙甘草 6 g，桔梗 9 g，焦楂、焦曲各 12 g。

7 剂。

十六诊　咳嗽，口干较减，舌毛糙，疲乏，失眠较剧，舌淡苔薄，脉濡。仍属脾胃虚弱，心失所养。治拟行气健脾，养心安神。处方：

珍珠母 30 g，佩兰 9 g，山海螺 20 g，紫苏梗 12 g，葛根 15 g，枳壳 12 g，川连 3 g，桔梗 6 g，朱茯神 12 g，青皮、陈皮各 9 g，大腹皮 12 g，熟酸枣仁 20 g，炙甘草 6 g，首乌藤 30 g。

7 剂。

十七诊　据述服上方自觉胃腹胀，咳嗽，大便不爽，口腔溃疡，舌淡苔薄白腻，脉细。属虚实夹杂，治拟攻补兼施。处方：

煅龙骨、煅牡蛎各 30 g，白术 15 g，桔梗 9 g，炙黄芪 15 g，升麻 9 g，射干 12 g，党参 15 g，柴胡 12 g，生甘草 6 g，郁李仁 12 g，枳壳 12 g，槟榔 12 g，朱茯神 12 g，沉香曲 12 g。

7 剂。

十八诊　咳控，腹胀减，口腻，晨起吐黄痰，舌淡苔薄白腻，脉濡细。续按前法，攻补兼施，佐以宣肺化痰之品。处方：

煅龙骨、煅牡蛎各 30 g，桔梗 9 g，射干 12 g，枳壳 12 g，炙黄芪 20 g，制南星 12 g，川芎 3 g，党参 15 g，升麻 9 g，柴胡 12 g，郁李仁 12 g，白术 15 g，防风 6 g，生甘草、炙甘草各 3 g，沉香曲 12 g。

7 剂。

十九诊　精神尚可，面色萎黄，胃脘作胀，咳痰不多，口腻，大便已畅，口干欲饮。舌苔薄白，脉濡。仍属脾胃虚弱。治拟健脾和胃，行气除满。处方：

煅龙骨、煅牡蛎各 30 g，升麻 9 g，制香附 12 g，炙黄芪 15 g，柴胡 12 g，八月札 12 g，白术 15 g，丹参 15 g，防风 9 g，枳壳 12 g，制胆南星 12 g，当归 9 g，生甘草、炙甘草各 3 g，射干 12 g，桔梗 6 g，首乌藤 30 g。

7 剂。

二十诊　近咽痒，呛咳时作，精神尚可，胸闷、食入则安，胃脘胀减，口干减，舌苔薄白质淡，脉濡。仍属脾胃虚弱。按前法，标本并治。处方：

煅龙骨、煅牡蛎各 30 g，炙黄芪 15 g，白术 15 g，党参 15 g，升麻 6 g，柴胡 12 g，防风 9 g，桔梗 9 g，射干 12 g，槟榔 12 g，旋覆梗 12 g，玉蝴蝶 3 g，紫苏梗 12 g，青皮、陈皮各 6 g，炙甘草 6 g，朱茯神 12 g，沉香曲 12 g。

7 剂。

案 10　男，66 岁。咳嗽。

初诊（1991 年 8 月 22 日）　咳嗽，干咳，多痰白黏稠不易咳出，口不甚干，头晕，四肢气力神色疲，面色黧黑，气急动甚，大便不爽，两下肢轻度水肿。舌苔薄白腻质淡，脉弦滑。属咳嗽，脾虚痰盛，肺失宣肃。治拟清肺化痰，理气健脾。处方：

旋覆梗 15 g，紫苏子 9 g，甜葶苈 20 g，丹参 15 g，炙麻黄 9 g，白芥子 12 g，桃仁、杏仁各 6 g，黄芩 15 g，鱼腥草 30 g，炙黄芪 15 g，制胆南星 12 g，大枣 5 枚。

5 剂。

二诊　药后咳痰较畅，大便干，腹内灼热阵作，舌淡苔薄白腻，脉弦滑。守法续进，佐以下气通腑。处方：

原方加川朴 9 g。7 剂。

三诊　咳嗽痰不多，气急减轻明显，两下肢水肿退，舌苔薄白腻质淡，脉濡。属痰湿稍化，脾阳不足。治拟温阳健脾，下气通腑。处方：

炙黄芪 15 g，丹参 15 g，术防己 12 g，川椒 6 g，甜葶苈 20 g，制川大黄 3 g，炙麻黄 12 g，桃仁、杏仁各 6 g，黄芩 15 g，炙细辛 3 g，干姜 6 g，败酱草 30 g，旋覆梗 15 g，川厚朴 9 g，炙甘草 6 g。

7 剂。

四诊　两腿水肿尽退，气急显减，晨起口苦，咳痰较畅，痰少，舌淡苔白腻，脉濡。症情好转，守法续进。处方：

炙黄芪 15 g，丹参 15 g，术防己 12 g，川椒 6 g，制川大黄 6 g，炙甘草 9 g，桃仁 9 g，甜葶苈 20 g，干姜 6 g，炙细辛 3 g，川连 3 g，炙麻黄 12 g，黄芩 15 g。

7 剂。

五诊　要求多配药去乡下，目前两脚肿大，咳痰费力。脉细，舌淡苔白腻。仍属脾阳不足，痰湿为患。治拟温通并用。处方：

炙黄芪 15 g，丹参 15 g，炙麻黄 9 g，炙细辛 3 g，干姜 6 g，制川大黄 6 g，熟附片 12 g，甜葶苈 20 g，旋覆梗 15 g，术防己 12 g，桃仁、杏仁各

9 g，黄芩 15 g，川椒目 6 g，炙甘草 6 g，车前子 12 g，川牛膝 12 g。

21 剂。

案 11 女，68 岁。咳喘病。

初诊（1991 年 8 月 26 日） 咽痒剧咳，咳即胸闷、气憋，呼吸困难，胃脘不适，纳差，有痰咳不出，大便秘结，右肺切除术后 4 年，彻夜失眠，无高血压史。舌淡苔白腻，脉濡滑。属肺气不宣，腑气不通。治拟宣肺化痰、益气健脾，润肠通便。处方：

炙黄芪 12 g，党参 9 g，枳实 12 g，白芥子 12 g，瓜蒌仁 12 g，升麻 6 g，柴胡 6 g，川连 6 g，当归 9 g，炙麻黄 3 g，桃仁 6 g，杏仁 6 g，紫苏子 9 g，炙甘草 3 g，桔梗 6 g，竹茹 6 g。

7 剂。

二诊 药后痰稍黄，但咳仍不畅，咽痒，胃脘不适，晨起汗多。舌苔薄白腻质淡，脉濡滑。属痰湿蕴肺，脾胃不调。治拟清肺化痰，调和脾胃。处方：

炙黄芪 12 g，南沙参 9 g，北沙参 9 g，麦冬 12 g，柴胡 6 g，炒枳实 18 g，川连 6 g，川百部 15 g，射干 9 g，桔梗 6 g，炙甘草 12 g，白前 12 g，白花蛇舌草 30 g，当归 9 g，瓜蒌仁 15 g，开金锁 30 g，景天三七 30 g，炙升麻 6 g。

7 剂。

案 12 男，70 岁。咳嗽。

初诊（1986 年 6 月 5 日） 慢性咳嗽、支气管扩张史 10 年，近半年反复有痰血，气急，胃纳差，眠差，大便极其干燥，经常服大黄素、用开塞露，夜尿较频，就寝后咽喉黏腻觉干。舌淡苔白厚腻，脉浮。属内伤咳嗽之痰湿蕴肺。治拟健脾化湿，清肺化痰。处方：

旋覆花 9 g（包煎），茜草根 12 g，制胆南星 9 g，侧柏叶 15 g，杏仁 9 g，瓜蒌仁 12 g，丝瓜络 6 g，桔梗 6 g，紫苏子 9 g，熟附片 9 g，黄芩 9 g，鱼腥草 30 g，生甘草 6 g，炙黄芪 12 g，生薏苡仁、熟薏苡仁各 30 g。

7 剂。

二诊 痰血均少，夜尿减至两次，口中黏腻，饮水不多，气急，肢软乏力，舌苔白腻，脉细。仍属痰湿蕴肺，治拟肺、脾、肾三脏并调。处方：

生黄芪 15 g，黛蛤散 30 g（包煎），瓜蒌仁 12 g，煅龙骨、煅牡蛎各 30 g，茜草根 15 g，鱼腥草 30 g，熟附片 12 g，竹茹 9 g，瞿麦 30 g，桔梗 6 g，车前子 15 g，生甘草 6 g，佩兰根 9 g，芦根 30 g。

7剂。

三诊　痰血已不相混，痰血均少，痰黏腻滞喉，胃纳仍较差，纳食不馨，午后低热，夜尿2～3次。舌淡苔白厚腻，脉右弦滑、左滑。属痰湿蕴肺，脾肾不足。治拟温阳健脾，清肺化痰。处方：

生黄芪15g，黛蛤散30g（包煎），瓜蒌仁12g（打），鱼腥草30g，熟附片12g，生薏苡仁15g，石菖蒲12g，杏仁9g，白豆蔻3g，佩兰梗12g，竹茹9g，芦根30g，射干9g，炙甘草3g。

7剂。

四诊　偶有咳痰，伴痰血，胃纳稍开，精神较振，饮水后尿频繁，舌淡苔白腻较化，脉滑。守前法续进，佐以凉血止血、补肾固涩之药。处方：

生黄芪15g，黛蛤散30g（包煎），瓜蒌仁12g（打），桔梗6g，鱼腥草30g，怀山药12g，熟附片12g，熟薏苡仁9g，生甘草3g，甜杏仁9g，白豆蔻3g，白茅根30g，芡实12g，佩兰梗12g。

14剂。

五诊　偶有咳痰，间或痰中带血，胃纳佳，舌淡苔薄白腻，脉弦滑。还属脾虚湿盛。治拟健脾化湿，清肺化痰。处方：

生黄芪15g，黛蛤散30g（包煎），桔梗6g，熟附片12g，鱼腥草30g，生薏苡仁30g，甜杏仁9g，冬瓜仁30g，山海螺15g，白豆蔻3g（后下），生甘草3g，黄芩9g，竹茹9g，芦根30g，紫苏子9g。

7剂。

六诊　情况稳定，痰少，偶见血丝，纳食颇佳，尿频多，舌淡苔腻渐化，脉左弦滑、右细。患者痰湿渐化，故可养阴润肺，佐以健脾化痰。处方：

生黄芪12g，麦冬12g，南沙参、北沙参各9g，熟附片12g，北五味3g，甜杏仁9g，黄芩9g，牡丹皮9g，川百合12g，大生地12g，生甘草45g，怀山药18g，丝瓜络6g，海蛤壳18g，竹茹9g。

7剂。

七诊　一般情况尚稳定，素来睡眠欠佳，纳佳，舌淡苔薄白腻，脉左弦滑、右细。守前法续进。处方：

生黄芪15g，麦冬12g，黄芩9g，熟附片6g，南沙参、北沙参各9g，川百合12g，甜杏仁9g，大生地12g，柏子仁12g，远志6g，炙甘草4.5g，茜草根12g，肥玉竹12g，竹茹9g，桔梗6g。

7 剂。

八诊（1987 年 7 月 16 日） 1 年来情况较佳，近来咳嗽痰多气喘，纳差，舌淡苔薄腻，脉弦。仍痰湿蕴肺。治拟健脾化湿，清肺化痰。处方：

生黄芪 15 g，黛蛤散 30 g（包煎），太子参 15 g，熟附片 12 g，白豆蔻 3 g，杏仁 9 g，制南星 12 g，炙甘草 3 g，生薏苡仁、熟薏苡仁各 15 g，鱼腥草 30 g，葶苈 30 g，覆盆子 12 g，焦六曲 12 g。

7 剂。

九诊 药后咳除、痰少，唯动则气急，胃纳仍欠佳，寐艰，舌淡苔薄白腻，脉弦滑。仍属痰湿中阻。治拟健脾和胃，兼顾上下。处方：

太子参 15 g，制半夏 9 g，白茯苓 12 g，怀山药 12 g，益智仁 12 g，陈皮 6 g，生黄芪 15 g，枳壳 9 g，竹茹 9 g，川连 15 g，葶苈 30 g，炙甘草 3 g，焦谷芽、焦麦芽各 15 g。

7 剂。

十诊 咳除、痰偶有，但黏，唯胃纳差，纳谷不馨，气急乏力，大便日行，干燥不热，舌淡，苔白腻，脉弦滑。仍守前法续进，健脾和胃，兼顾上下。处方：

太子参 15 g，制半夏 9 g，陈皮 9 g，川连 3 g，枳壳 9 g，竹茹 9 g，郁李仁 12 g，肉苁蓉 12 g，炙甘草 3 g，白茯苓 12 g，焦山楂、焦六曲各 12 g，佩兰 9 g。

7 剂。

十一诊 咳痰少，胃纳似不开，食欲几无，大便干呈柱状，口干不甚，欲饮，嗜寐，倦怠。舌淡苔白腻，脉弦滑。属脾虚湿盛。治拟温阳健脾，化湿和中。处方：

生黄芪 15 g，紫菀 15 g，白豆蔻 3 g，熟附片 12 g，杏仁 9 g（打），瓜蒌仁 12 g（打），生薏苡仁、熟薏苡仁各 15 g，佩兰梗 9 g，怀山药 12 g，蒲公英 30 g，芦苇根 30 g。

7 剂。

十二诊（1987 年 11 月 18 日） 3 个月后复诊，大便干燥，肛裂出血，舌红少津苔白腻，脉弦细、散。属肺燥津伤。治拟养阴清肺，健脾化湿。处方：

南沙参、北沙参各 9 g，麦冬 9 g，桔梗 6 g，桑白皮 12 g，杏仁 9 g，白参 9 g，大生地 12 g，川石斛 12 g，生薏苡仁、熟薏苡仁各 15 g，生黄芪 12 g，茯苓9g，鱼腥草30g，芦根、白茅根各18g，六一散30g（包煎）。

7剂。

十三诊 4周后，气急、心悸，大便干、血丝减少，尿黄，纳稍开，舌暗红苔白，脉细。仍属阴虚内热。治拟养阴清肺，润肠通便。处方：

炙黄芪12g，大生地12g，玄参12g，熟附片9g，六一散30g（包煎），郁李仁12g，麦冬12g，五味子6g，北沙参12g，软白薇12g，杏仁9g，黛蛤散30g（包煎），蚤休18g，苇茎30g。

7剂。

十四诊 3日来低热，37.6～37.7℃，气急，自觉喉以下有痰，舌质红苔白花剥，溲黄，脉细。属痰热蕴肺。治拟清热解毒，宣肺化痰。处方：

桑白皮12g，杏仁9g，忍冬藤18g，蚤休15g，六一散30g（包煎），生薏苡仁30g，南沙参、北沙参各12g，麦冬12g，蒲公英18g，连翘9g，炙麻黄6g，生石膏30g，白豆蔻3g（后下），苇茎30g。

7剂。

十五诊 热度起伏，气急胸闷，多痰，尿黄，舌淡苔厚白腻，脉细。属痰热夹湿。治拟健脾化湿，清化痰热。处方：

炙黄芪12g，连翘9g，川朴6g，太子参12g，六一散30g（包煎），败酱草30g，鱼腥草30g，茯苓12g，制半夏12g，藿香9g，芦苇根30g。

7剂。

十六诊（1988年6月30日） 近月余，痰多、欲咳不畅，气急，痰血相混，每日低热，大便不畅，小便频急，纳差。舌苔薄质淡红，脉弦滑、散。属痰热蕴肺。治拟清肺化痰，泻热通便。处方：

桑叶12g，杏仁9g，木贼草9g，瓜蒌仁12g，黄芩12g，鹿衔草30g，生地榆12g，川贝母12g，黄柏9g，知母9g，肉桂3g，碧玉散30g，砂仁3g（后下），焦六曲12g，桔梗6g，茜草根12g，海蛤壳30g，苇茎30g。

7剂。

十七诊 大便较多，但不爽，痰减，痰血未除，气急、疲乏，胃纳一般，舌淡苔薄，脉弦滑。仍属痰热蕴肺。治拟行气通便，清热化痰。处方：

旋覆梗15g，黄芩12g，茜草根12g，胡颓子18g，鹿衔草30g，知母9g，川连3g，制川大黄6g，山海螺18g，瓜蒌仁12g，枳实9g，白前12g，杏仁9g，楮实子12g，碧玉散30g（包煎），焦六曲12g。

7剂。

十八诊　大便已通，但仍费力，痰少，血量变少，气急，尿频且急，舌淡苔薄白，脉弦滑。属虚实夹杂，二便失调。治拟养阴通便，清热利尿。处方：

南沙参12 g，黄芩12 g，制川大黄6 g，麦冬12 g，黄连6 g，枳实9 g，杏仁9 g，地锦草30 g，知母9 g，赤芍12 g，海藻12 g，桔梗6 g，炙黄芪12 g，瞿麦30 g，肉桂3 g，生甘草6 g，白茅根30 g。

7剂。

十九诊　大便通而少，痰血未净，气急。舌淡苔白腻，脉弦。仍属虚实夹杂。治拟攻补兼施。处方：

黄芪12 g，大生地20 g，南沙参12 g，麦冬12 g，海藻12 g，熟附片12 g，知母9 g，桔梗6 g，肉桂3 g，五味子6 g，海蛤壳30 g，川大黄6 g，黄芩12 g，黄连3 g，败酱草30 g，鹿衔草30 g，生甘草6 g。

7剂。

二十诊（1989年9月14日）　近日痰中带血，气急，低热，大便不通，诉时有心脏期前收缩，神疲乏力，怕冷。舌质红苔薄黄，脉弦滑尚匀。属肺燥津亏。治拟清肺养阴，泻热通便。处方：

桑白皮12 g，杏仁9 g，知母9 g，忍冬藤18 g，生蒲黄12 g，麦冬12 g，黄芩12 g，大生地12 g，鱼腥草30 g，黄连6 g，生川大黄6 g，茜草根12 g，碧玉散30 g（包煎），白茅根30 g。

7剂。

案13　男，71岁。咳喘病。

初诊（6月9日）　气喘动甚，一年四季皆然，少有咳嗽，痰清涕多，病已十三四年。有肺结核史20余年。自述早已钙化。偶发胃病，怕冷，胃口二便尚可。舌淡红，苔薄白，脉细缓。属脾肾阳虚。治拟温阳健脾。处方：

炙黄芪12 g，党参12 g，葛根20 g，炙升麻6 g，生白术12 g，柴胡6 g，淫羊藿30 g，丹参15 g，当归9 g，苏木9 g，桂枝15 g，炒枳壳12 g，炙麻黄6 g，赤芍9 g，炙甘草9 g，茶树根60 g。

7剂。

二诊　药后无前不适，无高血压史，但气喘如故，怕冷。舌脉象同上（舌淡红，苔薄白，脉细缓）。守法续进，加强扶阳益肾。处方：

熟附块12 g，炙黄芪15 g，党参15 g，干姜6 g，炙细辛3 g，桂枝15 g，制半夏12 g，赤芍、白芍各9 g，炙麻黄12 g，炙甘草9 g，炙五味9 g，生龙骨、生牡蛎各30 g，豨莶草30 g，大枣5枚，粳米2撮（自加）。

7剂。

三诊 药后登梯气喘稍有好转，近2日，纳食较减。大便尚可，口干夜甚，稍有咳痰，舌淡红，苔薄白，脉细缓。守法续进，加强扶阳益肾。处方：

生龙骨、生牡蛎各30 g，炙黄芪15 g，党参15 g，葛根30 g，升麻9 g，柴胡9 g，麻黄15 g，生白术15 g，桂枝20 g，淡干姜9 g，炙甘草9 g，炙细辛3 g，赤芍、白芍各9 g，五味子12 g，沉香曲12 g，当归12 g，制半夏12 g，枳壳12 g，大枣5枚。

7剂。

四诊 药后症状有改善。近日，感冒咽痒，上药暂停。纳尚可，口不干。舌淡红，苔薄白。脉细缓。属正气亏虚，兼外感邪气。治拟解表达邪，清利咽喉，益气健脾。处方：

炙黄芪15 g，党参15 g，柴胡9 g，南沙参、北沙参各9 g，生白术15 g，炙麻黄15 g，升麻9 g，白前15 g，射干9 g，赤芍、白芍各9 g，炙细辛3 g，干姜6 g，炙五味子12 g，炙甘草9 g，当归12 g，大枣5枚，功劳叶30 g。

7剂。

五诊 除动则气急，余情尚可。舌淡红，苔薄白。脉细缓。患者脾肾不足为本，外邪已除。续予温肾健脾，培本固元。处方：

生龙骨、生牡蛎各30 g，炙黄芪15 g，党参15 g，炙细辛3 g，当归12 g，升麻9 g，柴胡9 g，熟附片12 g，赤芍、白芍各9 g，北五味子12 g，干姜9 g，炙甘草9 g，生白术15 g，桂枝30 g，淫羊藿30 g，木通6 g，大枣5枚。

7剂。

案14 女，54岁。慢性支气管炎。

初诊（10月9日） 慢性咳嗽史10年，起病1年多，伴气急（自服头胎胎盘与猪肉煎食，以后服胎盘干粉七八个，气急即消失），近五六年来入冬咳嗽，直至春节后始愈。目前咳嗽颇剧，昼轻夜重，痰白不稠，尚畅，咳甚咽痛，小便不禁，口干欲饮水，口苦，胃口、二便尚可，怕冷又怕热。有高血压史，子宫肌瘤部分切除术后。舌淡苔薄，脉细。属咳嗽，寒热错杂，治拟温清并用。处方：

款冬花12 g，杏仁9 g，黄芩9 g，炙甘草4.5 g，紫菀12 g，生石膏30 g

（包煎），制半夏 9 g，苍耳子 9 g，炙麻黄 3 g，炙细辛 1.5 g，淡干姜 3 g，炙黄芪 9 g，防风 6 g。

7 剂。

二诊　药后咳嗽稍好，洗衣受凉后又咳，口干口苦，背脊凉似凉水浇，小便频急无痛，纳佳，睡眠好而梦多，易于发怒，大便调。舌质淡，苔薄腻，脉沉迟，两尺少应。属脾肾阳虚，治拟温肾健脾，清肺止咳。处方：

党参 9 g，炙麻黄 4.5 g，生甘草 4.5 g，炙细辛 1.5 g，生地 9 g，荆芥、防风各 4.5 g，苍术 6 g，杏仁 9 g，炙紫菀 12 g，黄芩 9 g，制半夏 9 g，苍耳子 9 g，茯苓 9 g，生石膏 30 g（包煎），炙款冬 12 g，杜仲 6 g，淡干姜 3 g。

7 剂。

案 15　女，57 岁。咳嗽。

初诊（2020 年 11 月 2 日）　阵发性咳嗽 2 周。患者 2 周前无明显诱因下出现咳嗽咳痰，痰白色，无发热，无外出史，神疲乏力，胸背灼热，手足冰冷，腰酸，大便难解，依靠开塞露，慢性肺炎每年可发数次。舌质暗红苔薄，脉滑细不经按。属咳嗽，寒热失调，上盛下虚。治拟清上温下，引火下行。处方：

黄芪 15 g，玉竹 9 g，玄参 9 g，淡附子 12 g，桑白皮 30 g，地骨皮 30 g，枳实 9 g，天冬 9 g，丹参 15 g，知母 15 g，金樱子 9 g，肉苁蓉 9 g，川牛膝 15 g，鹿衔草 30 g，金荞麦 30 g，炙甘草 9 g。

7 剂。

案 16　女，66 岁。外感后咳嗽。

初诊（1986 年 4 月 3 日）　2 周前感冒发热，目前热退，咳嗽，咯痰不爽，痰中带血，晨起咳甚气急，夜出虚汗，乍寒乍热，纳差，口中无津。平时血压 110/70 mmHg 左右（1984 年 1 月检查出右肺腺癌，经放疗后于 1985 年 11 月肿块完全消失）。舌质暗红苔薄，脉细数。属咳嗽，风燥伤肺之咳嗽。治拟疏风清热，润燥止咳。处方：

南沙参、北沙参各 9 g，桑叶 9 g，桔梗 6 g，杏仁 9 g，前胡 9 g，制半夏 9 g，款冬花 12 g，川百合 12 g，紫苏子 9 g，麦冬 9 g，白茯苓 12 g，白薇 9 g，怀山药 12 g，佩兰 9 g，糯稻根 24 g，采芸曲 9 g。

7 剂。

二诊　咳嗽显减，自觉转好。疲乏，夜间盗汗，午后口干。舌质淡红，苔薄，脉濡细。属阴虚盗汗，治拟养阴敛汗。处方：

南沙参、北沙参各 9 g，怀山药 12 g，碧桃干 12 g，制黄精 12 g，白茯苓 12 g，川石斛 9 g，白花蛇舌草 18 g，北五味子 3 g，焦谷芽、焦麦芽各 15 g，桑叶 9 g，炒白芍 9 g，枯糯稻根 30 g，炙甘草 3 g。

7 剂。

三诊 药后汗较少，纳增，其他一般情况可，眼黑，乏力。舌质淡红，苔薄，脉濡细。患者属外感咳嗽后脾虚津亏。治拟健脾和胃，养阴生津。处方：

南沙参、北沙参各 9 g，怀山药 12 g，碧桃干 12 g，制黄精 12 g，白茯苓 12 g，川石斛 9 g，白花蛇舌草 18 g，北五味子 3 g，焦谷芽、焦麦芽各 15 g，桑叶 9 g，炒白芍 9 g，糯稻根 30 g，炙甘草 3 g，稽豆衣 9 g，白薇 9 g，沉香曲 9 g。

7 剂。

四诊 夜汗已敛，夜寐后觉热，行走乏力，纳少知饥，咳轻、痰少。舌淡苔薄，脉濡细。属胃阴不足。治拟益胃生津，滋阴清热。处方：

北沙参 12 g，川石斛 9 g，白茯苓 12 g，制黄精 12 g，怀山药 12 g，北五味子 3 g，炒白芍 9 g，白花蛇舌草 18 g，肥玉竹 9 g，稽豆衣 9 g，白蒺藜 9 g，制香附 9 g，炙甘草 3 g，焦六曲 9 g，枯糯稻根 30 g。

7 剂。

五诊 夜汗已敛，但早寤似有汗出，头晕眼花，疲乏，纳少。舌淡苔薄，脉濡细。属中气不足，治拟补中益气，健胃消食。处方：

南沙参、北沙参各 12 g，制黄精 12 g，川石斛 9 g，淮小麦 30 g，稽豆衣 9 g，炙甘草 6 g，炒白芍 9 g，陈皮 6 g，怀山药 12 g，白茯苓 9 g，焦谷芽、焦麦芽各 9 g，春砂壳 3 g（后下），桔梗 3 g，白扁豆 12 g，焦六曲 12 g，枯糯稻根 30 g。

7 剂。

六诊 药后颇觉适意，比较疲乏，欲嗳不能，汗已敛，夜寐后觉热，舌淡苔薄，脉濡细。仍守前法续进，佐以清热养阴之品。处方：

制黄精 12 g，川石斛 9 g，白花蛇舌草 18 g，白茯苓 12 g，怀山药 12 g，肥玉竹 12 g，北沙参 12 g，桔梗 3 g，白薇 9 g，生地 9 g，春砂仁 1.5 g（后下），炙甘草 6 g，粉草薢 18 g，焦谷芽 15 g，枯糯稻根 30 g。

7 剂。

七诊 汗敛晨起微热，欲嗳不能，脘腹胀气，有时走路摇晃乏力头晕，偶咳一二声。舌淡苔薄，脉濡细。属中焦痞满。治拟理气通络，和胃降逆。处方：

制黄精 12 g，白花蛇舌草 18 g，怀山药 12 g，川百合 12 g，白薇 9 g，橘络 3 g，甜杏仁 9 g，桔梗 3 g，春砂壳 4.5 g，炙甘草 3 g，娑罗子 9 g，制香附 9 g，焦谷芽、焦麦芽各 12 g，佛手柑 9 g。

7 剂。

八诊 1 周前进饮牛乳，旬日一直觉胃脘胀痛，不欲饮水，反酸、便溏，舌淡苔薄，脉濡细。属胃失和降。治拟行气止痛，和胃降逆。处方：

北沙参 9 g，制半夏 9 g，娑罗子 9 g，云茯苓 9 g，陈皮 6 g，制香附 9 g，怀山药 12 g，煅瓦楞子 15 g，川朴花 3 g，炙甘草 9 g，佩兰 9 g，大腹皮 9 g。

7 剂。

九诊（1986 年 10 月 9 日） 4 个月后复诊。时觉憋闷，欲嗳不胀，头昏，大便干结，寐差，舌淡苔薄白腻，脉细。属胃失和降。治拟降逆和胃，养阴通便。处方：

南沙参、北沙参各 9 g，制半夏 9 g，桔梗 3 g，厚朴花 3 g，郁李仁 12 g，制香附 9 g，川百合 9 g，佩兰 9 g，旋覆梗 9 g，甜杏仁 9 g，白茯苓 12 g，川石斛 9 g，炙甘草 3 g，紫苏梗 9 g，沉香曲 12 g。

7 剂。

十诊 2 日前起感冒鼻塞，多涕，咳嗽痰少，今起减，低热，疲乏，舌淡苔腻，脉细。属本虚标实之证。治拟健脾和胃，化湿解表。处方：

南沙参、北沙参各 9 g，制半夏 9 g，橘络 3 g，甜杏仁 9 g，茯苓 9 g，金沸草 12 g，炙甘草 3 g，郁李仁 12 g，藿香梗 9 g，川石斛 9 g，制香附 9 g，春砂壳 4.5 g，前胡 9 g，采芸曲 9 g。

7 剂。

十一诊 感冒已瘥，手足欠温，疲乏气急，舌淡苔腻，脉细。属脾虚夹湿。治拟健脾化湿和中。处方：

南沙参、北沙参各 9 g，制半夏 9 g，甜杏仁 9 g，茯苓 12 g，炙甘草 3 g，郁李仁 12 g，桔梗 3 g，制黄精 12 g，川朴花 3 g，焦谷芽、焦麦芽各 15 g，怀山药 12 g，佛手柑 9 g，采芸曲 9 g。

7 剂。

十二诊 上周咳嗽时频剧，咳出一口血，有时气急，脘腹胀，纳较前差。

舌淡苔腻，脉左弦细、劲。属肺失宣肃，中焦气滞。治拟宣肺化痰，行气调中。处方：

南沙参、北沙参各9g，茯苓12g，甜杏仁9g，炙甘草3.5g，桔梗3g，制黄精12g，川石斛9g，焦谷芽、焦麦芽各15g，佛手柑9g，沉香曲9g，橘红3g。

7剂。

十三诊 近来午后低热，达37.5℃，时有恶心。舌苔白腻质淡，脉弦。仍守前法续进，佐以清热除烦之品。处方：

南沙参、北沙参各9g，茯苓12g，甜杏仁9g，炙甘草3.5g，桔梗3g，制黄精12g，川石斛9g，焦谷芽、焦麦芽各15g，佛手柑9g，沉香曲9g，白薇9g。

7剂。

十四诊（1987年1月2日） 1个半月后复诊。近日感冒，咳嗽、痰少，有涕，纳减，乍寒乍热。舌淡苔薄，脉浮。属脾胃失调伴外感咳嗽。治拟宣肺止咳，健脾和胃。处方：

金沸草12g，杏仁9g，陈辛夷9g，前胡9g，制半夏9g，白茯苓12g，桔梗6g，枳壳9g，太子参12g，炙甘草3g，软白薇9g，焦六曲12g，川百部9g。

7剂。

十五诊 寒热显减，咳痰亦少，走路气短，不足以息，纳增。舌苔薄黄腻，脉濡。属中焦失和。治拟益气化湿和中。处方：

南沙参、北沙参各9g，甜杏仁9g，怀山药12g，桔梗6g，炒枳壳9g，软白薇12g，制半夏9g，太子参12g，制黄精12g，川百部9g，川桂枝1.5g，炒白芍9g，炙甘草3g，焦六曲12g。

7剂。

十六诊 气短减，痰滞喉，舌淡苔薄，脉细。守前法续进，佐以降气化痰之品。处方：

南沙参、北沙参各9g，川石斛9g，制黄精12g，桔梗3g，川百部12g，软白薇12g，炒枳壳9g，怀山药12g，紫苏子9g，白茯苓12g，山海螺9g，炙甘草3g，麦冬9g，佛手柑15g，焦六曲12g。

7剂。

十七诊（1987 年 4 月 16 日） 3 个月后复诊。感冒发热，服头孢拉定，手背发潮红作痒就诊。目前咳少，纳谷无味，时有心悸，易出汗。舌淡苔薄腻，脉细无力。属中焦脾胃失和。治拟健脾化湿和胃。处方：

南沙参、北沙参各 9 g，太子参 12 g，桔梗 4.5 g，怀山药 12 g，云茯苓 12 g，枳壳 9 g，制半夏 9 g，橘络 3 g，竹茹 6 g，五味子 3 g，生薏苡仁、熟薏苡仁各 9 g，焦六曲 12 g，炙甘草 3 g，佩兰 9 g，焦谷芽、焦麦芽各 9 g。

7 剂。

十八诊 药后虚汗敛，晨起恶心，午饭后口燥，疲乏，目糊，纳谷可，口腻减。舌淡苔薄腻，脉细无力。守前法续进，佐以清肝明目之品。处方：

太子参 12 g，佩兰 9 g，桔梗 6 g，川石斛 9 g，南沙参、北沙参各 9 g，枳壳 9 g，橘络 4.5 g，云茯苓 12 g，生薏苡仁、熟薏苡仁各 9 g，炙甘草 3 g，焦六曲 9 g，制半夏 9 g，甘菊花 9 g。

7 剂。

十九诊（1987 年 7 月 30 日） 3 个月后复诊。前几日感冒发热，头眩，咳嗽，今日稍减，体温正常。舌淡苔白腻，脉细。属中焦运化失司。治拟化湿和中，清肺止咳。处方：

制半夏 9 g，藿香梗 9 g，六一散 30 g（包煎），桔梗 6 g，蚤休 12 g，太子参 12 g，枳壳 9 g，杏仁 9 g，前胡 9 g，焦六曲 12 g，川石斛 9 g，南沙参 9 g，竹茹 6 g。

7 剂。

二十诊（1988 年 4 月 7 日） 8 个月后复诊。近日咽喉不适，喉间有痰，清晨气憋，三四日来夜间出虚汗，自述胃脘胀满伴胸闷不适，胃纳差，大便 3 日一行。舌淡苔薄白，脉濡。属痰湿阻滞。治拟健脾燥湿，行气化痰，利咽。处方：

佩兰 9 g，桔梗 6 g，枳壳 9 g，白茯苓 12 g，川石斛 12 g，橘络 3 g，熟薏苡仁 12 g，杏仁 9 g，制半夏 9 g，生甘草 6 g，麦冬 12 g，五味子 3 g，佛手柑 9 g，焦六曲 12 g。

另金银花 6 g，甘菊花 6 g，泡茶喝。

14 剂。

二十一诊 近 1 周来夜间出虚汗浸衣。舌淡苔薄白，脉濡。属中焦虚弱。治拟理气健脾，滋阴敛汗。处方：

南沙参 12 g，川石斛 12 g，桔梗 6 g，枳壳 9 g，白茯苓 12 g，麦冬 12 g，碧桃干 9 g，五味子 3 g，煅牡蛎 30 g，佛手柑 9 g，橘络 3 g，麻黄根 9 g，焦六曲 12 g。

7 剂。

二十二诊　就寝汗出虽少未净，近日胃纳欠佳，神疲，大便干燥，口腻。舌淡苔薄白，脉濡。属中焦失和。治拟化湿和中。处方：

南沙参 12 g，川石斛 12 g，五味子 3 g，佩兰 9 g，怀山药 12 g，白花蛇舌草 18 g，白薇 9 g，枳壳 9 g，桑叶 9 g，炒白芍 9 g，碧桃干 12 g，炙甘草 3 g，焦谷芽、焦麦芽各 15 g，枯糯稻根 30 g。

7 剂。

二十三诊　汗较敛，气胀减，口干，时觉燥热，胃纳尚可。舌淡苔薄白腻。脉濡。属中焦郁热，治拟疏风清热，化湿和中。处方：

南沙参 12 g，川石斛 12 g，白花蛇舌草 30 g，白薇 9 g，桑叶 9 g，佩兰 9 g，麦冬 12 g，碧桃干 12 g，煅牡蛎 30 g，桔梗 3 g，焦谷芽 15 g，焦六曲 12 g，制黄精 12 g，枳壳 9 g。

7 剂。

二十四诊（1988 年 12 月 22 日）　半年后复诊。1988 年 11 月 26 日检查右肺中叶三角形致密影较前收缩。今年以来感冒迁延不愈，目前感冒症状尚可。晨起喉痰呼呼，咽痒，面部红色斑疹，纳少。舌淡苔薄白。脉细。属风热犯上。治拟疏风清热。处方：

南沙参 12 g，川石斛 9 g，忍冬藤 15 g，野菊花 9 g，紫花地丁 9 g，白薇 12 g，赤芍 9 g，麦冬 12 g，白茯苓 12 g，桔梗 6 g，桑叶 9 g，白花蛇舌草 30 g，炙甘草 3 g，焦六曲 12 g。

7 剂。

二十五诊（1989 年 3 月 20 日）　感冒后低热，晨咳嗽剧，痰白黏，晨起虚汗，纳减。舌淡苔薄，脉细濡。属外感风热夹湿，治拟疏风清热，化湿健中。处方：

旋覆梗 12 g，杏仁 9 g，茯苓 12 g，桑叶 9 g，川百部 12 g，制半夏 9 g，茜草根 12 g，白花蛇舌草 30 g，野菊花 9 g，前胡 9 g，白薇 12 g，麦冬 12 g，炙甘草 3 g，怀山药 12 g，佛手草 30 g，焦谷芽、焦麦芽各 15 g。

3 剂。

二十六诊　药后发热症状一度下降，近有低热。舌淡苔薄。脉细濡。治拟清热泻肺，健脾调中。处方：

忍冬藤 30 g，川百部 12 g，白花蛇舌草 30 g，杏仁 9 g，桑白皮 12 g，青蒿 9 g，白薇 12 g，茜草根 12 g，怀山药 12 g，黄芩 9 g，制半夏 9 g，炙甘草 3 g，焦六曲 12 g。

3 剂。

二十七诊　几周来寒热起伏 39℃ 上下。刻下身后恶寒出虚汗，纳差，晨起咳嗽、痰少。舌淡苔根腻。脉弦。治拟健脾化湿，泻肺清热。处方：

川百部 12 g，白薇 12 g，桑白皮 12 g，煅龙骨、煅牡蛎各 30 g，炙黄芪 12 g，青蒿 9 g，黄芩 9 g，制半夏 9 g，云茯苓 12 g，陈皮 6 g，枳壳 9 g，竹茹 6 g，焦六曲 12 g，益元散 18 g（包煎），白花蛇舌草 30 g。

7 剂。

二十八诊　夜间发热，咳嗽、痰白而稀，面色㿠白，纳差，口干欲饮水，虚汗多，二便正常。舌淡苔薄。脉濡。属气阴不足。治拟益气养阴。处方：

炙黄芪 18 g，白花蛇舌草 30 g，怀山药 12 g，川百部 15 g，麻黄根 12 g，茯苓 12 g，南沙参、北沙参各 12 g，白薇 12 g，煅牡蛎 30 g，当归 9 g，碧桃干 12 g，麦冬 12 g，江剪刀草 30 g，焦六曲 12 g。

另加：川贝枇杷叶糖浆。

7 剂。

二十九诊　热退，虚汗特多，面色㿠白，夜间不咳，纳减。舌淡苔薄，脉细。治拟培土生金，滋阴敛汗。处方：

南沙参、北沙参各 9 g，制黄精 12 g，碧桃干 12 g，桑叶 9 g，白花蛇舌草 30 g，五味子 6 g，炒白芍 12 g，怀山药 12 g，炙甘草 6 g，川石斛 12 g，白茯苓 12 g，焦谷芽、焦麦芽各 15 g，枯糯稻根 30 g。

7 剂。

三十诊　低热起伏，偶咳，虚汗敛，但疲乏。舌淡苔薄白。脉细。属邪毒留恋，正气不足。治拟益气扶正，养阴清热。处方：

南沙参、北沙参各 12 g，制黄精 12 g，碧桃干 12 g，桑叶 9 g，白花蛇舌草 30 g，五味子 6 g，炙黄芪 12 g，炒白芍 12 g，怀山药 12 g，炙甘草 6 g，川百部 15 g，川石斛 12 g，茯苓 12 g，煅龙骨、煅牡蛎各 30 g，熟薏苡仁 15 g，焦谷芽、焦麦芽各 15 g，枯糯稻根 30 g。

7剂。

三十一诊 有时出虚汗，但汗出较少，舌淡红苔薄，脉细。仍属正气亏虚。治拟益气扶正，滋阴敛汗。处方：

炙黄芪12 g，当归12 g，桑叶9 g，黄精12 g，煅龙骨、煅牡蛎各30 g，白花蛇舌草30 g，川椒目12 g，麻黄根12 g，怀山药12 g，川百部12 g，五味子6 g，炙甘草6 g，碧桃干12 g，川石斛12 g，焦谷芽、焦麦芽各15 g。

14剂。

三十二诊 乏力、目花，虚汗已除，纳差，咳嗽少。舌淡红苔薄，脉细。仍属病后脾胃虚弱，治拟健脾养胃。处方：

南沙参、北沙参各12 g，怀山药12 g，白茯苓12 g，川石斛12 g，生白术12 g，白花蛇舌草30 g，制半夏9 g，陈皮6 g，炙甘草3 g，桔梗6 g，熟薏苡仁15 g，炒枳壳9 g，制黄精12 g，灯心草3 g。

14剂。

三十三诊 精神较佳，稍咳有痰，胃口二便尚可。舌淡苔薄，脉细。守前法续进。处方：

南沙参、北沙参各12 g，怀山药12 g，云茯苓12 g，制黄精12 g，白莲肉12 g，白花蛇舌草30 g，川石斛12 g，生白术12 g，炒枳壳9 g，熟薏苡仁15 g，川百部12 g，炙甘草3 g，当归9 g，灯心草3 g，陈皮6 g。

14剂。

三十四诊（1989年10月19日） 4个月后复诊，近来形体消瘦，面色苍白，腹微胀，眩晕眼花，胃纳减退，口腻，大便干结，咳嗽阵作，寐差，无虚汗。1989年10月14日检查示左肺第3前肋处致密影较前有增大，肝脾无异常。舌质略红，苔薄白，脉细。属后天失养，拟肺脾同调。处方：

炙黄芪12 g，当归9 g，怀山药12 g，灯心草3 g，白花蛇舌草30 g，白茯苓12 g，枳壳9 g，川百部12 g，丹参15 g，桑叶9 g，熟薏苡仁15 g，焦谷芽、焦麦芽各15 g，川石斛12 g，炙甘草3 g，陈皮6 g。

14剂。

三十五诊 一般情况进步，稍咳。舌淡苔腻，脉细。守前法续进。处方：

南沙参、北沙参各9 g，川百部15 g，怀山药12 g，川石斛12 g，杏仁9 g，茯苓12 g，白花蛇舌草30 g，麦冬12 g，生薏苡仁30 g，炙甘草3 g，灯心草3 g，当归9 g，炙黄芪12 g，白莲肉12 g，陈皮6 g。

7 剂。

三十六诊（1990 年 1 月 4 日） 痰多如清涕，咯痰则咳，头晕目花，颈后板紧，纳可，二便正常。血压 105/65 mmHg。舌淡苔薄。脉细弦。属脾虚痰盛，肺气宣肃。治拟健脾燥湿，宣肺化痰。处方：

炙黄芪 12 g，制半夏 9 g，粉葛根 12 g，当归 9 g，麦冬 12 g，白花蛇舌草 30 g，猪苓、茯苓各 12 g，陈皮 6 g，川百部 15 g，桔梗 6 g，炒枳壳 9 g，怀山药 12 g，炙甘草 3 g，杏仁 9 g，前胡 9 g。

7 剂。

三十七诊 痰虽有、较少，晨咳晚止。舌淡红稍干苔薄，脉细弦。守前法续进，佐以养阴润燥之品。处方：

南沙参、北沙参各 12 g，炙黄芪 15 g，川石斛 12 g，川百部 15 g，款冬花 12 g，怀山药 12 g，猪苓、茯苓各 12 g，当归 12 g，黄芩 9 g，制半夏 12 g，生白术 12 g，炙甘草 6 g，焦六曲 12 g。

7 剂。

三十八诊 今日晨咳痰多，前几日尚可。上方嫌难吃，服后腹微痛，颈板紧，纳可，吐少。舌淡红稍干苔薄。脉软。属脾胃虚弱。治拟益气健脾，和中化痰。处方：

炙黄芪 12 g，太子参 15 g，紫苏子 9 g，白花蛇舌草 30 g，焦白术 12 g，怀山药 12 g，当归 9 g，茯苓 12 g，制半夏 9 g，川石斛 12 g，粉葛根 12 g，炙甘草 3 g，桔梗 6 g，焦六曲 12 g。

7 剂。

三十九诊（1990 年 4 月 5 日） 咳嗽痰多，色白，胃纳差，大便隔日一行，虚汗，饮多尿少。舌淡苔薄白腻。脉细。属脾胃虚弱，痰湿蕴肺。治拟健脾和胃，宣肺化痰。处方：

炙黄芪 12 g，当归 12 g，桑叶 9 g，川椒目 12 g，麻黄根 12 g，制半夏 9 g，太子参 15 g，茯苓 12 g，紫苏子 9 g，怀山药 15 g，葛根 12 g，生白术 12 g，桔梗 6 g，炙甘草 3 g，焦六曲 12 g，焦谷芽、焦麦芽各 15 g，白花蛇舌草 30 g。

7 剂。

四十诊 恶心，小便深黄，胃内热，不思饮水，嗳病，咳有痰。舌淡苔薄，脉细。属脾胃失和。治拟健脾化湿，养阴清胃。处方：

南沙参、北沙参各 12 g，怀山药 12 g，生薏苡仁、熟薏苡仁各 15 g，制黄精 15 g，白莲肉 12 g，炒枳壳 9 g，川石斛 12 g，炒白术 15 g，猪苓、茯苓各 12 g，川百部 15 g，木香 6 g，川连 3 g，车前子 15 g，炒白芍 12 g，炙甘草 6 g，桔梗 6 g，肉桂 3 g，沉香曲 12 g。

7 剂。

案 17　女，78 岁。

初诊（2015 年 11 月 15 日）　反复咳嗽、咯痰 10 余年，动则喘促 5 年。患者 10 余年来时有咳嗽、咯痰，每逢季节变换则咳嗽加剧，痰多色白，咯痰费力，近 5 年来登楼气急喘促，日常活动后稍觉气促。曾在中山医院呼吸科就诊。2013 年 10 月 9 日查肺功能：中度混合型通气功能障碍，以阻塞为主（FEV1/FVC＝57%）。胸部 CT：两肺肺气肿。刻诊：咳嗽、咯痰无力，痰白清稀，呼吸浅短，动则喘促尤甚，小便清长，咳甚遗尿，纳寐欠佳。查体：神清，对答切题，胸廓呈桶状，肋间隙增宽，双肺呼吸音轻，双下肢压迹（－）。舌淡暗苔白，脉沉细弱。属肺胀病，肺肾气虚证。治拟祛痰消瘀以宣肃气道，益肾健脾而摄纳元真。处方：

紫石英 300 g，生黄芪 300 g，干生地 300 g，当归身 100 g，白术 150 g，枳壳 100 g，白茯神 200 g，远志 100 g，前胡 100 g，款冬 100 g，桑白皮 150 g，炙麻黄 100 g，白芷 60 g，防风 100 g，银杏肉 100 g，淡附片 100 g，抚川芎 60 g，赤芍 100 g，苏木 60 g，辛夷 100 g，牡丹皮 100 g，大血藤 150 g，射干 100 g，蔓荆子 100 g，金荞麦 200 g，预知子 100 g，益智仁 100 g，地榆 100 g，补骨脂 100 g，紫苏子 100 g，桔梗 60 g。

细料：生晒参 100 g，蛤蚧 2 对。

收膏：鹿角胶 100 g，龟甲胶 100 g，饴糖 300 g，白冰糖 300 g。

医嘱：每日早晚饭后 1 小时服用，每次一勺，遇发热、腹泻暂停服用；不忌熟萝卜，忌辛辣、油腻、生冷之品。

三、咯血

案　男，63 岁。

初诊（1986 年 7 月 24 日）　咳嗽痰血四五年，原为痰血粉红色，近年来痰血鲜红色，晨起五六口，入夜可二十余口，临晚胸闷气憋，心悸不宁，易出虚汗，腰膝以下觉冷，夜寐欠佳（每晚服地西泮），胃纳尚可，便畅尿浑，1974年曾检查发现右上肺结核，经用利福平治疗而愈，高血压史30余年（主动脉瓣闭锁不全）。舌尖红暗苔薄，脉细。治拟肃肺宁络，益气摄血。处方：

南沙参9g，北沙参9g，甜杏仁9g，牡丹皮9g，全瓜蒌12g，桔梗6g，款冬花12g，浙贝母9g，青黛30g，蛤壳30g，竹茹9g，生甘草6g，熟附片6g（先煎），炙黄芪12g，制香附12g，枳壳9g，丝瓜络9g，苇茎30g。

7剂。

二诊　症状如前，舌尖红暗苔薄，脉细。治拟肃肺宁络，益气摄血。处方：

南沙参12g，北沙参12g，麦冬12g，五味子5g，生甘草6g，桔梗6g，制胆南星12g，当归9g，白茅根30g，炙黄芪12g，熟附片9g，龙骨30g，青黛30g，蛤壳30g，茜草根15g，侧柏叶24g。

7剂。

三诊　症状如前，舌尖红暗苔薄，脉细。治拟肃肺宁络，益气摄血。处方：

南沙参12g，北沙参12g，侧柏叶18g，茜草根12g，淮小麦30g，生甘草6g，麦冬12g，五味子4.5g，煅龙骨30g，煅牡蛎30g，地锦草18g，丝瓜络9g。

7剂。

四诊　痰血入夜增多，伴咳呛胸闷，咳嗽汗多，平时容易出汗，腰酸。脉左弦细右弦。舌尖红苔薄白。肺肾两亏，肺失清肃，仍有气不摄血之相。治拟培土生金。处方：

炙黄芪12g，远志6g，甜杏仁9g，太子参12g，当归9g，紫菀12g，怀山药12g，云茯苓12g，紫苏子9g，川续断12g，制熟地12g，白芥子9g，麻黄根12g，淮小麦30g，炙甘草4.5g，酸枣仁9g。

7剂。

五诊　痰血未见增减，仍汗多艰寐。脉左弦细右弦，舌尖红苔薄白。处方：

炙黄芪12g，太子参12g，川百部12g，丹参12g，煅龙骨18g，煅牡蛎18g，黄芩9g，当归9g，赤芍9g，白芍9g，鹿衔草30g，款冬花12g，川百合12g，连翘9g，炙甘草4.5g，首乌藤18g。

7剂。

六诊 痰血仍有，痰血两日未见，但与之前相比无鲜血涌出之象，夜不得入寐，肢冷。舌尖红苔薄白，脉细。处方：

南沙参 9 g，北沙参 9 g，当归 9 g，丹参 12 g，麦冬 12 g，川百部 12 g，黄芩 9 g，五味子 4.5 g，鹿衔草 30 g，炙甘草 4.5 g，熟附片 9 g，制黄精 12 g，生地 12 g，怀山药 12 g，云茯苓 12 g，甜杏仁 9 g。

7 剂。

七诊 喉间有痰，不易咯出，脚软。舌尖红苔薄白，脉细。处方：

南沙参 12 g，北沙参 12 g，麦冬 12 g，制南星 9 g，甜杏仁 12 g，川百部 12 g，甜葶苈子 9 g，熟附片 12 g，茜草根 12 g，枳壳 9 g，豨莶草 24 g，竹茹 6 g，淮小麦 30 g，浙贝母 9 g，桔梗 3 g，炙甘草 3 g，大枣五枚。

7 剂。

八诊 一般情况较可，多走气促。舌尖红苔薄白，脉细。处方：

南沙参 6 g，北沙参 6 g，麦冬 12 g，甜杏仁 9 g，川百部 12 g，天浆壳 12 g，熟附片 12 g，茜草根 12 g，炮姜 3 g，浙贝母 9 g，桔梗 3 g，炙黄芪 12 g，云茯苓 12 g，炙甘草 4.5 g，豨莶草 24 g，淮小麦 32 g，大枣五枚。

7 剂。

九诊 1 周来曾一度血压升高（高达 180/70 mmHg），伴胸闷头晕，近已趋正常，清晨痰血 3～4 口，白天 1～2 口，就寝前痰多，血少见。舌净，脉右弦滑。治拟肃肺益气，养心清肝。处方：

南沙参 9 g，北沙参 9 g，丹参 12 g，川百部 12 g，麦冬 9 g，黄芩 9 g，川百合 12 g，款冬花 12 g，桑叶 9 g，当归 9 g，紫菀 12 g，熟酸枣仁 9 g，大白芍 12 g，合欢皮 18 g，炙甘草 4.5 g，稽豆衣 9 g。

7 剂。

十诊 一般情况如前。舌质稍红，苔薄，脉细。治拟利水化痰。处方：

丹参 12 g，川百部 12 g，甜葶苈 12 g，桑白皮 12 g，汉防己 9 g，川椒目 12 g，炙黄芪 6 g，桔梗 6 g，浙贝母 9 g，全瓜蒌 12 g，泽泻 9 g，炙甘草 4.5 g，橘络 3 g。

7 剂。

十一诊 药后无不适，出冷汗，精神较振，素来寐差，晨起痰血觉稍增。舌尖红苔薄白，脉细。治拟利水化痰。处方：

炙黄芪 12 g，茯苓 15 g，泽泻 12 g，甜葶苈 12 g，车前子 15 g，川椒目

12 g，川百部 12 g，丹参 12 g，炙甘草 6 g，熟附片 12 g，煅龙骨 30 g，煅牡蛎 30 g，当归 9 g，大枣五枚。

7 剂。

十二诊 近三四日咳痰见增，味带咸，舌暗红，痰血基本如前，舌尖红苔薄白，脉细。处方：

炙黄芪 12 g，茯苓 15 g，车前子 15 g，肉桂心 3 g，川连 1.5 g，熟附片 12 g，木通 6 g，泽泻 12 g，党参 12 g，川百部 12 g，丹参 12 g，滑石 12 g，甘草 30 g，朱茯神 30 g，淮小麦 30 g，大枣七枚。

7 剂。

十三诊 病情大致如前，唯精神、面色俱佳，左乳晕起块压痛，尖红暗苔薄，脉细。治拟肃肺宁络，益气摄血。处方：

熟附片 12 g，淫羊藿 15 g，广郁金 12 g，玄参 9 g，当归 9 g，制香附 12 g，橘核 9 g，橘叶 9 g，夏枯草 15 g，瞿麦 30 g，柴胡 9 g，川连 3 g（另煎），炙甘草 4.5 g，生薏苡仁 30 g，肉桂 3 g，佛手柑 9 g。

7 剂。

十四诊 白天痰量较少，夹血乍有乍无，乳部压痛亦减，脉滑苔薄，听心音如前，两肺左肺音清晰，右肺音粗糙。舌尖红暗苔薄，脉细。处方：

玄参 12 g，淫羊藿 12 g，广郁金 12 g，橘核 9 g，橘叶 9 g，夏枯草 15 g，瓜蒌 12 g，瓦楞子 12 g，制香附 9 g，瞿麦 30 g，柴胡 9 g，当归 9 g，丹参 12 g，川楝子 9 g，赤芍 12 g，炙甘草 4.5 g。

7 剂。

四、泄泻

案 1 男，39 岁。

初诊（2019 年 11 月 28 日） 脾肾气阳不足，腹泻频作，心脾劳损体倦心烦。治拟温阳健脾，养心安神。处方：

煅龙骨 300 g，熟附子 150 g，黄连 60 g，菟丝子 100 g，黄芪 300 g，炮姜炭 100 g，黄柏 100 g，巴戟天 100 g，大熟地 300 g，吴茱萸 100 g，秦皮 100 g，山茱萸 100 g，苍术 150 g，补骨脂 100 g，炒栀子 100 g，山药 300 g，五味子 100 g，肉豆蔻 100 g，怀牛膝 100 g，茯苓 150 g，木香 100 g，牡丹皮

100 g，车前子 150 g，炙甘草 100 g。

细料：红参 60 g，西洋参 100 g。

收膏：阿胶 100 g，鹿角胶 100 g，冰糖 500 g，饴糖 300 g。

案 2　男，31 岁。

初诊（2019 年 12 月 5 日）　胃失降和，脘腹作胀，嗳气频作；脾失健运，清阳不升，大便溏泻。脾肾阳虚，两下肢凉寒。脉细苔薄舌淡。当理中焦温下焦。处方：

煅瓦楞子 150 g，葛根 150 g，益智仁 100 g，肉豆蔻 100 g，黄芪 300 g，木香 100 g，怀山药 300 g，吴茱萸 60 g，熟附子 200 g，防风 100 g，白及 60 g，补骨脂 100 g，炮姜 150 g，山茱萸 100 g，五味子 100 g，炙甘草 100 g，白芷 100 g，茯苓 300 g，苍术 100 g，白术 100 g，乌药 100 g，巴戟天 100 g，萆草 150 g，诃子 100 g，制香附 100 g，熟地 150 g，高良姜 100 g。

细料：生晒参 100 g，红参 30 g，金钗石斛 60 g。

收膏：阿胶 100 g，鹿角胶 100 g，冰糖 500 g，饴糖 300 g。

案 3　女 42 岁。

初诊（2019 年 6 月 27 日）　诉去年冬季膏方服用后诸症好转。目前进冷食后有腹泻、大便不成形。无腹痛。月经量少有血块，常延期。舌红苔薄润，脉细。属脾阳不足。治拟健脾温阳。处方：

紫石英 300 g，当归 100 g，辛夷 100 g，毛冬青 100 g，黄芪 150 g，川芎 100 g，白芷 100 g，补骨脂 100 g，炒党参 100 g，熟附子 100 g，益智仁 100 g，肉豆蔻 100 g，熟地 100 g，厚朴 100 g，牡丹皮 100 g，吴茱萸 60 g，苍术 100 g，大腹皮 100 g，赤芍 100 g，五味子 100 g，防风 100 g，桂枝 100 g，枳壳 100 g，炙甘草 100 g，陈艾叶 100 g，茺蔚子 100 g，藿香 100 g，玉竹 100 g。

细料：西洋参 100 g，灵芝孢子粉 50 g，金钗石斛 60 g。

收膏：阿胶 200 g，鹿角胶 100 g，冰糖 500 g，饴糖 300 g。

五、便秘

案　女，56 岁。

就诊时间（2019 年 11 月 28 日）　便秘数年，多日一行，干燥或带鲜血，舌红苔薄少见。脉细。拟润肠通便。处方：

生地 30 g，天花粉 9 g，荆芥炭 9 g，玄参 15 g，当归 9 g，天冬 9 g，生白芍 15 g，决明子 9 g，枳实 9 g，葛根 15 g，紫菀 9 g，白术 9 g，羌活 12 g，防风 9 g，槐花 9 g，石斛 9 g。

14 剂。

六、眩晕

案 1 女，55 岁。阳虚型高血压案。

初诊（2006 年 3 月 25 日） 2006 年 3 月 1 日突发头晕、心慌气短、出冷汗，急送至静安区中心医院就诊，查血压为 175/115 mmHg，心脏超声：二尖瓣轻度反流，左心室舒张功能下降。诊断为高血压病（高血压病 3 级，极高危组）。住院 10 日后好转出院。但仍常觉头晕，心慌，四肢乏力，怕冷，午后潮热，夜寐差。常服苯磺酸氨氯地平片和心达康，但血压仍未得到控制。

今日就诊，患者精神不振，面白体胖，气短乏力，肢冷畏寒，小便短，口不渴，夜寐差，舌淡苔白腻，脉细数，血压：155/100 mmHg，HR：93 次 / 分，律齐。属眩晕，肾阳虚衰。治拟温阳散寒，养血安神。处方：

石决明 30 g，丹参 15 g，苦参 15 g，麦冬 9 g，生甘草、炙甘草各 5 g，熟附子 9 g，白茯神 15 g，白薇 9 g，枳壳 9 g，玄参 9 g，熟酸枣仁 15 g，五味子 9 g，川石斛 15 g，远志 6 g，首乌藤 30 g，竹沥半夏 9 g，陈皮 6 g。

7 剂。

二诊 药后复诊查血压 130/90 mmHg，头晕好转，夜寐稍好，口不渴，舌稍红，脉细数，并诉近几日两肩酸痛。处方：

石决明 30 g，白茯神 15 g，仙鹤草 30 g，川芎 6 g，墨旱莲 9 g，生甘草、炙甘草各 5 g，丹参 15 g，女贞子 9 g，远志 6 g，葛根 15 g，淫羊藿 15 g，枳壳 9 g，玄参 9 g。

7 剂。

三诊 药后患者复诊查血压 125/80 mmHg，诉精神已振，两腿有力，头晕已除，寐尚可，全身感觉俱好，仅肩部仍有些酸痛，舌质稍红，苔薄，脉细数。处方：

在二诊方基础上加威灵仙 15 g、延胡索 9 g、酸枣仁 15 g。7 剂。

7剂后患者特来告知：全身感觉良好，头不晕，夜寐安，自测血压稳定，查血压 130/85 mmHg。随访 3 个月患者血压及机体状况良好。

案 2 女，65 岁。

就诊时间（2019 年 11 月 28 日）头晕目眩，腰膝酸软。舌红苔垢腻，脉沉细。属肝风夹痰为患。治拟平肝息风化痰。处方：

磁石 300 g，天麻 100 g，怀牛膝 150 g，当归 150 g，钩藤 150 g，杜仲 100 g，川芎 100 g，制半夏 100 g，续断 100 g，茯苓 150 g，胆南星 100 g，豨莶草 100 g，白蒺藜 150 g，陈皮 100 g，枳壳 100 g，炙甘草 100 g，苍术 100 g，蔓荆子 100 g，巴戟天 100 g，白术 100 g，牡丹皮 100 g，丹参 150 g，狗脊 100 g，白附子 100 g，防风 100 g，王不留行 100 g。

细料：西洋参 100 g，灵芝孢子粉 60 g，金钗石斛 40 g。

收膏：阿胶 200 g，冰糖 500 g，饴糖 300 g，蜂蜜 300 mL。

七、多汗

案 1 女，56 岁。

初诊 两年来睡眠欠佳，梦多，多汗不分昼夜，多思虑，时心烦，稍口苦，口腔溃疡反复，大便易秘结，自服胆宁片通便，胃纳一般，形体消瘦。体格检查：血压 132/78 mmHg，神情，精神可，气平，两肺呼吸音清，心率 78 次 / 分，律齐，腹软，无压痛、包块，肝脾肋下未及，无移动性浊音。舌稍红，苔薄黄，脉细弦。属多汗，心脾两虚，虚火扰心，少阳郁热。处方：

生龙骨 30 g，生牡蛎 30 g，黄芪 15 g，生地 15 g，白术 9 g，丹参 15 g，麦冬 9 g，五味子 9 g，枳壳 9 g，黄连 3 g，黄芩 9 g，防风 9 g，茯神 15 g，金蝉花 15 g，浮小麦 30 g，大枣 9 g，炙甘草 9 g。

14 剂。

二诊 服上方后汗出大为改善，夜间已无汗，睡眠多梦亦改善，仍有口苦，大便秘结。舌稍红，苔薄黄，脉细。证治同前。嘱停服"胆宁片"。处方：

生龙骨 30 g，生牡蛎 30 g，黄芪 15 g，生地 30 g，白术 9 g，丹参 15 g，麦冬 9 g，五味子 9 g，枳壳 9 g，黄连 3 g，黄芩 15 g，防风 9 g，茯神 15 g，浮小麦 30 g，大枣 9 g，炙甘草 9 g，肉桂 3 g，茵陈 20 g。

14 剂。

三诊　口苦，大便秘结改善，已停服胆宁片，口腔溃疡未发，偶眠差多梦，未再汗出，继服以巩固疗效。舌稍红，苔薄略黄，脉细。证治同前。处方：

生龙骨 30 g，生牡蛎 30 g，黄芪 15 g，生地 15 g，白术 9 g，丹参 15 g，麦冬 9 g，五味子 9 g，枳壳 9 g，黄连 3 g，黄芩 6 g，肉桂 3 g，柴胡 15 g，柏子仁 15 g，金蝉花 9 g，浮小麦 30 g，大枣 9 g，炙甘草 9 g。

14 剂。

案 2　女，57 岁。多汗，不寐。

两年来睡眠欠佳，多梦易醒，夜寐多汗，时有心慌心烦，头晕，倦怠乏力。反复生口腔溃疡，溃疡疼痛不甚，色淡红，纳差，大便干稀不调。体格检查：血压 122/80 mmHg，神情，精神可，气平，两肺呼吸音清，心率 76 次 / 分，律齐，腹软，无压痛、包块，肝脾肋下未及，无移动性浊音。苔薄白，舌质偏红，脉细软。证属心脾两虚，风寒阻络。治拟健脾理气，益气止汗。处方：

生龙骨 30 g，生牡蛎 30 g，黄连 3 g，金蝉花 15 g，炙甘草 9 g，黄芪 15 g，黄芩 9 g，浮小麦 30 g，麦冬 9 g，五味子 9 g，防风 9 g，枳壳 9 g，茯神 15 g，大枣 9 g。

7 剂。

【按】心伤则阴血暗耗，脾伤则纳差，大便不调。生化之源不足，营血亏虚不能上奉于心，致心神不安，神魄无主，所以不眠。生龙骨、生牡蛎既可重镇安神，又可敛汗，配合麦冬、五味子，可清热养阴安神。本案舌质偏红，脉细软，可见脾胃虚弱兼有心火，炙甘草、大枣，养胃健脾，用黄连、黄芩取泻心汤之意，既可上清君火以安神，又取泻心汤之意治疗反复口腔溃疡，黄芪、防风、五味子、麦冬，玉屏风益气祛风止汗。

案 3　男，56 岁。多汗。

就诊时间（2019 年 7 月 11 日）　白昼、夜晚均易汗出，伴腰酸耳鸣，入冬肢体冷，胃纳可，3 年前发现足底黑色素瘤，目前稳定。脉濡细，舌淡苔垢腻厚湿。拟方益气通阳，调补肝肾而去水湿。处方：

生牡蛎 30 g，苍术 15 g，杜仲 9 g，茯苓 15 g，磁石 30 g，厚朴 12 g，猪苓 15 g，续断 9 g，黄芪 15 g，王不留行 9 g，泽泻 9 g，冬葵子 15 g，桂枝 12 g，赤芍 9 g，丹参 15 g，瞿麦 15 g，骨碎补 12 g，防风 9 g，独活 9 g，巴戟天 12 g，太子参 9 g，枳壳 9 g，木馒头 15 g，菟丝子 9 g，当归 9 g，川芎

9 g，怀牛膝 15 g，桑寄生 12 g，石斛 9 g，山楂 9 g。

21 剂。制成蜜丸，每日服用。

案 4　男，8 岁。多汗。

就诊时间（2019 年 7 月 11 日）　稍动汗出，入睡时头颈部、躯干、手足汗多。胃纳可，夜寐可，面色萎黄，吃多不长肉。脉滑，舌淡苔白。处方：

生龙骨 15 g，乌梅 9 g，麻黄根 9 g，桔梗 6 g，生牡蛎 15 g，防风 6 g，茯苓 12 g，糯稻根 15 g，黄芪 15 g，五味子 9 g，猪苓 9 g，山药 9 g，太子参 9 g，党参 9 g，苍术 9 g，桂枝 9 g，白莲肉 9 g，泽泻 9 g，使君子 6 g，白术 9 g，姜半夏 6 g，陈皮 6 g，炙甘草 6 g，枳壳 6 g。

7 剂。

二诊　动后仍有汗出，入睡时头颈部、躯干、手足汗较前减少。胃纳可，夜寐可，面色萎黄。脉滑，舌淡苔薄白。拟守方续进。处方：

原方加石斛 9 g、灵芝 6 g。14 剂。

案 5　女，16 岁。多汗。

就诊时间（2019 年 7 月 11 日）　手足多汗 6 年，躯体无汗。活动及紧张时汗多，出汗时汗如雨下，肤凉。胃纳可，月经正常。脉濡滑，舌净淡红。处方：

黄芪 15 g，羌活 9 g，鬼箭羽 12 g，枸杞子 9 g，生地 12 g，桂枝 9 g，苍术 9 g，炙甘草 9 g，玉竹 9 g，生白芍 9 g，黄柏 9 g，知母 9 g，白芷 9 g，白蔹 6 g，桑枝 9 g，防风 9 g，当归 9 g，吴茱萸 3 g，麻黄根 12 g，陈艾叶 9 g，制香附 9 g，艾叶 9 g，石斛 12 g，大枣 6 g。

7 剂。

案 6　女，5 岁。多汗。

就诊时间（2019 年 7 月 11 日）　自幼易感冒，入睡头颈、背部多汗，胃纳可，大便调，脉滑，舌淡苔薄，口有异味。处方：

煅龙骨 15 g，百部 9 g，桔梗 6 g，生牡蛎 15 g，紫菀 9 g，浙贝母 6 g，黄芪 9 g，乌梅 3 g，金银花 9 g，太子参 9 g，五味子 5 g，枸杞子 6 g，苍术 9 g，麻黄根 12 g，炙甘草 6 g，防风 6 g，辛夷 6 g，枳壳 6 g，碧桃干 9 g，赤芍 9 g，桂枝 6 g，大枣 6 g，石斛 6 g，灵芝 6 g。

14 剂。

案 7　女，55 岁。多汗。

就诊时间（2019 年 11 月 12 日）　晨起多汗、口干，夜间无，夜寐入睡困难，麻浅，眼肿，两肩酸痛，下肢怕冷。胃纳可，二便可，脉细，舌红苔薄。该患者为心脾失调，肝肾不足，风湿窜络为患。处方：

磁石 30 g，生地 15 g，五味子 9 g，鬼箭羽 12 g，黄芪 15 g，当归 9 g，酸枣仁 15 g，菟丝子 15 g，制黄精 15 g，川芎 9 g，远志 9 g，续断 9 g，玉竹 9 g，茯神 15 g，防风 9 g，杜仲 9 g，丹参 12 g，白芍 12 g，怀牛膝 9 g，附子 9 g，桂枝 9 g，玄参 9 g，威灵仙 9 g，络石藤 12 g，桑寄生 15 g，独活 9 g，白术 12 g，枳壳 9 g，合欢皮 9 g，大枣 9 g。

14 剂。

案 8　女，53 岁。

就诊时间（2019 年 11 月 28 日）　冲任失调，绝经后多汗。肢冷腰酸颇显，舌红苔薄，脉濡滑。阴阳两虚而偏阳虚，面痒乃阴火上越也。处方：

生龙骨 300 g，茯苓 150 g，仙茅 100 g，桔梗 100 g，生牡蛎 300 g，猪苓 100 g，淫羊藿 100 g，射干 100 g，黄芪 300 g，泽泻 100 g，巴戟天 100 g，炙甘草 100 g，桂枝 150 g，当归 100 g，麻黄根 150 g，仙鹤草 150 g，苍术 100 g，女贞子 100 g，知母 100 g，防风 100 g，白术 100 g，丹参 150 g，黄柏 100 g，独活 100 g，赤芍 100 g，陈艾叶 100 g，紫菀 100 g，肉苁蓉 100 g。

细料：西洋参 100 g，红参 30 g，北冬虫夏草 100 g，金钗石斛 60 g，灵芝孢子粉 50 g。

收膏：阿胶 100 g，鹿角胶 100 g，冰糖 500 g，蜂蜜 300 mL，饴糖 300 g。

案 9　男，29 岁。

就诊时间（2019 年 12 月 12 日）　乏力、犯困、腰酸，白天动则汗多，大便日行 3 次，不成形，时有打嗝。舌红苔薄，脉沉细，口不甚干，当脾肾兼治之。处方：

煅龙骨 300 g，防风 100 g，木香 100 g，补骨脂 100 g，生牡蛎 300 g，葛根 150 g，黄连 60 g，肉豆蔻 100 g，黄芪 300 g，茯苓 150 g，吴茱萸 60 g，五味子 100 g，苍术 100 g，白术 100 g，猪苓 100 g，金樱子 100 g，炙甘草 100 g，玉竹 100 g，泽泻 100 g，麻黄根 150 g，续断 100 g，桂枝 100 g，太子参 300 g，丹参 150 g，枳壳 100 g，黄柏 100 g，怀牛膝 100 g，诃子 100 g。

细料：西洋参 100 g，金钗石斛 40 g。

收膏：阿胶 100 g，黄明胶 100 g，冰糖 500 g，饴糖 300 g。

案 10 男，28 岁。

就诊时间（2019 年 12 月 12 日） 营卫失和、气血不荣于肢末，手足冷而易汗出，冬季易生冻疮。脉细滑，舌偏红苔薄，肠胃和无恙。当通阳理气行血而通脉络。处方：

黄芪 300 g，当归 100 g，细辛 60 g，茯苓 300 g，川桂枝 150 g，生地 150 g，炙甘草 100 g，桑枝 150 g，赤芍 100 g，熟附子 100 g，八月札 100 g，木馒头 300 g，牡丹皮 100 g，红花 100 g，葛根 150 g，净麻黄 100 g，防风 100 g，狗脊 100 g，白芷 100 g，白术 150 g，麻黄根 150 g，秦艽 100 g，大枣 100 g。

细料：生晒参 100 g，铁皮石斛 60 g，北冬虫夏草 100 g。

收膏：鹿角胶 100 g，龟甲胶 100 g，白冰糖 500 g，蜂蜜 500 mL。

八、虚劳

案 1 男，47 岁。

初诊（1986 年 1 月 9 日） 四五年来经常感冒咳嗽，去年底咳嗽咯血色鲜，外院诊为"支气管扩张"。2～3 周后血止。4 年前因疲乏异常检查肝功能，其中蛋白电泳子偏高（23%～26%，但 1984 年度 < 20%）。伴视力减退，明显脱发，性欲亦寡形。肝区不适，疲乏尤于登高后明显。舌淡苔白腻，脉濡细。证属肺气既损，肝肾俱亏。治拟益气血，补肝肾，疏木郁。处方：

炙黄芪 120 g，太子参 120 g，怀山药 150 g，全当归 90 g，制何首乌 120 g，枸杞子 120 g，制熟地 120 g，女贞子 90 g，云茯苓 120 g，川百合 150 g，生薏苡仁、熟薏苡仁各 150 g，淫羊藿 120 g，制半夏 90 g，陈皮 90 g，玉桔梗 60 g，枳壳 90 g，柴胡 90 g，石菖蒲 90 g，采芸曲 120 g，功劳叶 150 g，密蒙花 60 g，川石斛 90 g，泽泻 90 g，青防风 60 g，稽豆衣 90 g，绵茵陈 150 g，制香附 90 g，车前子 120 g。

细料：人参 100 g，灵芝孢子粉 50 g，北冬虫夏草 100 g。

收膏：黄明胶 200 g，鹿角胶 100 g，文冰糖 500 g，饴糖 30 g。

案 2 男，65 岁。

初诊（2006 年 11 月 30 日） 年逾耳顺，肝肾近衰，气阴不足，劳倦，夜寐欠酣而梦多，时耳鸣，脉弦细，舌红且口干苦，有心火炎上之征；左肩酸痛，则属虚风串络，关节不利，治当兼顾。处方：

生牡蛎 300 g，生龙骨 300 g，山茱萸 100 g，川芎 100 g，黑穞豆 100 g，黄芪 300 g，怀山药 300 g，赤芍 100 g，白芷 100 g，制黄精 300 g，当归 100 g，防风 100 g，威灵仙 100 g，西洋参 100 g，枫斗 100 g，五加皮 100 g，陈木瓜 100 g，生晒参 100 g，白茯神 300 g，女贞子 100 g，怀牛膝 200 g，白术 200 g，五味子 100 g，莲子心 300 g，麦冬 100 g，党参 300 g，巴戟天 100 g，制何首乌 200 g，车前子 100 g，丹参 200 g，牡丹皮 100 g，陈皮 100 g，生甘草 100 g，炙甘草 100 g。

上药依法煎取浓汁三遍，去渣混合，再用文火煎至汁稠，然后加鹿角胶龟甲胶各 50 g，陈阿胶 200 g，陈酒烊化，饴糖 30 g，白蜂蜜 300 mL，白冰糖 300 g，收膏。

每日晨晚各挑服 1～2 茶匙，白开水冲服。遇有感冒，胃肠失和等暂停。

案 3 男，75 岁。

初诊（2006 年 11 月 14 日） 全年走路无力，怕冷，食后即觉腹胀，大便每日上午 2 次（多年如此）。口不干。脉细，舌淡红。

参考 1992 年沈济苍医师所书脉案：冬气畏寒，四肢不温，腰脊酸楚，小溲频多，责之肾气不足。左侧巩膜出血，每年发作，夜寐易醒，则是肺不柔和，血液不循常道。察其脉来濡弱，有上盛下虚之象，法当益肾气，滋阴血。胃纳欠佳，大便日二三行而不畅，调理脾胃亦属必要，作膏常服，俾弭患于无形。

患者历年作膏服用，上合机宜。疏方更进一筹，仍以温扶肾气，滋养阴液为大法，辅以柔肝理脾、宁心安神。治取细水长流之意。处方：

生龙骨 150 g，煅牡蛎 150 g，炙黄芪 300 g，制熟地 200 g，制何首乌 150 g，枸杞子 150 g，肉苁蓉 120 g，巴戟天 120 g，菟丝子 120 g，川石斛 150 g，蛇床子 100 g，山茱萸 100 g，锁阳 150 g，粉萆薢 150 g，胡芦巴 150 g，覆盆子 120 g，补骨脂 100 g，生晒参 50 g，天冬 100 g，麦冬 100 g，怀牛膝 120 g，当归身 100 g，绵杜仲 120 g，芡实 120 g，沙苑子 120 g，白茯苓 100 g，白茯神 100 g，远志肉 100 g，淫羊藿 150 g，生山楂 120 g。

上药依法煎取浓汁三遍，去渣混合，再用文火煎至汁稠，然后加陈阿胶（陈酒烊化）250 g，白蜂蜜 250 mL，文冰糖 100 g，收膏。膏成另取砂仁粉、沉香粉各 5 g 入膏拌匀，每日晨晚各挑服 2 茶匙，白开水冲服。

遇有感冒，胃肠失和等暂停。

九、口疮（口腔溃疡）

案 女，40 岁。

初诊（2019 年 12 月 5 日） 肺虚卫弱，营卫失和，脾胃气滞，升降之机失常，火郁于脾土。口腔溃疡频发，当宗东垣法。处方：

水牛角 300 g，丹参 150 g，升麻 100 g，葛根 150 g，生牡蛎 300 g，赤芍 100 g，黄连 60 g，防风 100 g，黄芪 300 g，牡丹皮 100 g，吴茱萸 60 g，泽泻 100 g，生地 300 g，白术 150 g，川芎 100 g，炙甘草 100 g，白鲜皮 150 g，女贞子 100 g，土茯苓 300 g，紫花地丁 100 g，五味子 100 g，黄芩 100 g，枸杞子 150 g，茺蔚子 100 g，黄芩 100 g，当归 100 g，墨旱莲 100 g，桂枝 100 g，刘寄奴 100 g，紫苏梗 100 g，陈皮 100 g，木香 100 g，六曲 100 g。

细料：西洋参 100 g，金钗石斛 60 g，西红花 10 g，山楂精 240 g。

收膏：阿胶 200 g，蜂蜜 300 mL，饴糖 300 g，冰糖 500 g。

十、胃炎

案 1 女，54 岁。

就诊时间（2019 年 12 月 12 日） 胃脘痞满作胀，食入更显，但无痛感，无反酸。忌冷。脉弦细滑，舌淡苔薄白，性情急躁。胃镜：反流性胃食管炎。总由肝气横逆犯脾，有木郁化热之象。治拟调和肝脾。处方：

煅瓦楞子 300 g，柴胡 100 g，白蒺藜 100 g，槟榔 100 g，白螺蛳壳 150 g，赤芍 100 g，青皮 100 g，黄连 60 g，苍术 100 g，枳壳 100 g，陈皮 100 g，吴茱萸 60 g，川芎 100 g，乌药 100 g，莪术 100 g，炙甘草 100 g，炒栀子 100 g，厚朴 60 g，大腹皮 100 g，制香附 100 g，丹参 150 g，水红花子 100 g，高良姜 100 g，佛手 100 g。

细料：西洋参 100 g，铁皮石斛 50 g，白及粉 40 g（拌入）。

收膏：阿胶 100 g，黄明胶 100 g，冰糖 500 g，蜂蜜 300 mL，饴糖 300 g。

案 2 男，13 岁。

就诊时间（2019 年 12 月 5 日） 素来感冒尚少，喷嚏频作，进食可，脘腹不饿时感胀满，大便日行。脉滑，舌质偏红苔净。口腔溃疡频发，乃虚火上炎之象。当肺脾并治。处方：

海螵蛸 200 g，葛根 150 g，紫苏梗 100 g，桔梗 100 g，川芎 100 g，防风 100 g，辛夷 100 g，大腹皮 100 g，大白芍 100 g，藿香 100 g，枳实 150 g，白芷 100 g，肉桂 60 g，女贞子 100 g，天冬 100 g，牛蒡子 150 g，天花粉 100 g，生甘草 100 g，白术 100 g，玄参 100 g，苍术 100 g，乌梅 100 g，紫菀 100 g，制半夏 100 g，钩藤 150 g，荆芥 100 g，六曲 100 g，黄芪 300 g。

细料：西洋参 100 g，铁皮石斛 60 g，灵芝孢子粉 40 g，北冬虫夏草 100 g。

收膏：鳖甲胶 100 g，黄明胶 100 g，冰糖 500 g，蜂蜜 300 mL。

十一、咽炎

案　女，28 岁。

就诊时间（2019 年 12 月 12 日）　每逢换季咽喉不适，痒痛，痰白量少不畅。经期尚准、量少，脉细。舌淡苔薄。时觉眼前黑矇感。总由肝脾不和、营卫失调、肝气不舒夹痰犯咽，络脉瘀滞。处方：

黄芪 300 g，柴胡 100 g，茯神 150 g，桔梗 100 g，熟地 300 g，桂枝 100 g，酸枣仁 150 g，射干 100 g，赤芍 100 g，川芎 100 g，枸杞子 100 g，牛蒡子 100 g，丹参 150 g，牡丹皮 100 g，茺蔚子 100 g，炙甘草 100 g，白术 150 g，党参 300 g，泽兰 100 g，肉苁蓉 100 g，枳壳 100 g，制香附 100 g，陈艾叶 100 g，桃仁 100 g，紫苏梗 100 g，制半夏 100 g，浙贝母 100 g，金樱子 100 g。

细料：西洋参 100 g，山楂精 180 g，西红花 10 g。

收膏：阿胶 200 g，冰糖 300 g，蜂蜜 300 mL，饴糖 300 g。

十二、鼻炎

案 1　男，41 岁。

就诊时间（2019 年 12 月 12 日）　诉去岁膏方觉鼻炎、咳嗽均显效。目前大便日行，胃纳可，咽稍痒，鼻窦炎 2 个月未大发，少许黄涕见于疲劳后。容易失眠入睡困难，白发多、易脱发。体检有脂肪肝。脉弦细乏力，舌红苔薄腻。总数肺肝失调，肺窍不利，肝胆湿热为患。处方：

黄芪 300 g，丹参 150 g，柴胡 100 g，茵陈 150 g，桔梗 100 g，熟地

150 g，密蒙花 100 g，葛根 150 g，黄连 100 g，射干 100 g，山茱萸 100 g，苍术 100 g，防风 100 g，炒白芍 100 g，木香 100 g，浙贝母 100 g，炮姜 100 g，萹草 150 g，枳壳 100 g，吴茱萸 100 g，金樱子 100 g，炙甘草 100 g，八月札 100 g，甘菊花 100 g，茯神 150 g，黄芩 100 g，鸡骨草 100 g，辛夷 100 g，连翘 100 g，金银花 100 g，怀牛膝 100 g，菟丝子 100 g，巴戟天 100 g。

　　细料：西洋参 100 g，金钗石斛 100 g，黄精膏 180 g。

　　收膏：琼脂粉 20 g，饴糖 300 g，冰糖 300 g。

案 2　女，37 岁。

就诊时间（2019 年 12 月 12 日）　鼻炎史 20 余年。目前晨起喷嚏伴流涕。有偏头痛 5 年多，与月经来相关。舌红苔薄腻，脉滑。风邪夹湿上犯清窍。治拟疏风通窍，健脾化湿。处方：

　　磁石 300 g，川芎 100 g，桔梗 100 g，生牡蛎 300 g，川藁本 100 g，柴胡 100 g，黄芪 300 g，防风 100 g，当归 100 g，白术 150 g，茺蔚子 100 g，苍术 100 g，赤芍 100 g，炙甘草 100 g，白芷 100 g，枳壳 100 g，白蒺藜 100 g，陈艾叶 100 g，僵蚕 100 g，羌活 100 g，密蒙花 100 g，甘菊花 100 g，淮麦 300 g，枸杞子 100 g，大枣 100 g。

　　细料：西洋参 100 g，金钗石斛 50 g，北冬虫夏草 100 g。

　　收膏：阿胶 100 g，黄明胶 100 g，冰糖 300 g，蜂蜜 300 mL，饴糖 300 g。

十三、湿疹

案　男，60 岁。

就诊时间（2006 年 11 月 30 日）　头晕，四肢背部皮肤湿疹 10 余年。晨起食后胃胀，偶有胃痛，大便不成形，日行一次，查胃镜：萎缩性胃炎伴肠化。夜寐觉腰酸，时有脚抽筋，寐差易醒。有高血压病史（血压 150/92 mmHg）血糖、胆固醇及三酰甘油偏高，阑尾炎术后。舌淡红，苔少，脉弦细。

　　风邪夹湿阻遏营卫，留连于络兼之肝旺召风，顷有头晕，十余年来湿疹屡发于四肢背部而不止。兼之胃失降和，脾乏健运，病情错杂，当治风而以理血居先。另据实验室检查：中度浅表性胃炎、萎缩性胃炎肠化生，血压（150/90 mmHg），血脂偏高。凡此统筹而治之可也。法取消风散、玉屏风散等方化裁以治。处方：

灵磁石 300 g，生黄芪 300 g，陈皮 100 g，八月札 100 g，大生地 300 g，防风 100 g，牛蒡子 100 g，土茯苓 300 g，苍术 100 g，白术 100 g，荆芥 60 g，白蒺藜 100 g，苏木 30 g，生晒参 100 g，当归 100 g，徐长卿 100 g，桃仁 100 g，西洋参 100 g，苦参 200 g，赤芍 100 g，地肤子 100 g，枫斗 100 g，丹参 200 g，牡丹皮 100 g，白鲜皮 300 g，天麻 100 g，川厚朴 60 g，墨旱莲 100 g，桑寄生 200 g，西红花 30 g，生甘草 50 g，炙甘草 50 g，六曲 100 g，大枣 100 g。

上药依法煎取浓汁三遍，去渣混合，再用文火煎至汁稠，然后加鹿角胶及陈阿胶（陈酒烊化）各 100 g，饴糖 300 g，元贞糖 100 g，收膏。

每日晨晚各挑服 2 茶匙，白开水冲服。遇有感冒、胃肠失和等暂停。

十四、绝经前后诸症

案　女，48 岁。

就诊时间（3 月 8 日）　半年来白天烘热汗出，晚上眠中亦汗出，兼见畏寒怕冷，头晕耳鸣，乏力，伴头晕，无恶心呕吐，心慌，易紧张，无胸闷，失眠多梦，月经周期紊乱，量少，色红。另平素经常鼻塞。舌红苔少，脉细数。属绝经前后诸证。心肾阴虚。治拟滋阴益肾，补心安神。处方：

麦冬 9 g，辛夷 9 g，百合 30 g，生地 15 g，玉竹 15 g，丹参 15 g，肉桂 3 g，山茱萸 15 g，黄柏 15 g，牡丹皮 15 g，泽泻 9 g，淮小麦 30 g，秦艽 15 g，当归 9 g，酸枣仁 15 g，五味子 9 g，甘草 6 g。

14 剂。

第五章
用 药 特 色

一、新定痫丸——小儿癫痫

由陆鸿元祖上医者结合《医宗金鉴》定痫丹和《医学心悟》定痫丸方化裁制出新定痫丸。传承代数：4代，时间：120余年。

[组成] 羚羊角汁（粉）1 g，沉香汁 1 g，濂珍珠 1 g，元寸香 0.5 g，天竺黄 2 g，别直参 1 g，白附子 4.5 g，金箔 1 g，陈胆南星 1 g，飞辰砂 1 g，铁华粉煅（乳钵研细）1 g，制全蝎 2.5 g，漂甘遂 1 g，朱茯苓 3 g，於潜术 3 g，川黄连 4.5 g，青礞石 2.5 g（煅）。

[用法] 用雪水煮陈米糊和药粉为丸如桐子大，量儿年龄大小，体质强弱，每服 1～4 丸，温开水送下，每周 1～3 次。

【注】体质虚弱者在新定痫丸的同时，加服新河车丸，组成：胎盘粉 6 g，丹参 10 g，熟地 10 g，别直参 10 g，杜仲 10 g，於潜术 10 g，茯苓、茯神各 10 g，怀牛膝 10 g，炙远志 6 g，当归身 6 g。研末炼蜜为丸如桐子大，每日 1 次服 3 g，温开水过口。蜜丸喂服方便，适合小儿口感。

陆鸿元认为癫痫发作时以实证为主，宜先治其标，治疗原则为平肝息风，豁痰宣窍，清热降火，安神镇惊；发作控制后，正气虚馁，宜治其本，多以益气养心，补脾化痰为主，固本培元。要坚持长期、规律服药，以图根治。

[适用范围] 小儿癫痫，证属风痰热证。

[功效] 平肝息风，豁痰宣窍，清热降火，安神镇惊，益气养心，补脾化痰五组药物组成。

[方解] 风、痰、热是本病之标，是矛盾的主要方面，然而豁痰又非一般祛痰之药所能解决。

第一组药礞石、甘遂、胆南星、白附子、竺黄均为豁痰峻剂，盖痰在膈上清阳被阻，则眩晕甚而昏倒，痰消则胸阳得展而气顺。

第二组是羚羊、黄连、雪水、全蝎，其作用是平肝阳、息内风、降心火、祛风炎，因肝胆之火内炽，心离之火上炎，火动则风生，风鼓则痰涌，所以四肢强直，抽搐痰壅，口吐涎沫。

第三组是珍珠、金箔、铁华粉，方书谓惊则气乱，气乱则痰涌，上药取其得以镇惊镇逆，以止抽搐。

第四组为麝香、沉香，则其宣窍顺气，痰热蒙闭心包，机窍受阻，麝香宣窍透络，沉香顺气降气，气顺则火降痰消，妖雾驱散，使心主神明，清灵恢复。

第五组为别直参、於术、茯苓、辰砂。《经》云："正气存内，邪不可干。"脾为生痰之源，脾气不足，水谷精微，输布失职，津聚为痰，水谷之津精，不能和调于五脏，洒陈于六腑，心失所养，所谓久病元气必虚，故以人参、於术、茯苓、辰砂培土益气，安神镇心，以起安抚作用，所谓治病必求其本也。再配合新河车丸填补肝肾、固本培元，俾肝肾安靖。龙雷不致上冲，此亦张石顽治本之要旨也。

二、珍珠定喘方——热哮

由陆鸿元领衔研制的珍珠定喘片，由上海市防治慢性气管炎协作组委托当时的上海中药制药二厂生产。据文献报道，1974—1977 年，珍珠定喘片在龙华医院、上海市第九人民医院、上海市第二人民医院、上海市第一结核病院、江苏太仓璜泾人民医院等单位临床验证 300 余例，对喘息型慢性支气管炎及哮喘具有较好的效果，平均总有效率在 80% 以上，平均显效率在 30% 以上。

［组成］珍珠母 30 g，炙麻黄 9 g，胡颓子叶 30 g，黄芩 9 g，甘草 4.5 g，冰片 0.5 g，蚕蛹 3 g。

［适用范围］支气管哮喘（哮病之热哮）。

［功效］清热宣肺，化痰定喘。

［方解］麻黄、胡颓子叶辛温上升，珍珠母、黄芩、冰片苦寒下降，将其配伍使用符合中医"辛升苦降"的治疗原则。辛升可以开肺豁痰，苦降可以镇咳消炎，"相反相成"，甘草调和药性，蚕蛹亦有补肾健脾、扶正固本的作用，从而提高疗效。

三、清热泻脾散合金不换口疮散——小儿心脾积热型口疮

徐氏清热泻脾散——内服：由《医宗金鉴》之清热泻脾散化裁而来，常用于治疗心脾蕴热、湿热上攻之小儿口疮。

金不换口疳散——外敷：本散可清热解毒止痛，搽后收效迅捷，且毫无痛感，用于小儿尤为适宜。

[组成]

（1）清热泻脾散：栀子8g，玄参10g，灯心草10g，生石膏10g，生地10g，薏苡仁10g，茯苓10g，黄连6g，黄芩6g，金银花12g，连翘12g。

（2）金不换口疮散：胡黄连30g，甘草24g，青黛78g，白及72g，冰片3g，海螵蛸72g，龙骨30g，黄柏72g。粉末和匀，每日3～4次外敷患处。

[适用范围]小儿口疮（心脾积热证）。

[功效]内服清热泻脾兼利湿，外用清热解毒、止痛敛疮。

[方解]"口疮"病因常不离诸火热之邪，因"心开窍于舌，心脉通于舌上，脾开窍于口，脾络通于口，胃经循颊络齿龈"。陆鸿元认为，本病病机在疾病早期以卫外不固、风热上乘为主；中期以火热内侵、毒蕴心脾为主；后期病损及肾，则以肾气亏虚、虚火上炎为主。故陆鸿元治疗小儿口疮，以清热解毒为常法，且内外同治，并重视兼症及危重症的治疗。

内服：清热泻脾散方中石膏、栀子清心脾积热；黄芩、黄连清热解毒；生地、玄参清热养阴；灯心草、茯苓、薏苡仁健脾利湿。因初发患儿多兼有风热表证，故加金银花、连翘等疏风清热。

外用：金不换口疳散可清热解毒止痛，搽后收效迅捷，且毫无痛感，用于小儿尤为适宜。方中青黛凉血清热，龙骨生肌敛疮，黄柏清热燥湿、泻火解毒，白及消肿生肌、止血敛疮，冰片清热止痛，胡黄连清热、凉血、燥湿，海螵蛸收湿敛疮，甘草缓急止痛、调和药性。相关研究亦表明，白及、青黛及冰片等中药配伍制成外用剂敷于口腔黏膜上，具有消炎、止痛、收敛生肌、促进溃疡愈合的作用。

四、胆麻荚方——痰浊壅肺型肺胀病

胆麻荚方为陆鸿元、徐仲才结合长期的临床实践创立的方剂。陆鸿元团队

曾对 18 000 多例慢性支气管炎患者进行中医病机研究，发现痰饮阻碍气机升降贯穿疾病的始终。

[**组成**] 皂荚 5 g，麻黄 6 g，猪胆粉 0.3 g（三药加水浓煎，浓度统一为 1 g 生药 3 mL 药汁，煎成 33 mL，分装 2 袋）。

[**适用范围**] 慢性阻塞性肺疾病（痰浊壅肺型肺胀病）。

[**功效**] 温肺化痰，止咳平喘。

[**方解**] 胆麻荚方中皂荚、麻黄性温，痰饮为阴邪，得温则散；猪胆粉性苦寒，可清肺热、止咳喘。三药合用，不仅加强了治疗"咳、喘、痰"等症状的针对性，也减少了由于药物偏热、偏寒可能带来的不良反应。

麻黄性温，味辛、微苦，归肺、膀胱经。《本草正义》载："麻黄轻清上浮，专疏肺郁，宣泄气机，是为治感第一要药，虽曰解表，实为开肺，虽曰散寒，实为泄邪，风寒固得之而外散，即温热亦无不赖之以宣通。"故而，麻黄与祛痰化饮药物配伍，可增强温肺祛痰的功效。皂荚性辛温、味咸，归肺、大肠经，具有涤痰、通窍之功效。《药品化义》云："皂荚味大辛主升散……为搜痰快药。"《金匮要略心典》称本品"味辛入肺，除痰之力最猛"。猪胆粉性寒、味苦，归肝、胆、肺、大肠经，具有清热、润燥、解毒、止咳、平喘之功效。

第六章
医 论 医 话

一、经典研读

论《素问·热论》与仲景《伤寒论》六经主证的异同

（一）对《素问·热论》热病的认识

《素问·热论》说："人之伤于寒也，则为病热。"又说："其死皆以六七日之间。"可以推知"热病"是属于急性发热的病证。

关于热病（以及温病）等与伤寒之间的关系，在《伤寒论》中提出："今夫热病者，皆伤寒之类也。"从这里不难看出，"热病"这个概念是被包括在广义的"伤寒"概念之中。如《难经·五十八难》说："伤寒有五，有中风，有伤寒，有湿温，有热病，有温病。"前者所谓"伤寒"是广义的伤寒，后者与热病（温病）并列的"伤寒"，是狭义的伤寒。广义的伤寒包括多种热性病，狭义的伤寒则指一般触冒风寒邪气而言。根据同理推论，伤寒（狭义的）是古人根据病因而定出的概念性名词，热病（温病）等则是根据症状而定出的概念性名词。正如明王履在《医经溯洄集》中所说："且如伤寒，此以病因而为名者也；温病、热病，此以天时与病形而为病名者也。"在我国，从《素问》成书年代至汉晋时期（公元前 5 世纪至公元后 4 世纪），对于一般热性病都称为"伤寒"。晋葛洪《肘后备急方》云："伤寒、时行、温疫，三者同一名耳，而源本小异……又贵胜雅言，总名伤寒；世俗因号为时行。"唐孙思邈《千金方》引《小品》也有相同的记载。从以上引证，可知古人对于热病（以及温病）等与伤寒之间的关系和认识，所谓"贵胜雅言"，就是统治阶级和大知识分子的语言，而劳动人民通常把它叫作"时行"。

我们上面提出"热病"的概念被包括在广义的"伤寒"概念之中，是就其范围大小而言，就是说，"热病"的范围较小而"伤寒"（广义的）的范围较大。这里既不能认为是甲和乙的同一关系，也不能认为是一种从属关系，而是个别与全部的关系。如上所述，在"伤寒"这个一般性较大的概念中包括"热病"这个一般性较小的概念。不用说，它们之间，既有一定的联系，也有一定的差异。有些人混淆了这几种关系，以致争论纷纭，莫衷一是。

1. 热病和时令的关系　古人认为致病的因素有内因、外因和不内外因，其中所谓外因就是人体感受风、寒、暑、湿、燥、火的六淫邪气。同时认为病者机体由于寒暑递相变化而可能产生不同的病变。所以《素问·热论》说："凡病伤寒而成温者，先夏至为病温，后夏至为病暑。"晋王叔和编次《伤寒例》云："中而即病者名为伤寒，不即病者，寒毒藏于肌肤，至春变为温病，至夏变为暑病。暑病者，热极重于温也。"（这里所谓伤寒是狭义的）自此后世遂有所谓伏气新感的说法。清徐灵胎在《难经经释·五十八难》按语中，认为张仲景《伤寒论》中之"暍"（暑邪）就是热论的"热病"，这与王叔和所说"暑病者，热极重于温也"的见解是一致的。《素问·热论》对于温病、暑病和时令的关系的认识，并不与王叔和所说的情形一样。《素问·热论》认为寒邪伤人而成温病。暑病，从时令上说，则有夏至前后感受时间的不同，从具体症状说，则有热之微甚的分别。王叔和所谓"寒毒藏于肌肤，至春夏发为温病或暑病"，可能是根据《素问·生气通天论》"冬伤于寒，春必温病"伏邪晚发的理论演绎而来的。应该如何正确理解这些问题呢？古人认为发病机制与时令密切相关，这有其一定的道理。在《素问·六节藏象论》提出候（五日为一候）、气（三候为一气）、时（六气为一时）、岁（四时为一岁）和所谓"非其时则微，当其时则甚"。说明人们在各个时令中，随时可能感触不同的六淫邪气，但是我们在对具体症状观察中，也不要拘执时令，如同有些人所说"冬日无温病，夏日无伤寒"的那样，而要根据患者表现的具体症状加以判断。基于这个道理，对于热病所包括的病证也要看得灵活，不必局限地从暑病上去认识它，它究竟是一个根据症状而给予的概念性名词，也就包括了若干急性发热的病证。

2. 热病的病理机转　热论提出了两个方面的论点：一方面是"人之伤于寒也，则为病热"，一方面是"其两感于寒者，必不免于死矣"。尤以"两感于寒"，前人阐述很多。我想试引苏联高等医药院校病理生理学教科书"论发热"的一段话来解释以上的病理机转。原文说："由于发热足以反映出患者机体反应能力的程度，所以能很好地说明机体在和感染进行斗争时的状态。但是绝不可根据这一点而断言，在任何病例内，发热都是感染过程发展中的有利表现。体温的过度升高和骤然降低，也能给机体以有害的影响。"从这里可知"热虽盛不死"，是由于发热可说明机体反应能力的程度，也就是通常所谓正气抗病的趋势。虽于"两感于寒"，根据《素问·热论》所描写的症状来看："病一日，则巨阳与少阴俱病，则头痛口干而烦满；二日，则阳明与太阴俱病，则腹满身热，不欲食，谵言。"说明其病一开始即呈现"体温过度升高"的阳性症状。"三日，则少阳与厥阴俱病，则耳聋囊缩而厥（可以理解为手足厥冷，从下文'营卫不行'句推知），水浆不入，不知人。"说明继高热之后出现"体温骤然降低"的阴性症状。由于病情变化迅速，所以病死率也较高。由此可见，古人在观察每一具体病例中，也估计到发热经过的特性及其对机体的作用。

（二）《素问·热论》是张仲景《伤寒论》的基础

《素问·热论》虽然简略而不全面，但对后来的伤寒病学却起了很大的影响。汉代大医家张仲景基于《素问》的理论，对《素问·热论》的内容大大地加以补充和发展，立下"辨证论治"的法则，为后来医家所宗法。清柯韵伯在其《伤寒论翼》一书中，认为《伤寒论》是内伤外感无所不包，可谓推崇备至。《伤寒论》既撰用《素问》而作，因而在若干论点上，也自有其相同之处。例如：六经类目及其排列次序便是与《素问·热论》一致的（当然还包括其他方面，于后面讨论），可是《伤寒论》的范围较之热论更大大地扩充了。《素问·热论》中所讨论的"热病"对于伤寒（广义的）是一般性较小的概念；而《伤寒论》中所讨论的"伤寒"对于"热病"来说，却是一般性较大的概念，也就是所谓广义的伤寒。《素问·热论》与《伤寒论》的基本区别，在于"《素问》谓人伤于寒则为病热者，言常而不言变也；仲景谓或热或寒而不一者，备常与变而弗遗也"（明王履《医经溯洄集》）。任何疾病都有"常"和"变"，认识到病之"常"，只是对于疾病片面的、现象的、外部联系的认识；认识到疾病之"变"，则较之认识疾病之"常"推进了一大步，是对于疾病全面的、本质的、内部联系的认识。所以《素问·热论》只能在对疾病现象的观察中提出"未满三日者，可汗而已；已满三日者，可泄而已"的原则性治疗方法。而《伤寒论》由于从临床出发，从疾病本质上去探讨，因而掌握了疾病发展的规律，提出了可汗、不可汗，可下、不可下，急当攻表，急当救里等具体而灵活的治疗方法。为什么《素问·热论》和《伤寒论》会有这样的区别呢？因为

《素问·热论》的作者，还仅是对热性病获得初步的认识，但张仲景著作《伤寒论》通过实践把《素问》的理论进一步加以发展，当然有所不同。

柯韵伯说："热病之六经，专主经脉为病，但有表里之实热，并无表里之虚寒，虽因于伤寒，已变成热病，故竟称热病……仲景之六经……虽以脉为经纪，凡风寒湿热，内伤外感，自表及里，热寒虚实，无所不包，而总名伤寒杂病论。"这里既概述了热论与伤寒论内容的主要区别，也说明了伤寒论详尽而具体，足补热论之所未备。

1.《素问·热论》与《伤寒论》六经主证的比较 《素问·热论》与《伤寒论》六经主证的特点有三方面：第一，阳经和阴经所代表的部位和症状不尽相同；第二，同经主证不尽相同；第三，因证论理的方法不同。兹将两论关于六经主证列表比较并进行讨论（表 6-1）。

从表 6-1 可以看出《素问·热论》和《伤寒论》六经类目和排列次序是完全相同的——太阳、阳明、少阳、太阴、少阴、厥阴。现在从三个方面就两论六经主证加以比较。

表 6-1 六 经 主 证

出处	分类	太阳	阳明	少阳	太阴	少阴	厥阴
《素问·热论》	经脉	其脉连于风府……	其脉侠鼻络于目……	其脉循胁络于耳……	其脉布胃中络于嗌……	其脉贯肾络于肺，系舌本……	其脉循阴器而络于肝……
	症状	头项痛，腰脊强	身热，目疼，鼻干，不得卧	胸胁痛，耳聋	腹满，嗌干	口燥舌干而渴	烦满，囊缩
	治法	未满三日者，可汗而已		已满三日者，可泄而已			
仲景《伤寒论》	症状	发热恶寒，有汗或无汗……	不恶寒，反恶热，汗出烦渴，燥实坚满……	往来寒热，胸胁苦满，心烦喜呕……	腹满而吐利……	脉微细，但欲寐（无热恶寒，四肢厥逆）……	发热若干日，厥冷若干日，或消渴，或吐蚘，或下利……
	治法	汗	下，清	和解	温补	温补	温凉兼施

（1）从六经谈到主证的不同：《素问·热论》的六经与《灵枢·经脉》讨论十二经脉的理论是有联系的。《灵枢》以经脉为依据推论到病证，既论及手六部的病证，也论及足六经的病证。《素问·刺热论》《素问·刺疟》诸篇也以手六经和足六经为依据来讨论针刺的方法。而《素问·热论》在讨论病理时，仅以足六经来说明，而未涉及手六经，后人因有伤寒六经，"传足不传手"的说法，这是误解了《素问·热论》的本意。《素问·热论》之所以仅仅引用足六经，是从经脉循行路线而考虑的，因为从足六经来说，"足之三阳，从头走足；足之三阴，从足走腹"。实际上足六经已经循行了周身上、下、左、右、前、后，而手六经仅仅循行于躯干的上部分，"手之三阴，从脏走手；手之三阳，从手走头"。经脉手足六经，本来是彼此衔接，环周不休的，因而提出了足六经，同时意味着包括手六经在内，自不待言（略取清薛生白《医经原旨》大意）。上述《素问·刺热论》也没有仅仅提出足六经来讨论刺法，互为印证；可以说明《素问·热论》提出足六经，是因为讨论热病的病理而推原到经脉方面，而不是对于手足六经倚重倚轻。《伤寒论》以各个不同类型的证群统属于和《素问·热论》类目相同的六经中，而以"评脉辨证"为中心，其解释病理，不以经脉为主，而以"阴、阳、表、里、虚、实、寒、热"作为纲领性的说明。这就显出它与《素问·热论》不同的特点。清程应旄说："《素问》之六经，是一病共具之六经，仲景之六经，是异病分布之六经；《素问》之六经，是因热病而原及六经，仲景之六经，是设六经而赅尽众病。"我深深体会到：《素问·热论》"因热病而原及六经"的推理方法，比起从经脉而推论病证有了进步；张仲景《伤寒论》"设六经而赅尽众病"的推理方法，从中医学发展的历史来看，还是合乎论理（逻辑）的规律性，较之热论，则又前进了一大步。

（2）从表里、虚实、寒热说到主证的不同：《素问·热论》光讲热性症状，也偏重于表证、实证，即三阴经证也属于阳性的症状。例如：少阴经病"口燥舌干而渴"，仍是阳性症状的表现。张仲景《伤寒论》既以六经统属各种不同类型的证群，同时也标明了表、里、虚、实、寒、热的界限。凡病证属表、属热、属实，都统属于三阳经（阳性症状）；病证属里、属寒、属虚，都统属于三阴经（阴性症状）。必须了解，这里不是绝对的划分界限，而是给我们关于阳经和阴经症状总的概念。在所谓三阳经证中，有表、有里，也有半表半里，有热也有寒；在所谓三阴经证中，也有浅有深，有寒也有热。说明病证发展变化的多样性质。如柯韵伯在其《伤寒论翼》中，认为："太阳为开，故以之主表；阳明为阖，故以之主里；少阳为枢，少阴亦为枢，故皆有半表半里证。少阳为阳枢，归重在半表；少阴为阴枢，归重在半里。阳明主里，三阴亦皆主里，而阴阳异位，故所主各不同。又太阴为开，为阴中之至阴；厥阴为阖，为阴中之阳。"（节要）柯氏根据《素问·阴阳离合论》三阴三阳主开、主阖、主枢的理论，除将六经具体分析为主开、主阖、主枢外，又有阳枢、阴枢、归重半表、归重半里等说法。一言以蔽之，是从六经阴阳异位和浅深程度而推论伤寒病的病理机转。

（3）《素问·热论》和《伤寒论》主证异同的分析：上面讨论《素问·热论》和《伤寒论》主证之所以有不同的两个主要论点，现在就两论某些主证的异同加以分析。《素问·热论》和《伤寒论》在三阳经主证有同有异，而在三阴经则互异，《素问·热论》有热而无寒，《伤寒论》有寒、有热，也有寒热错杂之证。所以程应旄有"类而不类，不类而类"的见解。兹根据程氏《伤寒后条辨》论热病和《伤寒论》主证之异同的大意列表如表6-2。

表6-2 程氏《伤寒后条辨》论热病和《伤寒论》主证之异同

六经	出　处	同	异
太阳	《素问·热论》	头项痛，腰脊强	不恶寒
	《伤寒论》		恶寒
阳明	《素问·热论》	身热，目痛，鼻干，不得卧	不入胃（肠胃）
	《伤寒论》		入胃
少阳	《素问·热论》	胸肋痛而耳聋	有半里之热，无半表之寒
	《伤寒论》		往来寒热
太阴	《素问·热论》	—	腹满嗌干
	《伤寒论》		腹满吐利，食不下
少阴	《素问·热论》	—	口燥舌干而渴（有类《伤寒论》少阴篇跌阳证）
	《伤寒论》		脉微细但欲寐（无热恶寒、四肢厥逆）
厥阴	《素问·热论》	—	烦满囊缩（伤寒或有之）
	《伤寒论》		食不下，食即吐蚘……

2.《素问·热论》与《伤寒论》传经方式的比较　《素问·热论》有"伤寒一日，巨阳（太阳）受之……二日，阳明受之……三日，少阳受之……"的记载，便是后世传经之说的起源。可是《素问·热论》却未明确提出"传经"的名称。自宋朱肱《活人书》以后，乃成定名了。刘草窗、张子和等根据《素问·热论》提出"伤寒六经传足不传手，与手经无涉"的说法，这是片面的见解；明张景岳、陶华等对之作了修正，认为传经是包括手足六经而言（其理由已如上述）。清张令韶又标出所谓"气传"的名目，他说："六经以次递传，周而复始，一定不移，此经气之传，而非病邪之传也。"不过很少人同意他这种见解。我们现在一般理解为"疾病的进行，证候群的变换"（不仅适用于《伤寒论》的传经，《素问·热论》的传经，有时也可理解为疾病的进行，其义详后）。

"传经"的名词，乍看起来，似乎不很习惯，但却是古人临床上长期观察所得出的概念。现代医学对于传染病往往估计其潜伏期及其病程，古人同样根据临床上积累的经验，对各种类型的疾病及其进度，依其最大可能性假设了一定的日程，这与现代医学具有相同的目的，就是求得有利于在临床上辨认和诊断病理现象。

（1）《素问·热论》与《伤寒论》传经方式的基本特点：《素问·热论》对于《灵枢·经脉》来说，虽从以经脉为主归纳疾病而转移到以病证为主推论到经脉，但究竟脱离不了以经脉论述病证为中心这个范畴，因而所讨论的传经方式，自然也以经脉为主要内容。《伤寒论》以"辨证论治"为理论中心，这就在很大程度上不为经脉学说所限制，因而它所讨论传经的方式，自然随着疾病的进行和证群的变换而决定，没有呆板的公式。

（2）《素问·热论》与《伤寒论》传经的次序：《素问·热论》传经的次序比较简单而素朴，《伤寒论》传经次序能反映现实，并具有很大的灵活性。试比较如下。

《素问·热论》：太阳→阳明→少阳→太阴→少阴→厥阴。

《伤寒论》：见图 6-1。

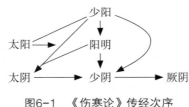

图6-1　《伤寒论》传经次序

在理论上又有所谓正传（如太阳传阳明）、越经传（如太阳传少阳）及合病、并病云云，历来见解也互有出入，这里暂不讨论。

（3）《素问·热论》与《伤寒论》的传经日数：《素问·热论》的传经日数，一般说是一日传一经，六日传遍六经，周而复始，故七日复为太阳。对于复传之说，后人多有疑问。清章虚谷说："其死皆在六七日之间，原无七日复传之说。"明马玄豪说："自太阳以至厥阴，犹人入户升堂，以入于室矣。厥阴复出传于太阳，奈有二阴（按指少阴）、三阴（按指太阴）、一阳（指少阳）、二阳（指阳明）以隔之，岂有遽出而传之太阳之理……皆初时所传之邪，至此方衰也。"马氏说明了两个问题：一是说明"一日太阳，二日阳明，三日少阳……"是属于疾病进行的状态（一病未已，一病复起之意）；一是说明"七日太阳病衰"，不是复传，而是初时所感之邪至此方衰。我们再根据太阳病衰句下"头痛少愈"，可以推知"病衰"和"少愈"，正足以反映病证逐渐消退的状态。因此，七日可以由厥阴复传太阳的论点，是很难成立的。

《伤寒论》传经日数与热论不同，有二三日传一经，有六七日传一经，甚至十二三日传一经，不等。不为日数所限制，而以脉证为主。《伤寒论》原文说："伤寒一日，太阳受之，脉若静者为不传；颇欲吐，若躁烦脉数急者，为传也。""伤寒二三日，阳明、少阳证不见者，为不传也。""伤寒六七日，无大热，其人躁烦者，此为阳去入阴故也。"由此可见，在仲景所处的时代，亦可能有"传经"的说法，但他认为脉证是唯一可靠的依据（就《伤寒论》的观点而言），而"传经"日数仅作为参考而已。至于复传，在《伤寒论》中，尚找不到突出例子。

（三）一些体会

《素问·热论》为《伤寒论》的张本，为多数学者所公认。总的说来：《素问·热论》观察病程短，面狭；《伤寒论》观察病程长，面广。两者内容虽然不完全相同，却有其一定的联系，特别是在中医学发展史上的联系。有人纯粹以《素问·热论》的理论来硬套《伤寒论》，自不免牵强附会；有人认为《伤寒论》与《素问·热论》绝不相关，割断历史来看问题，这都是片面的。我们在研究《伤寒论》时，固然不可囿惑于《素问·热论》以经脉学说为主要内容的范围以内，也不一定对经脉学说采取摒弃的态度。必须从实事求是的观点出发。例如：《伤寒论》太阳中篇热结膀胱，如狂下血（明赵开美本106条），主张以经脉学说来解释的，认为是太阳经病传本（膀胱），是膀胱下血；不主张经脉学说而主张根据脉证来理解的，认为是热结膀胱部位，是大便下血。其实仲景既未明确指出，也难肯定。从这个具体例子中，我体会到近人根据脉证即以证候群为主来研究《伤寒论》的方法，已跳出前人单以经脉为主研究《伤寒论》的圈子，在中医学史上有其积极的意义。另一方面，如上例所述，如果太阳病在临床上遇有膀胱出血的症状，也未尝不可根据经脉的学说来研究它，因为经脉学说在中医学理论体系中占有重要地位，实践中证明了它的价值，所以在中医学的任何方面，也有联系这一学说的必要性。［陆鸿元.上海中医药杂志，1957（10）.］

二、方药探讨

谙附子之性，尽附子之用
——对祝味菊先生暨徐师父子擅用附子扶阳之我见

一谈起附子这味中药，我便不油然地想起中医内科名家祝味菊先生。当年味菊先生寓居海上，临证好用温阳重剂，因广用附子，人称"祝附子"。我由此又联想到先师徐仲才的从师经过，也饶有兴味。徐师早岁秉承父命，拜师祝味菊门下，乃是出于其父徐小圃先生对祝氏擅用温热扶阳药的推崇和服膺，而徐仲才、祝味菊两先生之所以结为莫逆之交，天假奇缘，又起始于附子一药。人们不会忘记，当年祝味菊勇于担当，力主重用附子以配方，终使先师之兄徐小圃先生长子徐伯远伤寒重症转危为安。此事一度风靡海内。徐小圃先生善善从长，见贤思齐，从此虚心学习祝味菊运用附子治疗的经验，有口皆碑，一时传为佳话，真可谓"附子缔医缘"矣！我试以附子为主题，从开创性、优选性和多样性这三个方面漫谈祝、徐擅用附子温阳的几点看法，虽然不尽全面，但可以窥见一斑。

首先，祝味菊学贯中西，因擅长温热疗法，钟情附子而名噪上海，具有开创性。祝味菊在中医学方面，极力推崇仲景、景岳诸家，临证重视温热扶阳治则，如谓"阳衰一分，病进一分；正旺一分，则邪退一分"。故其处方遣药，多用麻、桂、附、姜等温热药，特别对附子情有独钟。正是由于祝味菊温热扶阳法异军突起，迥异于原有主流的江南学派，因而被认为具有开创性。在祝味菊学术思想影响和启发下，使一些时方派、温病派名家由偏重"治热以轻灵"转变为重视扶阳或转变为擅用温热扶阳药的学者，从而激发了中医界的创造活力。"万紫千红总是春。"沪上名医辈出，流派纷呈，各展所能，充分体现了上海中医药界历来所提倡"兼包并容"的治学精神！

其次，徐氏父子在倡导阳气在人体的重要性的同时，盛赞附子在众多温肾扶阳药中的优选性。徐仲才多次强调指出附子力大效宏，能走十三经（加督脉）。疑难病证如何发挥附子"劫病救变"的作用？首先，师祖祝味菊先生认为，附子为扶阳要药，具有"劫病救变"的将帅作用。由此可见，附子在众多温肾扶阳药中具有优选性。徐仲才进一步明确指出：在临床辨证论治的过程中，对于有明显阳虚症状或其征兆的患者必须做到"谙附子之性，尽附子之用，则一切温热扶阳药物如百八轮珠在握，左右逢源，得心应手矣"！然而一切事物总有正反两方面，对于应用附子可能出现的不良反应，也不可掉以轻心，正如有些医家反复告诫医者："用之不当，其害立见。"为此，小圃先生与仲才先师又比较客观而具体地提出了临床应用附子的指征，其内容：临床上遇见神疲乏力，体软，面色苍白而恶寒，四肢清冷，小便清长或夜尿多，大便溏泄或五更泻（或阳虚便秘）。唇甲青，舌淡胖，苔白滑润，或舌光不欲饮水，或口干不喜饮，脉细或沉迟等。徐仲才结合多年临床经验又认为：辨证只要抓住虚证、寒证的主要特点，阳虚证端倪初现，即可应用，不可待少阴证悉具而后用，要圆机活法，见微知著。又如脉数，不尽属热证，若为气阳不足而脉数无力之"虚数"，亦用附子。有时阴虚或虚热者也可加用附子。其道理在于附子能引火归原，制伏虚热，但要配伍养阴清热药或重镇潜阳之品，这样既可发挥附子治病的将帅作用，又能减少或避免其不良反应。

此外，还值得一提的是，注重附子在众多温肾扶阳药的优选性，不可简单地一味使用超大剂量的附子，与徐仲才同为祝门弟子的陈苏生曾申述如下观点："中医附子之用量，不能单从数量上来衡量，而应当理解应用附子是否对证，用什么材料，有无配伍药物的鉴别等因素来考虑。假使条件适合，用之适者，一钱附子亦可得到有利的反应；用之不当，即使一分附子也可出现过错。"徐仲才认为陈苏生所论允当，符合临床实际。

再次，祝味菊先生及徐仲才父子都重视附子的配伍应用，各有千秋，张景岳"附子独任为难"说流风所及，催生附子配伍的多样性。祝味菊重视药物配伍，尤其是附子的配伍应用见解独到，曲尽"周旋中矩"之妙。徐仲才父子继祝味菊之后，对附子的配伍应用又有较多发挥之处，堪称异彩纷呈！临床实践验证了明代医家张景岳"附子独任为难"之说，曾指出："附子性悍，独任为难，必得大甘之品，如人参、熟地、炙甘草之类，皆足以制其刚而济其勇，斯无往而不利矣！"（引见《本草从新》附子条下）

总之，不妨将张景岳看作是广用附子配伍的先知者。我在探讨徐仲才父子学术经验半个世纪以来，尤其倾心于明代虞抟"附子能引领诸药说"。虞抟曾谓："附子禀雄壮之质，有斩关夺将之气。能引补气药行十二经，以追复散失之元阳；引补血药入血分，以滋养不足之真阴；引发散药开腠理，以驱逐在表之风寒；引温暖药达下焦，以祛除在里之冷湿。"诚哉斯言，启我感悟：如果说张景岳之说是"谙附子之性"，而虞抟之说，则是"尽附子之用"，两说相参，对于附子配伍的奥旨，思过半矣。

近年来，我们编辑出版了《徐小圃、徐仲才临证用药心得十讲》（以下简称《十讲》），书中归纳了徐小圃、徐仲才临床应用附子配伍九法，资料富赡，珠联璧合，堪供后学效法。这里举出九法名并加以剖析，至于具体内容，参考《十讲》不再复述。附子配伍法名有：① 温潜法：温肾扶阳，阴平阳秘。② 温解法：温阳解表，扶正达邪。③ 温培法：温肾健脾，脾肾双补。④ 温清法：温阳清热，并行不悖。⑤ 温泄法：扶正泄浊，通利二便。⑥ 温化法：温阳化湿，通权达变。⑦ 温和法：温煦气血，调畅情志。⑧ 温滋法：温阳育阴，调燮阴阳。⑨ 温固法：温阳扶正，固涩二便。我认为，九法中以温潜、温培、温清、温滋四法为其核心内容。例如，温潜法中，附子与潜降药同用，不仅起到兼治的作用，而且展其所长，适用于虚喘、眩晕、汗证、失眠等病证。多年来徐仲才谆谆相告，我也身体力行，深有体会。再如，温培法，徐小圃与徐仲才都强调温培脾肾在内儿科治疗中的重要性，一脉相承，耳熟能详，但同中有异，以慢性腹泻为例，徐仲才在健脾温肾治则的基础上，每合用理气清肠药物，寓祛邪于扶正之中，与徐小圃不同，别具一格。由此可见，临证时使用某法某方，不是固定不变的，也需药随症转，灵活运用。又如温清法，附子配石膏、黄连等清热泻火药，温清并施，相辅相成。本法在徐氏父子治疗时病或杂病中，占有重要的地位。近年来，我常取法治疗虚实寒热交错的顽固性多汗症，每获良效。至于温滋法，旨在温阳育阴，俾使"阴平阳秘"，其重要性又是诸多治法的重中之重。鄙见如斯，然乎否耶，质诸高明（陆鸿元）。

柴前梅连散古今临证经验谈

柴前梅连散，源出元萨谦斋《瑞竹堂经验方·羡补门》。明李时珍《本草纲目》豕条下曾引用本方。清沈金鳌《杂病源流犀烛》则收载于"六淫门"中。其方组成及服法：柴胡、前胡、乌梅、胡黄连各三钱，猪胆一枚，猪脊髓一条，薤根白五分，童便一盏。同煎至七分，去滓，温服，不拘时候。主治风劳骨蒸，久而不痊，咳嗽吐血，盗汗遗精，脉来弦数者。明吴崑则进一步指出本方为治"因风成劳者"。其方解是：柴胡解不表不里之风，胡黄连清入肌附骨之热，前胡去肺脾表里之邪。褚澄氏曰："酸能入骨，则乌梅之用亦可以收敛骨蒸。猪胆所以养阴，猪髓所以养骨，童便所以济火。薤白辛热，少用之以使向导，《经》曰：甚者从之，此之谓也。"（《医方考》）清初吴澄《不居集·外感致虚损（外损）论》附和吴崑说，且抒以己见云："不独风能成劳，六淫之气亦皆能成劳。"吴氏对于所谓"外损"的病机与治则的论述，颇能辨析入微。他指出："未病之前，已先有一内伤虚损底子，及其既病，名曰外感，其实内伤，既曰内伤，又实外感。偏于散者，则外邪不去，而元气反先受伤；偏于补者，则正气不能遽复，而邪反陷入。攻之不可，补之不可。"临证家遇到这种情况，每觉左右为难，不易措手。故吴澄在方例中郑重其词地说："唯罗谦甫主以秦艽鳖甲散，吴参黄（吴崑别号）主以柴前梅连散，二公可谓发前人之所未发。"总之，他认为治疗外感致虚证，两方无分轩轾，都给予较高评价，虽着墨不多，而景慕前贤之情，跃然纸上。

清尤怡《医学读书记》与吴澄看法相左，在比较上述两方时并非等量齐观。其对柴前梅连散则贬多于褒，认为该方不若罗氏秦艽鳖甲散气味为较缓和，后者"减前胡之泄气，而加当归之和血；去黄连之苦寒，而用青蒿之辛凉"。笔者对此不敢苟同，鄙意尤氏语犹未尽洽，仅就柴前梅连散一方而言，前胡实为本方要药，此理曾经李士材道破，不妨录以互参。李氏云：前胡，肺肝药也，散风驱热，消痰下气，开胃化食，止呕定喘。又云：柴胡、前胡，均为风药，但柴胡主升，前胡主降，为不同耳。种种功力，皆是搜风下气之效，肝胆风痰为患者，舍此莫能疗（《本草通玄》）。据李氏等说，不难理解，该方功能理肺疏肝，散中有升有降，敛中有清有和，合而言之，具升降敛清之性，并行不悖，正其所长，固不能以偏概全也。

历代医家对于柴前梅连散一方，大抵论理者居多，案例罕见。清末王旭高治疗"咳嗽发热日久"一案，选用本方加味，处方遣药，匠心独运，立论具有新意，不落前人窠臼。兹录原案于下。

某，咳嗽发热日久，前投补益脾胃之药六七剂，谷食加增，起居略健，但热势每交寅卯而盛，乃少阳旺时也。少阳属胆，与肝相为表里。肝胆有郁热，戕伐生生之气，肺金失其清肃，脾胃失其转输，相火日益炽，阴津日益涸，燎原之势，不至涸竭不止也。其脉弦数者，肝胆郁热之候也。刻下初交夏令，趁其胃旺加餐，拟进酸苦益阴和阳，清彻肝胆之郁热。考古有柴前梅连散，颇有深意。

柴胡（猪胆汁浸炒），白芍，乌梅，党参，炙甘草，淡秋石，前胡，麦冬，川连，薤白头（《王旭高医案》）。

按：王氏处方取法古方，但有变通。如以猪胆汁浸炒柴胡，川连易胡黄连，淡秋石易童便；不取猪脊髓之补虚，而加麦冬、白芍之益阴生津，再加党参、甘草，以补气调中，使更与脾胃相合。由此可见，尽管药味加减变换，而柴前梅连散一方的章法井然可见，真善学古方者！

笔者临证经验，以柴前梅连散（改汤）治疗咳喘伴低热起伏，往往奏效。但在应用时，常取方中四味药物为主，而不必拘执全方。试举验案1例。某姓女童，12岁，1989年10月26日初诊。患者婴幼即发哮喘，并有过敏性鼻炎史。近月余来哮喘夜间发作，午后发热已久。1周来，咳嗽痰黄质稠，咯吐不畅，口渴欲饮，饮水不多，掌心炽热，大便干燥，脉细滑数，舌边尖绛红。曾用多种中西药物，疗效尚不显著。辨证属痰热蕴肺，肺失肃降；邪热灼津耗液。因予麻杏石甘汤加黄芩、瓜蒌仁、鱼腥草等以宣肺平喘，清金化痰；大生地、麦冬、苇茎以生津益液。再诊，药后1周，哮喘较平，咯痰较畅，痰仍黄稠。唯身微汗出，而低热未退，舌质转偏红，脉象同前。抑由"邪气既久积于表里之间而不退，非可一汗而出"，其斯之谓（语参尤怡《医学读书记》）。故主用自拟柴前梅连合定喘汤治之。本方取柴前梅连散合定喘汤化裁增损，既以理肺疏肝，解表里久积之邪，又能降气平喘，双管齐下，以冀弋获。处方：柴胡9g，前胡9g，乌梅肉6g，川连3g，胆南星12g，桑白皮12g，款冬花12g，炙麻黄6g，苦杏仁9g，浙贝母12g，生甘草6g，鱼腥草30g。水煎，再服7剂。又诊，午后低热退净，哮喘平，咳痰基本控制。但眼鼻甚至耳内时有瘙痒感，续予疏风清热，理血抗敏法。药用白蒺藜、桑叶、野菊花、当归、墨旱莲、徐长卿、葎草、蝉蜕、地龙、炙甘草等，以善其后。随访3年，病情比较稳定。笔者体会：若咳嗽痰多，胸闷不适，也可佐用桔梗、枳壳以升降气机，祛痰止咳；咳嗽痰中带血，咽痛舌红，有木火刑金之象者，可加黛蛤散、射干、木蝴蝶等以清金抑木。至于患者平素感冒频仍，面色少华，舌质淡红者，宜加黄芪、党参等以补气固表；若脾胃虚弱，转输失其常度者，则宜根据不同辨证重用白术或山药等。总之，凡治一切外感所致虚损之病证，散补两法，不可偏废，要在审察邪正进退之机，权衡标本缓急之宜而治，也要考虑到气候常变，居处燥湿，以及患者禀赋强弱、情志哀乐、饮食喜恶等不同情况，相机处方遣药，如矢中的，每每获效。[陆鸿元.上海中医药杂志，1992（12）.]

神奇石斛，"滋阴"亦"健阳"

石斛见于《神农本草经》，列入上品，向为古今医家所常用，并赋诗以赞之。其诗曰："幽谷薰风，敷芬布畅。整插金钗，攒丛翠障。林窃兰名，节如竹状。润说千年，神恬津藏。"（《神农本草经赞》）诗人歌颂了石斛的高雅品质。石斛生长在幽谷翠嶂，吸纳天地玄精灵气，秉性兰心蕙质，使人精神安和，津气内藏，犹如甘霖普洒人间，绵延千年万载。石斛对多种慢性病具有功效，临床应用较为广泛。但产地不一，品种各异，因而选择怎样的"道地"药材，受到广大公众的普遍关注。当今国内盛行的一种名为"新鲜铁皮石斛"（因表皮呈铁锈色而得名），被人们誉为"滋阴"圣品。唐开元年间的道家养生宝典《道藏》就曾将其列为"中华九大仙草"之首，可谓名实相符。

我多年来临床常用石斛一药，用以治疗慢性肝病、糖尿病、性功能减退以及慢阻肺、虚汗、盗汗等。我早年在龙华医院曾参加研制石斛片（常与余甘子合用）治疗慢性肝炎。临床实践证明，石斛具有良好的"滋阴（生津）"疗效。但我认为：光讲滋阴，尚不足以完全展现石斛一药的特长，其"健阳"功能的一面，也值得探讨。并试举文献加以辨析：隋唐医药学家甄权指谓石斛能"益气健阳，补肾益力"。甄权之石斛"健阳"的论点历久但一直不为人们注意，直到数百年后明代李时珍才揭示了这一奥秘，明确指出石斛"乃足太阴脾、足少阴右肾之药"（古称右肾为命门，统指肾阳）。这与甄氏石斛"健阳"的观点颇相契合，毫无二致。由此以言，石斛一药，功擅滋阴，兼能健阳，从这个角度来说，也具有调整阴阳的功能，展现出其非同凡响的双重神奇特性，因而备受古今医家的青睐。阳病而致阴虚证者用之，阴病而致阳虚证者亦用之。例如，被誉为药王的孙思邈，为唐代杰出医药学家，在所著《备急千金要方》（或名《千金方》）中的"肾气丸"条下，有一方重用石斛作为首选药物，用以治疗男子劳损虚羸证；又如石斛夜光丸（《原机启微》）可治肝肾两虚所致的多种目疾；再如《沈氏尊生书》中的石斛牛膝汤可治产后肝肾阴虚所致的腰腿酸痛，以及石斛汤可治产后血虚惊悸……类此例证，不一而足。（陆鸿元）

麻黄、附子的发挥

陆鸿元常用麻黄、附子等宣透温阳之品治疗外感内伤杂病，临证时基于阴阳互根理论，十分重视对麻黄、附子的配伍应用。

对麻黄的应用，贵在佐使之间。麻黄以清扬之味，而兼辛温之性；凡足三阳表实之证，必宜用之。若寒邪深入少阴、厥阴筋骨之间，非麻黄、官桂不能逐也。但用之有法，微妙在于佐使之间。或兼气药以助力，可得卫中之汗；或兼血药以助液，可得营中之汗；或兼温药以助阳，可逐阴凝之寒毒；或兼寒药以助阴，可解炎热之瘟邪。麻黄、柴胡均为散邪要药，然阴邪宜麻黄，阳邪宜柴胡。附子力大效宏，能走十三经（十二经＋督脉）；阳虚证端倪初现，即可应用，不可待少阴证悉具而后用——见微知著。脉数，若为气阳不足而脉数无力之"虚数"，亦用附子。

陆鸿元推崇仲景、景岳诸家，临证重视温热扶阳的治则，如谓"阳衰一分，病进一分；正旺一分，则邪退一分""扶阳首先是温补肾阳，数附子力峻效宏，为首选药物"。擅长温潜、温培、温清、温滋四法。

温潜法：温肾潜阳，阴平阳秘；与磁石、龙齿、龙骨、牡蛎合用，可使阳气秘藏——少火生气。温培法：温培脾肾对小儿生长发育的重要性，予白术、党参、茯苓、干姜等健脾药。温清法：温阳清热，并行不悖，予石膏、黄连等清热药，清不伤阳，温不伤阴。温滋法：温阳育阴，调燮阴阳。

《神农本草经》有附子"破癥坚积聚、血瘕"之说，常为人们所漠视。但应用附子配伍治癥坚积聚的方剂，亦不乏其例。陆鸿元经过多年临床亦感附子抑或具有"温热扶阳"和"化瘀破癥"的双重功效（应用于所治瘀阻性疾病疗效明显）。（陆城华）

三、疑难病诊疗

宣、清、温、通等治疗法则在肺源性心脏病临床中的应用

通过几年来实践，我们体会到，肺源性心脏病（以下简称"肺心病"）的治疗原则可扼要归纳为"宣""清""温""通"四个方面。这样可以执简驭繁，便于掌握要领。

（一）宣导治则

由于肺心病患者肺伤气弱，痰饮内蕴，易感时邪，肺气不能宣散与肃降，痰饮留恋壅滞于气道。在这一情况下，常用宣肺解表法。若痰蒙心窍，神志昏糊，则宣窍导痰又是当务之急。此两者虽临床辨证施治有所区别，但属于宣通壅塞一类治则则相同。正如《十剂》所云"宣可去壅"。具体治法分述于下。

1. 宣肺解表法　风寒束肺，肺气不利，咳逆多痰，可用一般外感咳嗽所常用的宣肺解表法。见证如咳嗽怕风，鼻塞流涕，苔薄脉浮。参考方剂如金沸草散（《局方》）加减。用药举例如金沸草、荆芥、苍耳草、麻黄、杏仁、前胡、甘草。头痛加白芷，肢体酸楚加羌活以祛风胜湿。

2. 宣窍导痰法　肺心病心肺大伤，痰迷心窍，嗜睡，反应迟钝，苔腻脉滑，宜用宣窍导痰法、参考方剂如涤痰汤（《济生》方）加减。用药举例如石菖蒲、胆南星、半夏、茯苓、远志、竹茹、竹沥、生姜汁。大便秘结加大黄、芒硝。

（二）清泻治则

肺心病肺有伏热、铄液生痰。甚则火热上炎，热极生风，因此在涤痰化痰的同时，也要清热泻火。所谓"痰因火盛逆上者，治火为先"（《金匮翼》）具体治法分述于下。

1. 清肺化痰法　痰热蕴肺，肺失清肃，咳痰不爽，痰稠色黄，或口干身热，舌红苔黄、脉数，用清肺化痰法。参考方剂如清金化痰汤（《统旨》方）加减。用药举例如桑白皮、桔梗、黄芩、栀子、瓜蒌仁、鱼腥草、半边莲、甘草。痰黏难咯，可再加海浮石、生薏苡仁。如口咽部发现霉菌感染，可用犀角散（《千金方》）加减，用药举例如水牛角片、黄连、升麻、牛蒡子、马勃、碧玉散、野蔷薇花。用冰硼散喷吹咽部。

2. 清养肺阴法　久咳伤肺，虚热内生，气耗阴伤，气短易汗，时寒时热，咽干舌燥，舌质红或有裂纹，脉细数，用清养肺阴法。参考方剂如紫菀散（《证治准绳》）加减。用药举例如紫菀、沙参、五味子、阿胶、桔梗、川贝母、甘草。汗多加用牡蛎、麻黄根、糯稻根以固表止汗。

3. 清肝泻火法　肝气郁而化火，气火逆乘于肺，逆而作咳，咳引胁痛，面红喉干，舌苔薄黄少津，脉弦数，用清肝泻火法。参考方剂如龙胆泻肝汤（《局方》）加减。用药举例如龙胆草、黄芩、栀子、白芍、地骨皮、柴胡、黛蛤散。便秘加更衣丸（芦荟、朱砂）每次用一钱，以泻火通便。

4. 清热息风法　肺心病，痰火壅盛，热极风动，则四肢抽搐，痰火蒙蔽清窍，则狂妄谵语，躁动不安，用清热息风法。参考方剂如天麻钩藤饮（《杂病证治新义》）加减。用药举例如天麻、钩藤、石决明、山羊角片、黄芩、僵蚕、全蝎、牡丹皮。痰多加胆荚片（可包煎）、天竺黄、川贝母。

（三）温化治则

肺心病所以有痰饮停聚为患，主要由于阳气不足，水气不化，"积水成饮，饮凝成痰。"正如《圣济总录》所说的："气为阳，阳不足者，不能消导水饮，则聚而为痰。"基于这个道理，所以有"病痰饮者，当以温药和之"，《金匮》的说法。就阳虚水泛所致的痰饮而言，宜用温化之剂，有温肺、温脾、温肾的不同。具体治法分述于下。

1. 温肺化饮法　痰饮留伏于肺，气道因而阻遏，咳喘频作，邪未化热，痰多色白而稀，舌苔白腻，脉弦滑，兼有头痛、恶寒发热等表证者，为风寒束肺，痰饮内蕴，宜用温肺化饮法。参考方剂如小青龙汤（《伤寒论》）加减。用药举例如麻黄、桂枝、干姜、五味子、细辛、半夏、白芍、茯苓。

2. 温化痰湿法　脾为湿困，痰湿犯肺，咳嗽痰白，肢软无力，脘闷饱胀，纳食不馨，或大便不实。苔腻脉濡。用温化痰湿法。参考方剂如不换金正气散（《局方》）加味。用药举例如苍术、厚朴、藿香、半夏、茯苓、神曲、陈皮、甘草。

3. 温肾纳气法　肾虚阳衰，下元不固，气不摄纳，呼多吸少，动则喘息更甚，气不得续，恶寒肢冷，舌淡脉细，用温肾纳气法。参考方剂如安肾丸（《局方》）加减。用药举例如熟附片、党参、补骨脂、胡桃肉、山药、五味子。咳喘兼有上述恶寒肢冷、舌淡脉细等阳虚症状者，用《局方》黑锡丹有效。

4. 回阳救逆法　元气衰微，甚则阴阳欲脱，面色晦暗，汗出肢冷，心悸气促，脉细弱，或脉微欲绝。用回阳益气法。参考方剂如回阳救急汤（《伤寒六书》）加减。用药举例如熟附片、干姜、红参、炙甘草、五味子、龙骨、牡蛎。或用参附汤（《世医得效方》），取其力专效速。

（四）通利治则

肺心病由于久咳伤肺，水道通调失职，兼之脾肾阳虚，水不化气，以致水湿泛滥，水气凌心射肺，心阳被遏，咳逆心悸。另一方面，久咳肺伤及心，心阳不振，络脉瘀阻，因而出现口唇、指端紫绀。络脉瘀阻，则阳气不能伸展而使水肿加重和发展。因此，在本治则中，通阳是主要环节。正如《类证治裁》所云："不独治水肿，凡治胀者，其要亦在通阳而已。"具体治法分述于下。

1. 通阳利水法　脾肾阳衰，心阳不振，水饮内聚。症见怯寒肢冷，腰膝以下水肿，腹胀尿少，舌淡胖苔白，脉沉细。参考方剂如真武汤（《伤寒论》）加味。用药举例如熟附块、白芍、白术、茯苓、葶苈子、大枣、生姜。

2. 通络行瘀法　肺伤及心，阳气虚衰，气为血帅，气弱血滞，络脉瘀阻。口唇爪甲青紫，颈静脉怒张，肝大压痛，舌质暗红。脉涩。参考方剂如血府逐瘀汤（《医林改错》）加减。用药举例如当归、桂枝、桃仁、川芎、红花、牛膝、赤芍。

宣、清、温、通的治疗原则，在肺心病临床中尚须变通运用。肺心病从急性发作期到慢性缓解期，都处在发展变化之中，因而在临床中不能固守常法，根据病情的发展变化，往往采用几种治疗原则变通运用，以提高临床疗效。试举几点如下。

（1）宣窍导痰与清肺化痰法复合使用。在临床中见到肺性脑病有嗜睡、昏迷、反应迟钝者，属于中医"痰迷心窍"，可用宣窍导痰法，及早应用，收效较好。若兼见咳嗽，咯吐黄色脓痰，乃痰热蕴肺，宜同时合用清肺化痰法。两种治法虽各有特点，总属治痰为先，所谓"痰饮消则诸证自愈"。

（2）通阳利水与温化痰湿法变换应用。肺心病脾肾阳虚，水聚为患，中医主要使用通阳利水法，俾使阳气得复，小便通利，水肿消退。如兼见脘痞、纳呆、腹胀、苔腻，则为痰湿中阻之象。在治疗中当权衡轻重缓急，一般原则是通阳利水居先，温化痰湿为次。前者着眼于脾肾阳虚内聚之"水"，后者着眼于脾胃气虚内生之"湿"。两者概念不同，在治疗方法上也有区别。

（3）回阳救逆与通络行瘀法相辅应用。对于肺心病处在休克的状态下，见症如面色晦暗，汗出肢冷，或烦躁不安，脉细数或脉微欲绝，中医辨证为阴阳欲脱急症，往往采用回阳救逆大剂，如附子、红参、干姜、五味子、牡蛎、龙骨等。我们通过临床实践体会到，回阳救逆法不仅应用于一些危急重症，也常用于肺心病呈慢性心力衰竭状态的患者。对于一些病例，回阳救逆与通络行瘀法相辅应用，往往收到较好的效果。

从中医辨证施治的角度看，肺心病与慢性气管炎有很多共同点，但比慢性气管炎困难得多。如同为痰热蕴肺的病例，而在肺心病可能合并脾肾阳虚水泛为患，形成上盛下虚、上热下寒的复杂局面。这在慢性气管炎就比较少见，程度也比较轻。在上述情形下，中医学非常重视整体治疗的观念去正确地处理邪正虚实的关系。再从现代医学知识来看，治疗肺心病的措施，包括及时控制呼吸道感染、改善呼吸功能、处理心力衰竭、抢救呼吸衰竭和休克以及纠正电解质紊乱和酸碱平衡失常等方面，西医西药在这些方面有许多方法和长处。因此，中医和西医要互相取长补短，中西医结合是防治肺心病唯一正确的途径。（陆鸿元）

试论防治慢性气管炎的辩证法

在防治慢性气管炎（以下简称"慢支"）的工作中，如何自觉地运用唯物辩证法指导临床实践，是项很有意义的工作。

（一）祛痰与保肺

慢性气管炎患者大多年老体弱，具有咳嗽、咯痰或喘息等临床特征，被认为是一种慢性阻塞性呼吸道疾病。它涉及中医学病名虽较多，但主要属于"痰饮"的范畴。对于本病，中西医都认为有两个发病的因素：一是外因，包括理化刺激、过敏反应、病原体侵入机体等，在中医认为属于"邪实"；一是内因，由于长期呼吸道阻塞导致呼吸功能减退，以及支气管局部防御功能减退和整体抗病能力低下，在中医则认为属于"正虚"。就痰饮本身出现而言，中医认为是一种邪实的表现，所谓"痰为邪薮"。因而在慢支的一定病期，一定条件下，祛痰意味着攻邪。去邪之实，可以安正，如中医书云"痰饮消则诸症自愈"。

慢支既属于阻塞性疾病并有痰饮为患，那么，提出"祛痰保肺"的理论，对于指导临床实践有其实际的意义。

在工作开始，我曾遇到一位老年患者，因感冒受寒发病，咳嗽数十年，冬重夏轻，就诊时咳嗽较剧，痰多色白稀黏，日渐加重，咳甚伴有胸闷、气急、气憋。虽经多种药物治疗，未获显效。面对这位患者，根据中医辨证，属于肺失清宣，痰饮内蕴，阻遏气道。按"急则治标"原则，祛痰攻邪为当务之急。事实上这位患者虽自服滋补药物多日，无奈缓不济急，咳痰反而加剧，而且一味扶正，等于"为敌兵赍盗粮"，适足以助邪为虐。为此，采用"宣肺祛痰"的治疗法则。果然，患者经一个疗程后，痰量从近百毫升减半，两个疗程后，症状基本控制。由于咳痰渐减，"邪退肺安"，胸闷、气憋、气急等症状相应地消失了。类似病例屡见不鲜，多数取得近期疗效。

联系这些病例，我复习了中医学有关文献，《内经》有"诸气膹郁，皆属于肺"的说法，与现代医学所谓慢性阻塞性呼吸道疾患有近似之处。以慢支而言，除咳痰外，以气急、气憋为其特征。在治疗上，历来认为"宣肺"对于肺经具有"去壅"的作用，而"祛痰"可以改变气道阻塞现象，所谓"积痰阻气者，顺气须先逐痰"。由此可见，在"急则治标"的原则下，对于邪实的存在，务求迅而除之，不使养痈遗患。就慢支而言，在一定病期、一定条件下，采用"祛痰"为主的治法尤属紧要。"祛痰"也就是攻邪，用于慢支一类阻塞性疾患，寓安正于攻邪之中，为机体创造条件，促使气道尤其是细小支气管从"阻塞"向"通畅"的方面转化，从而改善呼吸功能，起到保肺安正的作用。

气道阻塞矛盾部分得到解决，又发现了新问题。另有一位老年咳喘患者，病程也较长。开始采用"宣肺祛痰"治则，痰量仍多而未减，当时考虑到，是否痰多邪盛，祛痰药力不足，因而比较集中大队祛痰中药于一方之中，企图造成祛痰攻邪的绝对优势，可是事与愿违，疗效仍不理想。原因在哪里？经中西医结合观察分析，了解这个患者因感冒、上呼吸道感染诱使慢支复发，在原来痰饮宿疾基础上，又出现稠黏黄痰、口渴、便秘及微热等症状，按中医辨证，属于"痰热壅肺"。就是说，不同的情况就要用不同的方法去处理，因而变"奇方"为"偶方"，在治疗上"清热消炎"与"宣肺祛痰"两法并举。由于药证相合，又使疗效明显提高。对于前后两个病例治疗法则的差异，引起了我们的深思：从前一病例来说，尽管中医所谓"痰饮"，涵义甚广，但往往相提并论，如云"积水成饮，饮凝成痰"。一般认为痰饮首先属于阴邪寒胜，"寒者温之"，所以有"病痰饮者当以温药和之"的说法。现代医学也认为，慢支由于支气管黏液过度分泌，阻塞管腔，妨碍气体交换，因而我们认为"痰饮"是慢支临床普遍存在的形式。我们所用"宣肺祛痰"法多出入于小青龙、射干麻黄、三子养亲汤诸方，本身就具有温化痰饮作用，因而用于慢支临床，往往有效。而第二个病例不仅痰饮为患并伴随邪热壅肺，是慢支临床的特殊表现，不能按照既定治疗公式到处硬套，应该辨证施治，区别对待。

我们从这个初步认识出发，再回到慢支临床实践去加以检验。根据慢支近千例普查资料表明，慢支病因错综复杂，临床上往往寒证与热证交替出现，但两者常有所偏胜，因而进行寒热辨证，尚有端倪可寻。针对这个客观事实，我们所组合的方剂在祛痰为主的前提下，每以温热药与寒凉药配伍应用，即所谓"温凉并行"。但考虑辨证上寒热有偏胜，为此在方剂组合上也有偏寒或偏热的不同，药性温凉比重也有所差别，从而使临床疗效不断得到提高，根据几年来4 500余例慢支临床资料综合分析、比较：有效率从70%左右上升到90%左右，显效率从20%左右上升到50%左右，初步达到了预期的结果。实践又证明，影响慢支疗效的因素是多方面的，"祛痰保肺"究竟属"急则治标"的权宜之计，还不能仅仅据以达到根治的目的。简单的辨病分类不能取代辨证施治，必须使辨病和辨证有机地结合起来。防治慢支实行中西医结合，往往能够起到单独西医或单独中医所不能够起到的作用。

（二）知标与求本

"祛痰保肺"对于慢支近期疗效较好，而远期疗效不够理想。慢支患者大多年老体弱，病程长，肺局部病变往往是全身抗病能力降低的表现，因而中医学对于痰饮咳喘一类疾病认为"其标在肺，其本在脾肾"，既指出"肺为贮痰之器"，又指出"痰之化无不在脾，而痰之本无不在肾"。一言以蔽之："本虚标实。""实则攻之，虚则补之。"这是解决慢支"本虚标实"一对矛盾的主要方法。

有一位老年慢支患者，病程数十年，3年前出现行动气促，胸透见有肺气肿征象。经服胆麻莱片，前后各治疗3个疗程以上，都取得显效。但是在不到半年时间内，病情反复数次。经过仔细辨证，患者咳嗽痰多，为痰饮蕴肺。肺功能检查发现通气功能减退。同时，除行动气促，并见有畏寒肢冷，夜尿多频，舌淡质胖等，有肾气不纳、气阳不足之象，实验室检查也发现肾上腺皮质功能低下。根据中西医观察分析，认为本病标实本虚，确定采用"攻上补下"的方法。在上治肺，宣肺祛痰；在下治肾，温肾纳气。通过近半年治疗随访，病情趋向稳定，再经两年观察，症状仍在轻度以下，从而认为达到临床基本控制的要求。

　　慢支在急性发作期或临床缓解期，按中医治疗原则，有"急则治标，缓则治本"的区分，但临床上所见到的患者，很多与上述病例情况相似，属于慢性迁延期。由于本期往往虚实交互错见，因而多以标本并治。"攻上补下"法正是标本并治在临床上的具体运用，攻邪治标，可以安正，扶正固本，又可以却邪，治标与固本看来作用相反，"相反而又相成"，有利于控制症状，提高疗效。但是任何事物都是"一分为二"的，在看待肺脏标本虚实问题上，既要看到"邪气盛则实"的一面，也要看到"正气夺则虚"的另一面，不能把它看成凝固的、一成不变的东西。在这个问题上，我们还是从上述病例获得了启示，在治疗过程中，患者一度咳痰症状逐渐控制，而自汗气短、易感冒等症状又突出了。前者说明肺有邪实为患，后者又说明肺卫气虚，因而方随证变，化裁为治，在治疗法则上相应地从泻肺攻邪转而为补肺固表。研究这些问题，对于慢支临床是十分重要的。这就是说，防治慢支，是先标后本还是先本后标，是标本分治还是标本并治，须根据辨证施治原则灵活运用，一切从实际出发，不能一概而论。

　　既然肺脏本身存在着标实和本虚一对矛盾，那么，又怎样去看待慢支脾肾两脏虚实问题呢？对于这个问题的解决，我们也是通过临床实践亲自体验和初步分析才获得了一些规律性认识。有一位慢支患者，年龄、病史、病程与上述病例大致相近，并有咳喘痰多、痰饮蕴肺的见症，但在某些症状方面，却同中有异，类如本例有畏寒肢冷、夜尿频多等症状，和上例基本相同，但又见到纳谷欠馨，大便不实，脘痞腹胀，舌苔垢腻等症状，则是上例所没有的。根据辨证，认为是"脾肾阳虚，肾气失纳，脾运不健"，同时，"饮邪犯肺，痰湿中阻"。显然可见，患者虚实交错，肺脾肾三脏俱病。虽属慢性迁延期，但是慢性中存在着急性的因素，尤其是脾运失职，如果长此以往，将何以赖其转输水谷而行津液。因而在标本并治的原则下，首先考虑健脾化湿，次则宣肺祛痰，辅以温肾纳气。经过一个阶段治疗以后，患者反映，食欲增加了，大便逐渐成形了，其他症状也有不同程度好转。一切迹象说明脾阳渐复，痰湿渐化。但时隔不久，又出现新情况。患者行动气促增剧，并有五心烦热，头晕少寐，舌质转红等见症。这种情况说明患者在肾气失纳、阳虚的基础上发展到阴阳两虚，而阴虚已上升到主要矛盾方面，因而拟订方药以"滋阴"为主，"温阳"为辅。经过较长时间观察，效果也较为理想。上述病例告诉我们，在同一患者身上，又会出现若干标实本虚的复杂情况。慢支以藏象而言，在肺属实是标，在脾肾属虚是本，不仅肺病实中有虚，而且脾病也可虚中夹实。结合中医对脏腑功能的理解，在一定意义上，前者因实而致虚（当然，在无邪实存在情况下，其本脏之虚可能是继发于他脏的），后者因虚而致实。因而就整个治疗过程来说，我们还是认为"其标在肺，其本在脾肾"。再以阴阳而言，从上例辨证又可看到，同样有"肾不纳气"的见症，可能表现为"阳虚"或"阴虚"，或者"阴阳两虚"，并且有阴阳虚亏程度上的差别。

（三）战冬与守夏

慢支的发生、发展与大气自然现象有着密切的关系。当冬春之际，天气变冷，慢支病情容易波动。尤其感冒、上呼吸道感染更易促使慢支复发和加重，而一旦进入夏季，天气转暖或经过适当治疗，多数病情明显好转或趋向缓解。这种情况表明，寒冷刺激或气温骤然下降，最易破坏呼吸道防御功能，造成病变。年复一年，终使病情恶化，以致危及生命。如有一位老年农民，有慢性咳嗽史20余年，往往由感冒引起，冬春易发，夏季减轻，逐年加重，以致发展到肺气肿。近几年来经常出现水肿、心悸、咳喘，指示病情又已发展到肺心病心衰阶段，终以慢支继发严重感染而死亡。类似病例告诉我们，感冒往往是慢支发病和发展的重要因素，而慢支反复发作，逐年加重，又会导致肺气肿、肺心病。对于上述"呼吸四病"，不能把它们看成彼此互不相关、孤立存在的现象。根据这个认识，我们再通过临床实践，从不同治疗组病例进行分析，发现在冬季慢支患者的症状大多处于一种不稳定的状态；而在夏季，就相当一部分患者来说，其症状也只是处于一种相对稳定的状态，由于年龄的高低、病程的长短、病情的轻重、体质的强弱都有差别，因而有些人即使在夏季病情缓解，一旦受到不同的外因刺激，病情仍会波动，现代医学病理学资料也说明，即使处于缓解期患者，其支气管病变常不易完全控制，而是呈现持久性的损害。通过这样分析，使我们的认识产生了新的飞跃，就是慢支疾病无论在病程的推移以及病理的变化方面都是一个连续的和发展的过程。因此在防治工作中，不能满足于冬病冬治，更要进行"冬病夏治"，"已病快治，未病要防"，以利于机体组织的修复，从而降低复发率，提高治愈率。当冬季来临，慢支病情较重，变化较多，就要发挥主动进攻思想，消灭敌人于初萌之期，祛邪以安正；而当进入夏季，病情较轻，变化较微，必须"见微知著"，采用固本措施，扶正以达邪。以上就是我们"战冬"与"守夏"的一些设想。当然，所谓"战冬"，并不是一味的进攻，而是"寓补于攻"，有时也要攻补兼施；所谓"守夏"，也并不是一味消极防御，而是"寓攻于补"，有时也要补攻并行。这里初步总结我们几年来防治慢支综合措施，主要包括四个方面：一是保肺窍，积极预防感冒、鼻炎、咽炎等；二是通气道，及时使用祛痰消炎、宣肺解痉等药物；三是补脾肾，采用片剂、汤剂、针剂等扶正固本药物或其他措施；四是锻炼体质，因时因地，因人制宜，鼓励患者进行耐寒、体育、呼吸"三锻炼"。由于采取以上措施，通过几年观察，防治点的慢支患者控制率或显效率逐年都有所提高，复发率也逐年有所降低。［陆鸿元．上海中医药杂志，1979（2）.］

学习徐小圃、徐仲才两先生运用经方治疗咳喘病的几点体会

在介绍徐氏流派经验之前，请允许我谈谈参加研讨班的一些感想：今天是一个不同寻常的日子，我有幸参加"徐氏儿科流派及徐小圃学术思想研讨班"，交流经验，分享成果，心情无比激动！使我蕴藏心中多年的中医发展梦，也就是徐氏儿科流派传承梦，得以实现，终于梦想成真。我已年近九旬，衷心期望后起之秀展现才能，传承医脉，激发创造活力。

我想说的话还很多，就此打住，下面先介绍两个内容：一是徐师父子运用经方大、小青龙汤的思路；还有是本人临证体会。

（一）"六味小青龙汤""徐仲才小青龙汤化裁方"异同析

《伤寒论》小青龙汤组成有：麻黄、桂枝、芍药、细辛、甘草、干姜、半夏、五味子，共八味。清代名医徐大椿誉为"治水气之神剂"。现代文献归纳为"主治外感风寒，内停水饮"，词简义明。

迄至徐师父子则对其方桂枝、芍药两药，或去或留，圆活应用，格式为之一变：《徐小圃医案集》取名"六味小青龙汤"（首见于《上海历代名医方技集成》，简称"六味汤"），《徐仲才医案集》取名"徐仲才小青龙汤化裁方"（简

称"化裁方")。其实后方由前方衍化而来，是一而二、二而一之验方也。至于剂量差异，可略而不计，单就其随症加减法比较分析之。

发热，复加桂枝、芍药，两方同；而"化裁方"对表证不明显，多汗，则加芍药或黄芪以和营固卫。痰多，常加三子养亲汤（紫苏子、白芥子、莱菔子），或加南星、葶苈子、皂荚子等，两方大致相同；徐仲才偏爱白芥子祛痰之力，还乐用"胆荚片"（猪胆汁膏、桔梗、草河车）。痰黄，口干喜饮，寒热夹杂，加用石膏、黄芩等，两方原则相同；但在"化裁方"中或去干姜、半夏辛燥之品。兼见阳虚如畏寒肢冷，小便清长，面色苍白，加用附子等，两方原则相同；对温肾纳气一法，"六味方"多加"二味黑锡丹"，"化裁方"改用《局方》黑锡丹"，后者较前者副作用大见减少。舌红苔少，阴液不足，酌加生地、沙参，为"化裁方"协调阴阳治则之一。其他兼症如咽痛，去干姜，加桔梗、射干；鼻塞流涕加苍耳子等，则见于"化裁方"。

总而言之，徐仲才曾云："对待成方的运用，不能食古不化，应斟酌病情，进退用药。"诚哉斯言！

（二）小议游移多方的大青龙汤

提起小青龙汤，我们每每联想到它的姊妹方——大青龙汤。关于这两张方子的命名，历来医家的说法大同小异，具有代表性且富有雅趣的解释是：大青龙汤方名取"龙兴云雨"（试续"华滋万物"一句）之意；小青龙汤命名大意或谓乃是"翻波逐浪以归江海，不欲其兴云升天而为淫雨也"。这些都不过是会意之词。

清代名医徐大椿《古方新解》将大青龙汤归入伤寒门，而小青龙汤则归入痰饮门，从而判别了两方的内涵。《伤寒论》大青龙汤药物组成为：麻黄、甘草、桂枝、杏仁、石膏、生姜、大枣。其方游移于麻黄汤、桂枝汤、麻杏甘石汤诸方之间，临证指征不如小青龙汤明晰，文献也较少见，徐氏父子已刊行医案尚付阙如。

个人认为，对于本方，仍值得探讨，爰录徐师仲才逸案一则，以飨读者。

某幼，女，1周岁。1983年4月6日就诊徐师仲才家中。

低热咳嗽，痰鸣有汗，口渴引饮。脉弦数，苔薄白。肺失肃降，痰热蕴肺。处方：

麻黄3g，白芍3g，川桂枝3g，生石膏30g（包先煎），甘草3g，白芥子 6 g，炒白术 9 g，陈皮 3 g，黄芩 6 g，芦根 30 g。

3 剂。

据徐仲才诊后面告：本方无白芍，则为大青龙汤，所以加用白芍者，因患儿低热有汗，故仍用白芍和营护里。按清代医家周禹载论桂枝汤方有云："和营则外邪出，邪出则卫自密。"徐仲才所言与周禹载颇相吻合。前贤剖析仲景大青龙制方之旨，本是麻、桂二汤合用，然去芍药之酸收，增石膏之辛散，则外攻之力猛而无制，有如助青龙之势而兴云雨也。徐仲才并不苟同此说，反其意而增用白芍，重在"和营"，自出机杼，别具一格。

（三）步武前贤，验案举隅

近数十年来，我在内、儿科临证和文献研究中，不断探索徐小圃、徐仲才两先生的学术思想和临证经验，取得一些成就：除先后编写出版多册徐氏父子医案医话专集外，本人通过多年在上海市中医医院、上海市中医文献馆及劲松中医门诊部专家门诊，积存脉案数百例（含儿科），其中不乏应用麻黄、附子、桂枝治疗咳喘病取得显效案例，差以告慰恩师在天之灵，因萌"步武前贤"之思，选录一案，附于骥尾。

哮证（支气管哮喘）案（见上海市中医医院编《草庐医案》）王某，男，13 岁。

初诊患儿 2 岁发哮喘，频发至今。5 日前因旅游劳顿并感冒失治诱致哮喘大发，喘息张口抬肩，不能平卧，汗出淋漓，喘甚则汗愈多，面苍肢冷，咯痰不畅，口干欲饮，胃纳减，大便艰行。舌淡苔薄，脉濡细。两肺闻及明显哮鸣音。曾用抗生素、解痉平喘药多日未效。辨证为外邪伏痰鸠结为患，郁而化热，肺失肃降，腠疏汗泄，兼见气阳不足、虚实夹杂之候。法当清温并行，寓补于泻，扶正祛邪为要。处方：

黄芪 30 g，生龙骨、生牡蛎各 30 g（先煎），熟附片 12 g（先煎），炙麻黄 12 g，杏仁、桃仁各 6 g，生石膏 30 g（先煎），黄芩 9 g，竹沥半夏 9 g，生甘草、炙甘草各 5 g，全蝎 3 g，苍耳子 9 g，望江南 15 g，六曲 9 g。

7 剂。

二诊据家属陈述服上方 2 剂后即喘平汗敛，咳痰亦除，纳增便通；唯仍觉体虚畏风，入夜时有虚汗。再方益气固表，调补肺肾，寓泻于补，廓清邪薮。处方：

生龙骨、生牡蛎（先煎）各 30 g，川桂枝 6 g，白芍 9 g，生甘草、炙甘草各 5 g，麻黄根 12 g，川椒目 9 g，五倍子 6 g，山茱萸 9 g，肉苁蓉 9 g，五加皮 12 g，生姜 2 片，大枣 7 枚。

14 剂。

【按】二诊中麻黄根、川椒目合用，借鉴宋代杨植《杨氏家藏方·椒目散》："治盗汗日久不止。"该方适用于痰喘多汗证，对自汗、盗汗均有一定疗效。

（四）追忆先贤

最后想说的是，追忆先贤三件事：

1. 爱麻黄　首先，众所周知，当年徐小圃擅用麻黄一药组方治疗咳喘病取得显效，名播大江南北，人们赋予"徐麻黄"的誉称。我们通过多年探索，深深体会到，徐小圃以及徐仲才和伯远先生之所以青睐麻黄，是他们在精研仲景经方的基础上，不断提炼、升华的结果，绝不是偏执一味麻黄！

其实徐师父子对仲景《伤寒论》一方一药均有着深入的研究，仍以小青龙汤为例：外感风寒内挟水气者固必用，虽无表证而见喘咳者也常用。无汗表实的用生麻黄去芍药，表虚有汗的用水炙麻黄，但咳喘不发热的用蜜炙麻黄，或并去桂、芍，表解但咳而不喘的并去麻、桂。以上记载为徐师父子灵活运用麻黄治疗咳喘病的有力例证。这里我们再试取"探骊得珠"的典故来形容徐师父子运用麻黄构思之巧，其间"骊"字借喻仲景经方，小圃先生正是从"骊"中探得宝珠——麻黄，宛如珠光闪耀医林！

2. 善收藏　小圃先生好古玩书画，是闻名海内外的收藏家、鉴赏家。新中国成立前藏有唐代杰出书法家怀素《小草千字文》，极为珍贵，他曾自费精印，馈赠至亲好友，以广流传。并由原国民党元老于右任为该帖题识云："此为素师晚年最佳之作，所谓'松风流水天然调，抱得琴来不用弹'，意境似之。余作标准草书，英伯兄借来参阅数日。小圃先生欲付印流传，因书数语送还。名品名跋，成为巨轴，叹观止矣！同阅者，曹明韦、刘海天。"本帖于 1984 年，由上海书店再次影印出版。承蒙徐仲才惠我一册，珍藏至今，缅想徐师谢世倏已二十余年，物存人亡，为之怃然！

3. 写苏黄　"写苏黄"，还是有关书法碑帖的事。1984 年 5 月 19 日去徐仲才家中请益，据亲告：小圃先生早岁临写黄山谷字帖，稍后临写苏东坡字帖。因过去从未看到小圃先生方笺墨迹，这个谜团深埋在我心中达 40 年之久，苦

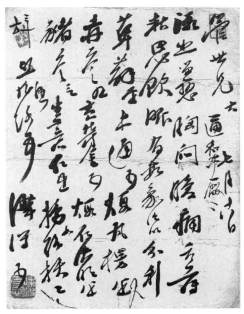
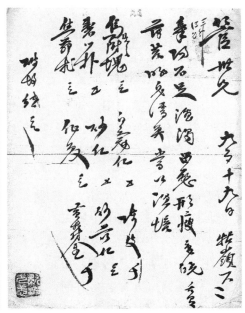

图6-2 徐小圃墨迹

思而不得其解。近年得睹小圃先生方笺墨迹，恍然有悟，小圃先生行书果然是深得"东坡体"字的用笔丰腴跌宕之旨，有天真烂漫之趣（图6-2）。

我由此联想到徐师仲才先生写字的风格，他于1985年5月为《儿科名家徐小圃学术经验集》题词有云："先父通过长期的临床实践，认为阴为体，阳为用，阳气在生理状态下是全身的动力，在病理状态下又是抗病主力，而在儿科尤为重要。书赠鸿元仁弟。"（图6-3）字体遒劲有力，可能也是与早岁曾临写过颜真卿或黄山谷的字帖有关，这些有待今后进一步探讨了。（陆鸿元）

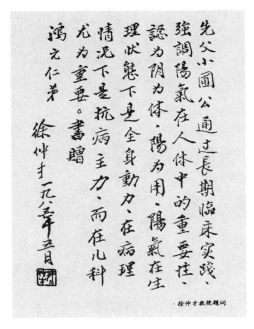

图6-3 徐仲才题词

论著名老中医徐仲才运用扶阳法与治脾肾

（一）关于扶阳法

中医学极其重视阳气对于人体的作用。徐师在总结中医前辈徐小圃、祝味菊运用温阳药经验的基础上，反复指出："阴为体，阳为用，阳气在生理情况下是生命的动力，在病理情况下又是抗病的主力。"这种阳气为主的论点可以上溯到 2 000 余年前。如《素问·生气通天论》说："阳气者，若天与日，失其所则折寿而不彰，故天运当以日光明。"后世从这一论点出发，在临床实践中有不少发挥。如汉张仲景书中虽无有关阳气为主的专论，但从其总结汉代以前治疗内伤杂病的方书中，可以明显地看出是着眼于扶正祛邪的，尤其重视对阳虚患者采用扶阳温补方药治疗。如在《金匮要略·虚劳病脉证并治》中列出黄芪建中汤、八味膏气丸等著名方剂；又在《金匮要略·痰饮咳嗽病脉证并治》提出"病痰饮者，当以温药和之"的原则；再如其所著《伤寒论》，虽为外感热病立论，但对内伤杂病同样具有指导价值，综观该书一百十三方，采用附子一类扶阳药物的就有二十方。由此可见，张仲景实际上是集汉代以前扶阳法之大成。明清以来，更有张景岳、赵献可、陈复正等进一步倡导"扶阳抑阴"之说。扶阳抑阴说最早见于《周易》，张景岳等移用于医学，强调"死生之本，全在阳气"，临证之际，唯恐阳气"自消而剥，自剥而尽"，如斯则生命功能难免有熄灭之虞。张氏更有针对性地提出"阳非有余"的论点，反对当时医家滥用寒凉，攻伐阳气，认为"凡阳气不充，则生意不广"，"故阳惟畏其衰，阴惟畏其盛，非阴能自盛也，阳衰则阴盛矣"，"阳来则生，阳去则死矣"，充分强调了阳气在人体的重要性。这里张氏显然是针对朱丹溪"阳常有余，阴常不足"的学说而提出自己的论点，具有补偏救弊之意，而并非执其一端，不及其余。他从临床实际出发，又提出了真阴不足论，并在所著《类经》一书中述及"善补阳者，必于阴中求阳，则阳得阴助而生化无穷；善补阴者，必于阳中求阴，则阴得阳升而泉源不竭"。张氏在治疗上，既汲汲于扶披人身的阳气，又很重视阴阳互根，主张酌盈剂虚，这正是其学说的难能可贵之处，不能简单地以温补派目之。

（二）扶阳与治脾肾

徐师认为，扶阳首先是温补肾命之阳。历代对肾和命门常相提并论。虽然命门的名称很早就见于《难经》，并有所谓"左为肾，右为命门"之说，然后世争论纷纭，莫衷一是，姑置勿论。但就命门涵义而言，无疑是人身先天元气蕴藏之所，为生化之泉源。张景岳、赵献可都认为"命门为十二经之主"，即人体任一脏腑无不依赖命门而发挥其作用。实际上，很多内伤杂病被辨证为命门火衰的患者，与所谓肾阳亏虚的见症多属一致；为治疗所采用的附子、肉桂、鹿茸、硫黄等所谓补命火的药物，又多具有温补肾阳的作用。由此可见，肾阳与命火，名虽异而治则同。进而言之，人身是一个整体，历来认为肾寓元阴、元阳，如果仅从阳气推论，可知一身之阳无不根源于肾，所谓扶阳，首先是肾命之阳，当然也包括心阳、脾阳及其他脏腑之阳。其中尤以振奋脾阳，颇为历代医家所重视。不少人强调脾肾并重，认为"先天之本在肾，后天之本在脾"。而从扶阳法来讨论脾肾施治者更不乏其例，如宋许叔微在《普济本事方》"二神圆"方下的"补脾并补肾论证"按语中，精辟地分析了一位"全不进食"患者，指出"此病不可全作脾虚，盖因肾气怯弱，真元衰劣，自是不能消化饮食。譬如鼎釜之中，置诸米谷，下无火力，虽终日米不熟，其何能化"。又李东垣擅长调理脾胃，在其所著《脾胃论》中说："阳气恶烦劳，病从脾胃生。"其实李氏不是单一的脾胃论者，在某些病证中也主张脾肾并治，如对所谓"肾之脾胃虚方"，采用所制沉香温胃丸（附子、巴戟、干姜、茴香、官桂、沉香、炙甘草、当归、吴茱萸、人参、白术、白芍药、白茯苓、良姜、木香、丁香）治疗中焦气弱、脾胃受寒引起诸证，一以温补肾命，一以温暖脾土而祛寒湿。由以上两例可见历代相传李东垣主张"补肾不若补脾"、许知可（叔微）主张"补脾不若补肾"的说法，都不够全面，唯有明张景岳对此作了比较中肯的评价，指出"二子之说亦各有所谓"，就是说补脾抑或补肾，必须因人因证制宜，不可执一无权。在脾肾兼顾的思想指导下，明缪仲淳进一步研制"脾肾双补丸"（人参、山茱萸、山药、补骨脂、莲子肉、巴戟天、车前子、肉豆蔻、菟丝子、五味子），用治脾肾虚寒，飧泄腹痛，为我们处方用药提供了一个范例。

（三）扶阳、温肾、健脾的临床实践

由于这一命题涉及的病症范围相当广泛，不可能一一备述，本文仅从慢性支气管炎（以下简称"慢支"）等呼吸系疾病加以探讨。类此疾病属于中医学"痰饮"一类病证的范畴。就痰饮的产生而言，除外邪为其诱因外，主要由于三焦气化失宣，阳虚水液不运，以致痰停饮聚。另一方面，慢支又以老年患者

占多数。老年常见脾肾阳虚见证，脾虚生痰，痰阻气机；肾虚水泛为痰为饮，肾气不纳。由此可见，慢支以阴阳而言，首先属于阳虚饮聚；以藏象而言，与肺、脾、肾三脏有关，重点在于脾肾阳虚。因此在扶阳理论的指导下，重视补肾健脾，往往取得较好的效果。试举徐师诊例如下。

庄某，男，46 岁，干部。

初诊（1977 年 1 月 8 日）　咳呛史 20 余年，冬春易发，去冬以来，早晚咳呛较甚，痰白稠黏，量不多，动则气促。近 3 个月来大便溏薄，每日 1～2 次，伴腹部不适，时有噫气，素嗜饮茶，苔薄，舌边尖稍红，脉濡细。胸透：肺气肿。临床诊断：慢性气管炎、肺气肿。恙延多年，脾肾俱亏，痰浊留恋上焦，肺胃肃降失司。本 "病痰饮者，当以温药和之" 之旨，拟温阳益胃、健脾和中、降逆化痰法，少佐泻火之品，以驱膈上寒热互结之邪。

旋覆花 9 g，代赭石 24 g，党参 9 g，姜半夏 9 g，陈皮 6 g，炒白术 9 g，茯苓 12 g，炙甘草 6 g，熟附片 12 g（先煎），川黄连 3 g。

14 剂。

二诊（1977 年 1 月 22 日）　药后腹舒便实，咳痰显减。

上方加服胆荚片（猪胆粉、皂荚，系龙华医院院内制剂），以助祛痰止咳之力。7 剂。

三诊（1977 年 2 月 5 日）　停药 1 周，咳痰尚轻，大便时溏。

上方加四神丸（补骨脂、五味子、肉豆蔻、吴茱萸）9 g，分吞，以助附子温肾暖脾；又加细辛 3 g，以散寒止咳。

7 剂。

本案服上方后咳痰均已基本控制，气促有所好转，大便已实，噫气亦除，唯夜间稍有汗出，舌质转红，再方 7 剂，去细辛之辛散走表，加白芍之酸以敛阴和营。复逾两旬随访，病情较为稳定，遂改汤剂为丸剂，方用附子理中丸 6 g，四神丸 4.5 g，每日分吞。缓图其本。一年后再访，疗效巩固。

（四）体会

对于痰饮一证，尽管病情相当复杂，但历来重视脾肾施治，各有见解。如明李中梓著《医宗必读》，对于治痰主张肺脾分治，这自当别论，仅就其治痰理脾的观点看，则是非常明确的，如云："脾为生痰之源。""治痰先补脾，脾复健运之常，而痰自化。"在用药方面则认为："脾为湿土，喜温燥而恶寒润，故二术（苍术、白术）、星（南星）、夏（半夏）为要药。"从学术流派观点来看，明张景岳是温补学说的创始者，对许多内伤杂病的治疗，都非常重视"补肾"的作用。这与李中梓等不同，但在治虚痰上，他却强调了补脾、补肾的一致性，如指出："五脏之病，俱能生痰，无不由乎脾肾。""痰之化无不在脾，而痰之本无不在肾。"张氏于此虽不明言脾肾阳虚，但既指出"脾主湿，湿动则为痰"，又指出"肾主水，水泛亦为痰"，可见其认为痰饮主要由于"脾肾阳虚"是彰明较著的。现就本案而言，脾肾为本，肺胃为标，根据本案症脉分析，总不出阳虚气弱，治予温阳扶正，佐以降逆化痰，而咳痰、噫气、腹泻诸症悉除。又加黄连者，缘痰稠舌红，此乃膈上之痰，郁而化热，有寒热互结之象，故加黄连苦寒泻火，且与附子同用，寒热并行，刚柔相济，可奏降逆和胃、厚肠止泻之功耳。

《伤寒论》旋覆代赭汤原用于心下痞硬噫气不除者。我们在临床上用以治慢性气管炎、肺气肿之痰浊恋肺、咳逆上气，往往取效。据《伤寒附翼》载称："旋覆、半夏作汤，合代赭末，治顽痰结于胸膈，或痰沫上涌者最佳，挟虚者加人参甚效。"附录以与本案相互印证，并供临证者参考。[陆鸿元.上海中医药杂志，1980（4）.]

徐仲才先生传略暨扶阳理论的阐发与实践
——后附"徐仲才医案100例应用附子剖析"

徐仲才（1911—1991），名树梓，以字行汉族，上海人。幼承家学，年甫弱冠，于1931—1934年遵奉其父徐小圃（儿科名家）之命，受业于寓沪绍兴名医祝味菊门下。早在20世纪20至30年代，徐小圃与祝味菊医道交谊至笃，曾有轶闻传世：小圃先生长子徐伯远于1926年起师从祝味菊先生，为祝氏首位门人。次年（1928年）罹患伤寒重症，神智昏迷多日，病势危殆。诸医会诊，均面露难色，辞谢不敏。唯祝氏味菊独当大任，力主重用附子以配方，并亲为调剂汤药，药饵下咽，竟获转危为安。祝氏素以擅用温热药治病见称于世，临床实效使徐小圃先生衷心折服，除再遣次子徐仲才从师为徒，自己亦虚心揣摩祝氏治疗经验，徐小圃先生闻善则拜，善善从长的崇高品格，迄今仍为医界津津乐道。

　　徐师早岁勤求古训，刻意求知，研读《内经》《难经》诸经及汉唐以来诸家论著，尤其推崇汉代张仲景《伤寒杂病论》，认为其辨证严谨，理法厘然，为儿内科临证之典范。至于宋元以来，儿科专家论著相继问世，明清两代儿科临证专著蔚为大观。徐师认为其中类如《万密斋医书》《幼幼集成》《景岳全书》等名家之作，多具有实用价值。即使儿内科方书中有些疾病如麻疹、痘疮等，目前虽不多见或已绝迹，但在运用辨证论治原则方面，也积累了不少有益的经验，可供临证借鉴。徐师一贯重视辨证论治和理法方药的运用，师法古人，不泥其迹，取舍有方，自出机杼。1932 年左右徐师曾受其师祝味菊之委托，参与校订《祝氏医学丛书》（包含《病理发挥》《诊断提纲》《伤寒新义》《伤寒方解》四册），深受祝氏学术思想的熏陶，故其治学大要以"扶阳益肾"为旨归。

　　徐仲才早年肄业于上海市南洋医科大学预科二年级（1929—1931），尔后从师祝味菊学习 3 年，为祝氏第四位门人。于 1935 年在沪自设诊所开业行医，同时积极参加中医学术团体活动。早在 1946 年就被选任上海神州医学会常务理事。新中国成立以来，徐师对发展和筹建上海中医事业机构作出过重大贡献。1950 年徐师积极筹办上海中医学会和卫生工作者协会，担任副主任委员、组织部部长等职务。1952 年与著名中医陆渊雷、丁济民、徐福民等共同筹办上海市人民政府卫生局直属中医门诊，并担任副所长。1954 年由陈毅市长签署任命为上海市第十一人民医院（上海中医药大学附属曙光医院前身）副院长（任命书在"文革"中佚失），益加殚精竭虑，为创建中医事业机构而不遗余力。1956 年上海中医学院建成后，徐仲才担任历届医疗系本科生及西医学习中医研究班教学任务，多次为进修医生、解放军医疗单位等讲座授课，注重结合临证实际，备受青睐。"文革"期间，徐师坚持参加儿科门诊，随同龙华医院专题组医务人员深入街道农村防病治病，从事慢支、哮喘专题研究工作。1960 年为开辟上海中医学院教学基地，又受命筹建龙华医院，任副院长。1978 年恢复龙华医院副院长职务，1980 年被授予上海中医学院教授职称，并带教硕士研究生。新中国成立后，徐师还先后担任过中华全国中医学会儿科学会主任委员、中华全国儿科学会委员、上海市中华医学会理事、上海市卫生局评审委员会委员等职务。1956 年卫技等级评定一等四级。1954—1965 年先后六届当选上海市静安、卢湾、南市（上海原辖区，已撤销）、徐汇等区人民代表大会代表。

　　徐师通过长期临床实践，融会贯通了徐小圃、祝味菊两位名家医疗经验之长，在儿科与内科领域内逐步形成了自己所特有的扶阳益肾医疗理论体系，并用以作为治疗多种疑难痼疾的指针。现简介于后。

（一）扶阳理论的继承与发挥

1. 阳气若红日，当以日光明　徐师非常重视阳气对于人体的作用，并认为这种阳气为主的论点可以上溯到 2 000 余年前。如《素问·生气通天论》说："阳气者若天与日，失其所则折寿而不彰，故天运当以日光明。"后世医家通过临床实践有不少发挥。明代张景岳说："天之大宝，只此一丸红日，人之大宝，只此一息真阳。"20 世纪 60 年代初，上海中医学院举行近代中医学术流派报告会，邀请近代著名中医的门人或后裔将其所崇尚的学术经验各作一次总体性报告。报告会由院长程门雪、教务主任章巨膺擘画组织。当时徐仲才任龙华医院副院长，率先开讲，并整理成文，题为《徐小圃儿科经验简介》。徐仲才在文中指出："历代医家均强调阳气在人体中的重要性，先父通过长期临床实践，对这一论点体会特深。认为阴为体，阳为用。阳气在生理状态下是全身动力，在病理状态下又是抗病主力，而在儿科尤为重要。"徐仲才在取法古人，总结中医前辈徐小圃、祝味菊医疗经验的基础上，反复阐明了小儿以阳气为主的论点。古代医家有所谓小儿属于"稚阴稚阳"的说法，仅是与成人相比较而言，泛指小儿脏腑娇嫩，形气未充，处于不断生长发育过程之中。也有人认为小儿属于"纯阳之体"，这与"阳热之体"在概念上有着本质的区别，实质上是点明了阳气对小儿机体和生理功能的影响。换言之，小儿具有"生机蓬勃，发育迅速"的生理特点，年龄愈小，生长发育的速度也愈快，犹如"旭日初升，草木方萌，蒸蒸日上，欣欣向荣"。"阳生则阴长"，明代儿科名家陈复正等倡导"扶阳抑阴"之说，正以小儿阳气稚弱，外易为六淫所侵，内易为饮食所伤，临证之际，注意扶掖阳气，慎防稚阳剥而不复，生机索然，贻人夭折。这些正是徐氏儿科在重视阳气对人体作用的前提下博观而约取的主要论点。徐师在临证中固以扶阳为重，但又不是"唯阳气论者"，如擅长温培脾肾，在一定条件下又相机应用潜阳育阴等法，俾使"阴平阳秘"，正复邪却，也是"阴为体，阳为用"理论在医疗实践中具体应用的体现。由此可以断言，徐师之所以反复强调这些内容，正是阐明徐小圃先生所倡导小儿以阳气为主的论点，归根结底是以"阴阳互根"为其主论基础。此与其师祝味菊论治首重阳气的论点同中有异，各有千秋。

2. 温培脾肾，釜底添薪　徐师秉承家学，在儿科和内科临床中反复强调温培脾肾之阳的重要性。昔人谓：先天之本在肾，后天之本在脾。徐师曾反复指出，脾与肾是相互依赖的，一方面脾之运化有赖于肾阳之温煦，正如唐代医家许叔微所说："譬如鼎釜之中，置诸米谷，下无火力，虽终日米不熟，其何能化？"另一方面，肾阳之盛衰又有赖于脾气散精之滋养。所谓扶阳，首先是温补肾命之阳，肾阳与命火，名虽异而治多同。一身之阳无不根源于肾，当然也包括心阳、脾阳及其他脏腑之阳。其中振奋脾阳也为历代儿科专家所重视。为此，徐师在儿科及内科临证时，对慢性支气管炎、哮喘、泄泻、小儿夏季热等病，证属于阳虚为主者，常在扶阳益肾为主的前提下，辅以补气健脾，俾使脾肾相互资助而生化不息。

3. 温肾扶阳要不失时宜，见微知著　这是徐师通过长期临床实践而取得的一条重要经验。徐师认为，阳虚的主要特点：一是"气虚"，二是"内寒"。临证所见，气虚之重者即是阳虚，阳虚之轻者便为气虚。明代张景岳谓："气本属阳。""气不足便为寒。"恰如其分地道出了气虚和阳虚之间的辨证关系。例如慢性支气管炎早期或轻型多属气虚肺弱，稍后期或中、重型多属阳虚饮聚为患，尤以老年人阳气日渐衰退，正虚邪盛，咳喘迁延日久，不易根治。因此应积极的防治，见微知著，不要等到病情由气虚发展到明显阳虚的阶段，方才注意采用扶阳一法，而是在气虚阶段就作未雨绸缪之计，更富有成效。为此，徐师强调指出：在内儿科中，不论外感内伤，凡久病失治或辗转求治者，每多阳气受损，应不失时宜地采用扶阳法则，其中附子一药尤为徐师常用，认为如能配伍得宜，力峻效宏。如张景岳曾对附子的功效作出这样的评价："今之用附子者，必待势不可为，不得已然后用之，不知回阳之功，当于阳气将去之际，渐用以望挽回，若既去之后，死灰不可复燃矣。"语中肯綮，堪供后学师法。关于徐仲才应用附子的经验体会，将在下文予以介绍。

（二）谙附子之性，尽附子之用

20世纪90年代初，上海市中医学会举办上海市中医内科名家临床学术经验学习班。学员来自全国中医教育医疗单位。学习班讲义列出的中医名家有：程门雪、徐仲才、丁济民、金寿山、张伯臾、朱锡祺、夏德馨、张近三、徐嵩年、陈苏生，共10位，分别由其门人后裔予以介绍，其间担任专题讲授的名家有：张镜人（暑温与湿温的证治探论）、钱伯文（中医学对肿瘤的认识）、颜德馨（难病辨治两大治则）、金明渊（热病证治经验谈）。我担任课程的讲题是

《徐仲才老师临床应用附子的经验》。时当徐师谢世后不久，我一直关注他生前医案、医话及论文的集结和分析，对其临证应用附子的经验有进一步的体会。这些体会在1991年10月26日上午学习班上曾作介绍。现将珍藏的讲义（摘要）资料转录如下。

1. 应用附子的理论依据　徐师在总结中医前辈徐小圃、祝味菊两氏运用温阳药经验的基础上，反复指出："阴为体，阳为用。阳气在生理情况下是生命的动力，在病理情况下又是抗病的主力。"汉代张仲景虽无阳气为主的专论，但相当重视扶阳温补方药的运用。如在其所著《伤寒论》一百一十三方中，采用附子组方的就有二十方。明清以来，更有张景岳、赵献可、陈复正等倡导"扶阳抑阴"之说，其中张氏评价附子一药，颇多精辟之语，徐师尤为推崇。徐师并认为，扶阳法则的要领在于培补脾肾之阳，但补脾与补肾不能等量齐观。肾阳为一身阳气之根本，扶阳首先是温补肾阳。温补肾阳药物，如附子、肉桂、淫羊藿、仙茅、补骨脂、菟丝子、胡芦巴、鹿茸、紫河车等，其中附子力大效宏，在诸药中尤具有代表性，确为温肾扶阳首选药物。如能谙附子之性，尽附子之用，则对一切温阳药物，犹如百八轮珠在握。左右逢源，得心应手。综观方书所载：附子性温大热，其味辛甘，能治恶寒、四肢厥冷，能治心腹冷痛，失精（指阳虚者）、下利，性善走，能走十三经（十二经加督脉经，王好古谓：附子"治督脉为病，脊强而厥"）。去表里沉寒，能引火归原，制伏虚热，能助参芪成功，资术地奏效。与补气药同用，行十二经，追复散失之元阳；与补血药同用，能救阴血；与发散药同用，能开腠理；与湿热药同用，能祛在里之寒湿（略参《医学正传》）。徐师在继承前辈临床经验的基础上，非常强调应用附子要见微知著（善于捉摸阳气衰微的征兆）和当机立断（即只要辨证准确，果断采用足够有效剂量）。

2. 附子在临床应用的若干要领

（1）指征：徐师应用附子指征大致为神疲乏力，体软，面色白，畏寒，四肢清冷，或舌光不欲饮，或口干不欲饮，脉细或濡细，或沉迟，或虚数。只要抓住虚证、寒证中的一二个症状即可。根据我们多年随诊体会，徐师应用附子的临证指征除神色外，尤其重视"脉神"。

（2）配伍：徐师认为，附子一药性味猛悍，"独任为难"（引张景岳语），若与其他药物配伍得当，确能起到振奋阳气，扶正祛邪，调节一身一切功能的作用。例如附子与龙骨、牡蛎、磁石等配伍，以温肾潜阳，与苍术、白术等配伍，以温肾健脾，与五味子配伍，以温肾纳气，与白芥子等配伍以温阳利气祛痰等，不再——枚举。

（3）剂量：徐师处方应用附子，成人一般在 9～12 g，儿童酌减。徐师认为附子生药性毒，但据文献报道，附子生药经加压加热处理后毒性仅为原来的 1/200，再入汤剂经过先煎 15～20 min，毒性又大大减少，而有效成分仍然保存，服用也是比较安全的。徐师对个别病例，剂量颇大，但要根据患者体质、具体病情而定。

（4）服药时间：徐师也很重视服药时间。例如哮喘、咳嗽等有发作于夜间，白天或昼夜发作者，其服药时间应根据具体情况而定。

3. 附子在临床上的具体应用　徐师擅长治疗内儿科呼吸系和消化系统疾病，如哮喘、慢性支气管炎、肺气肿、慢性肺心病、慢性腹泻、寒疝以及多种难治病证。试举徐师治疗哮喘应用附子的经验为例，可以一隅而反三。徐师在临证时，经常运用《伤寒论》小青龙汤或加附子化裁治疗哮喘。对于小青龙汤一方，徐师主用麻黄、干姜、细辛、五味子、半夏、甘草六味药，在无表热情况下，一般不加用桂枝、白芍。至于寒喘兼有阳虚病例，多见喘息摇肩，面色㿠白或青灰，口唇发紫，肢体不温，精神疲软，发汗涔涔，舌质淡胖，脉濡细。其病机大多是素禀阳气偏衰，或由于病情迁延演变，肾阳亦亏，徐师常取附子与麻黄平喘主药为伍，用以温肺以化饮邪，扶阳而去沉寒。附子剂量一般 9～12 g，先煎 15～20 min。小儿剂量酌减。不仅寒喘、阳虚病例，即使热喘兼见阳虚的病例，也常于清泻肺热方中酌加附子一药，寒温并行不悖，各施其能。例如哮喘发作，痰黄黏稠，胸满气憋，舌苔黄腻，又见面色㿠白，神疲肢软，脉象沉细，辨证为肺失肃降，肾阳亦虚，常于清化痰热方中加用附子，扶正兼以祛邪，常获显效。但有时遇有虚热不退、脉虚数者，也应用附子引火归原，制伏虚热，但一般与养阴清热药物相配伍，或加用潜镇之品（参见附文《徐仲才医案 100 例应用附子剖析》）。

（三）身体力行搞科研

徐师在长期从事临床工作的过程中，重视中医药的科学研究。多年来在治疗儿内科疾病如哮喘、慢性支气管炎、慢性腹泻、胃脘痛、心血管等常见病及危难重症方面积累了相当丰富的临床经验，先后整理发表了多篇文章，如《治疗小儿支气管哮喘 100 例临床分析和体会》《辨证论治治疗哮喘的体会》《附子在临床上的应用》等。对于中医药的研究，徐师在坚持中医辨证论治的前提下，常采用辨病和辨证相结合的方法，萃取中医西医之长，相互补充。他多次谈到，对于中药新型制剂，不一定拘守陈规旧法，在某些情况下，如采用西药配制的方法可使药物保持一定的性能和成分、有利于提高治疗效果。以下介绍徐师从事的几项科研工作。

1. 从调查研究中获取第一手资料　20 世纪 70 年代初，徐师在上海市慢性支气管炎病因病原协作组相邀下，参加松江某公社 37 000 余人的普查普治工作，其间无选择地对 115 例老年慢性支气管炎患者按中医学寒热虚实等辨证方法进行分类。辨证标准大致为：寒证见有痰白清稀，口多不渴，面色晦滞，舌白滑润等；热证见有痰黄稠黏，口干欲饮，身热多汗，苔黄脉数等；肾气虚者可见动则气促，腰酸膝软，眩晕耳鸣等，其中肾阳虚者可兼见畏寒背冷，夜尿频多，舌脉无华；肾阴虚者可兼见五心烦热，失眠多梦，舌红苔剥等。统计分析结果：115 例中分类属寒证有 67 例，占 58.3%，其中单纯寒证 19 例，寒证并肾阳亏虚 33 例，寒证并偏肾阴亏虚 15 例。而属寒热错杂证有 48 例，占41.7%，其寒热错杂证 16 例，寒热错杂并偏肾阳亏虚 29 例，寒热错杂并偏肾阴亏虚 3 例。未见一例单纯热证。徐师据此认为：① 统计资料与一般认为农村中慢性支气管炎的诱发原因以受风寒为主的观点是一致的。② 老年慢性支气管炎患者病程长，体质弱，主要表现为肾阳虚，而典型的肾阴虚较为少见。由此可见，扶阳益肾是慢性咳喘病治疗过程中的一个重要环节〔参见《老年慢性气管炎防治研究资料（第一辑）》，1971 年，上海人民出版社〕。

徐师在此后屡屡提到，慢性咳喘病属于标实本虚之证，而以本虚为主。"本虚"的重点在于脾肾阳虚，尤以肾阳虚为主。20 世纪 70 至 80 年代初在徐师学术观点的基础上，我们曾拟过若干协定处方，其中具有代表性的当推扶阳合剂（熟附片、淫羊藿、补骨脂、黄芪、党参、白术、半夏、陈皮、茯苓、甘草）。硕士生沈新兴根据徐师临床经验，总结了中医扶阳法治疗阳虚型慢性支气管炎 115 例。结果表明，温阳组 82 例，有效率 94%（显效以上 46.4%）；单纯治标组有效率 72.7%（显效以上 18.1%）。统计学处理，温阳组的疗效与客观指标的改善均显著高出单纯指标组。徐师着重指出，阳虚的特点有二：一是气虚，二是内寒（详见前文"学术思想"一节，不再复述）。推而论之，对于慢性咳喘一类疾病举凡见有肺气虚、脾阳虚、肾阳虚证候群者，均可应用扶阳法，治病求本而提高疗效。通过临床实践进一步表明了，这是徐师对扶阳理论的一个重要发挥，值得重视和提倡。

2. 运用现代科技手段整理诊疗经验　20 世纪 80 年代初，为应用现代科技手段继承名老中医学术经验，由徐师及我根据业师临证经验进行医理设计，并在徐师亲自指导和上海中医学院中药系协作下，编成了"电子计算机模拟徐仲才教授诊疗咳喘病系统"的程序。该系统经徐师和计算机分别在同一时间内诊断处方，然后相互比较。经过 120 例哮喘、慢性支气管炎患者进行考核结果，符合率达 99.2%。又将徐师积有病案 42 例的脉证输入计算机重新处方，并经徐师审定，确认符合他本人的临床经验。该系统已通过专家鉴定，并通过上海市卫生局 1985 年度科研成果评定和中央电子工业部 1987 年全国计算机应用及新产品展览会优秀项目评选，均获得三等奖。

徐师长期从事中医医疗科研及积极投身中医机构的创建和中医社会团体的活动，将近六十载，矢志不渝。虽属古稀之年，且患有高血压病、冠心病，尤壮心未已。当 1979 年检查发现肺部肿瘤恶疾，备尝手术和放化治疗的苦楚，但他始终以顽强的意志和豁达乐观的胸襟与病魔作斗争，在手术后未半载即恢复工作，嗣后虽因肿瘤再发，又经两次手术，仍坚持参加每周两个半日的专科门诊，未曾中辍。自 1990 年秋冬以来，徐师精力日渐衰退，病情日趋恶化，终至不起，于 1991 年 2 月 1 日晨在龙华医院病房与世长辞，享年 80 岁。徐师幼秉家学，长师名家，服膺古贤"扶阳抑阴"之说，在学术理论上，承先启后，独标一帜。尤其在治疗老幼慢性疑难杂病方面，屡起沉疴，遐迩知名。他的一生，是为中医药学奋斗的一生，为继承发扬中医药学，培育中医人才，为创建和发展上海首家中医门诊所与曙光医院、龙华医院等中医事业机构作出重大贡献，流风遗泽，影响深远。我辈追随徐师多年，亲聆教诲，获益良多。为此在 2 月 11 日追悼大会上，作为弟子的我与郭天玲共献挽联，藉以寄寓哀思，缅怀师恩。其辞曰：

　　　仁术溯三世，泽被皓幼，医理独推扶阳抑阴，忆昔年同沾化雨。
　　　懿行昭千秋，功善杏林，遗爱长留曙光龙华，痛此日共仰高山。

附录：徐仲才医案 100 例应用附子剖析

现在重温以上时隔十七载的讲义摘要，觉得有必要再次探讨附子应用指征、配伍、剂量、脉象（疗效除外，另评专题）等问题，为此统计分析徐师脉案 100 例（其中患者姓名、年龄、性别、病种等不列入统计范围），获得以下几点体会。

首先是关于附子应用指征问题。100 例中应用附子的有 82 例（除外单用川乌 3 例），占病例总数 82%。以往有学者统计祝味菊病案 70 例，其中 62 例应用附子，占病例总数 88.6%。由此可见，徐师应用附子病例数的百分数与其师比较接近，无统计学的显著差异［另外统计徐小圃医案 35 个病证，220 例，应用附子（除外川乌）的有 86 例，都低于祝氏和徐师应用比例，其中涉及因素颇多，不能等量齐观，待另文探讨了］。至于徐师应用附子的指征，大致情况具如前述讲义资料。但是如将指征对号入座，逐一分析，则难度很大。其原因在于病案记录未作预初设计，详简不齐，难以定量分析。为此退而求其次，仅仅选择资料比较齐全的脉象（详见下文）和口渴饮水与否作为统计分析对象。经对应用附子 82 病例统计：其中口渴或少饮的 37 例，口干饮水不多的 6 例，饮水一般（大都病案略去）29 例，以上合计 72 例，占病例总数的 87.8%。口干欲饮水者 10 例，占病例总数的 12.2%。资料分析又表明：无论口渴或口干与否，均含有其他一项或多项符合应用附子的指征。说到这里，我们联想应用附子的指征该是怎样的尺度？徐师曾说过："应用附子的指征只要抓住虚证、寒证中一二个症状即可。"我通过多年临证体会到所谓抓住一二个症状，对于若干疾病来说，不能孤立地去看待，而应从一组证候群中去考虑。例如口渴或口干不欲饮的症状，常被视为应用附子的重要指征，也可与其他多个症状同时存在，诸如神疲体软、面色不华以及二便与舌脉的改变等。可是需要抓住的症状，又会随着病情的变化而有所改变。例如暑热症身热烦渴，多饮多尿，医者乍看之下可能仅仅获得实热证候的印象。但进而观察到小便清长这一症状，辨证思路又为之一变，即不仅实热且有下焦虚寒、肾阳不足之征。为此，果断应用附子扶阳益肾，寓温于清，清上温下而取效。徐师继承了小圃先生治疗暑热症的经验，但根据辨证，舍去黄连之苦寒，而加生石膏、知母等取法白虎汤，重在清热生津，在本病治则方面另创一格。

其次关于附子等药物的配伍，祝味菊先生擅用附子，每将附子与磁石、龙骨、牡蛎等药同用，是祝氏附子配伍应用中的一个特点。正如祝氏所谓："药物刺激太过，佐以镇静。附子兴奋，佐以磁石，则鲜僭逆之患。"徐师也很重视附子与重镇药物的配伍应用，在应用附子 82 例中，配伍磁石的 25 例，配伍磁石、龙骨的 14 例；或附子配伍龙骨（齿）、牡蛎的 3 例，合计 42 例，占总数 51.2%。分析表明，徐师秉承师法，有所发展。他认为与附子配伍的药物，不仅起到鉴别的作用，而且展其所长，以"尽附子之用"。就磁石而言，无疑是一味重镇安神药，配伍附子可适用于虚喘、眩晕、失眠等病证，而附子、磁石增配龙骨（齿），更具有安神固涩的功效，除上述病症，也适用于腹泻、暑热症等病证，又如附子配伍龙骨、牡蛎能安神敛汗，适用于虚汗、盗汗、妇女更年期征等。类似例子颇多，不胜枚举。

在分析病案过程中我们注意到，徐师善用甘麦大枣汤，匠心独运。例如他在《附子在临床上的应用》一文说过："《金匮》甘麦大枣汤药简味甘，原以治疗妇人脏躁，啼笑无常，精神恍惚等。我则借以治疗男妇老幼之心神不安、失眠、烦躁、眩晕、怔忡诸症，若症见气阳不足，常以该汤配伍附子以温阳扶正，或佐用磁石之类以重镇潜阳而收效。"据 100 例统计，应用甘麦大枣汤的有 21 例，其中 19 例为甘麦大枣汤与附子或附子加龙骨（齿）、牡蛎合用。治疗对象也扩展到咳喘病、中风等，患者大都取得较为满意的疗效。值得注意的是，在与附子配伍的药物中，有 8 例仅有甘麦大枣汤而无磁石等重镇药物参与。由此可见，徐师在祝氏习惯应用附子配伍重潜药的规则之外，另辟蹊径，值得进一步探究。

第三关于附子应用剂量问题，这里再补充一些内容。附子剂量，徐师一般限用 9～12 g，但根据病情酌情增减，少许病例可能在初诊时即果断投用 15 g 或 18 g 以上。还有慢性疼痛病证，应用川乌、附子时，徐师认为应根据病情先后缓急而定，各有侧重，前者用以温经散寒止痛，中病辄止；后者用以扶阳固本，可长期应用，其效弥彰。陈苏生先生亦为祝门弟子，往昔与徐师过从甚密，曾以所撰附子研究的资料寄给徐师征求意见，文章大意谓："中医附子之用量，不能单从数量上来衡量，而应当理解应用附子是否对证，用什么材料，有无配伍药物的鉴别等因素来考虑。假使条件适合，用之适者，一钱附子亦可得到有利的反应；用之不当，即一分附子也可出现过差。因此衡量附子之用量，要看具体情况而定。"徐师阅后认为所论允当，符合临床实际。

第四关于脉象分析，虽很粗糙，但值得一提，小圃先生针对时医"重症轻脉"的偏向，倡导"小儿有脉可凭"。徐师临证对小儿成人脉诊都很重视。前文曾提及"脉神"一次，原出《景岳全书·脉神章》，张氏云："脉者，血气之神，邪正之鉴也。"一语揭示了"脉神"的真谛。也许有人要问，应用附子的脉象指征到底有哪些？前面仅仅举其大要，实际上在所统计 100 例应用附子82个病案中，徐师逐一书明脉象，朗若列眉。大致可分为三类：一类以脉细为主（也包括细数、细缓、沉细、微细等脉象）40例；二类以脉濡细或濡为主（也包括缓、软等脉象）29例；三类以脉弦或弦数或弦细数，共13例。还有徐师在分析病情或授课时每谈到脉数不一定属热，有气阳不足而脉数无力者，不妨称为"虚数"，为应用附子的指征。对于"虚数"一脉，在徐师病案上并不多见，他往往在口头上讲起，而且比画其状，让人意会及之。尤其要指出的，在上述应用附子82例中，出现脉细或兼见者达60例，占74%之多。《景岳全书·本草正》附子条下也指出："无论表证、里证，但脉细无神，气虚无热者，（附子）所当急用。"对照所分析资料，益信其说信而有征。当然就临证而言，诊脉不失为一种重要手段，但不是唯一的，诚如明代医家汪石山所言："有脉不应病，病不应脉，变出石端，而难以一一尽绝乎脉者。"此说良是，岂独应用附子为然？（陆鸿元）

几种疑难病中医辨证论治（兼论附子）

（一）关于疑难病之管见

1. 疑难病的一般解释　中医治疗疑难病，历史悠久，经验丰富。"疑"，存有疑问，前人未言或言之未尽，需要我们运用中西医理论去辨病辨证和重新认识，找出治疗方法。"难"，是指诊断和治疗存在难度。

2. 临床所见疑难病大致情形　现代医学诊断明确，但缺乏相应对策，无特效药物和治法。为此，目前世界医学界公认确定的众多"难治病"，也包括在我们所谈论的疑难病之内。患者自我感觉痛苦，多方检查，病因不明。患者虽无明显自觉症状，但经过检查诊断明确的疾病，一般治疗尚无把握。患者同时患有多种疾病，或中医辨证有夹杂兼证，相互掣肘，综合治疗有矛盾。从中医辨证角度分析的正虚邪恋，虚实夹杂，治疗进退维谷；或正气虚衰，情绪波动，治疗起来棘手的疾病。

3. 如何看待疑难病　清代名医徐大椿说得好："有从古书所无之病，历来无治法者，而其病又实可愈。"医生和患者首要树立治疗信心。

近代名医王仲奇在《丁甘仁医案》序中对包括疑难病在内的诸多病证的治疗原则概括为以下几句："明阴洞阳；酌其盈，剂其虚；补其偏，救其弊。"

（二）运用附子景前贤

20 世纪 60 年代中期，我师从龙华医院儿内科徐仲才教授，对其重视扶阳益肾，首重附子救治危重难治症的经验，有所领会。

徐仲才为近代海上儿科名家徐小圃次子，内科名家祝味菊及门弟子，递相祖述，各有建树。

祝味菊崇尚温阳，力主发挥附子"劫病救急"的将帅作用，治愈不少难病重症。在中医界有"祝附子"之称。徐小圃在儿科中负有盛名，擅用麻黄等药，故中医界以"徐麻黄"称之。后因祝味菊用附子治愈其长子徐伯远伤寒重症，深为祝味菊学识心折，除让他二子拜师祝氏门下，且由温病学派完全转变为善用附子温热药的儿科专家。

附记：祝味菊是近代中医学术革新派的代表。1937 年曾与西医梅卓生，德国医生兰格博士合组中西医会诊所。2004 年，中国中医研究院研究员郑金生在德国慕尼黑发现祝味菊代表作《伤寒质难》，是由祝味菊学生陈苏生整理成的文稿。该稿由德国博物馆收藏。

（1）徐小圃创"清上温下"法治小儿暑热症，为徐小圃应用附子配伍治疗疑难病范例之一。

徐仲才相告，20 世纪 30 年代，每于盛夏，上海乳幼儿暑热症盛行。发热起伏不解，晨轻暮重，无汗或少汗，神倦烦躁。尤其口渴，大量饮水，小便清长，出奇之多（曾有人统计，患儿一昼夜达 252 次）。当时临床分析，既非尿崩症，也非所谓消渴症。徐小圃曾取名"吃茶撒尿病"。辨证论治：徐小圃辨证为元阳虚于下，邪热盛于上，形成上盛下虚。主要方药：

黄连 3 g，熟附片 9 g（先煎），龙齿、磁石各 30 g（先煎），蛤粉、天花粉、补骨脂、覆盆子、菟丝子、桑螵蛸各 9 g，白莲须 6 g，缩泉丸 9 g（包煎）。水煎服，每日 1 剂（现名"连附龙磁汤"，见《上海历代名医方技集成》，学林出版社，1993 年）。

汗少加香薷；挟湿加藿香、佩兰；热盛加石膏、白薇；泄泻去天花粉，加葛根。祝、徐两位先生常在应用附子等扶阳温肾的同时，佐以龙骨（齿）、牡蛎、磁石等镇潜浮阳，此是他们应用附子主要心得之一。

（2）徐氏父子借鉴祝味菊运用附子经验，但仍保持自家特色：徐小圃在其子被祝味菊重用附子治愈重症伤寒后，决心改变以往治病偏寒凉的特点，附子频频出于处方中，但不能贸然定为"温热派"，其仍保有自身发展的特点，不妨举出两点：

1）剂量：祝味菊主张"未病重阴，既病重阳"，故治病以附子为温阳主药。据文献有人统计，祝菊先的 70 个病案，其中涉及疾病 38 种，就有 34 种疾病共 62 案用过附子，占 88.6%；生附片的最高用量每剂 24 g，黄附片最高用量每剂 30 g；小儿用量在每剂 6～15 g，成人多在每剂 15～24 g。但徐小圃又常告诫人们："附子为将军药，性极猛烈，用得其当，就如桴鼓。用失其当，其害立见。"

反观徐小圃及徐仲才应用附子，一般控制在每剂 6～12 g，个别病例剂量较大，至于生附子，尚未见用过，此与祝味菊放胆应用大剂量附子不可同日而语。

2）附子温阳的论述：徐小圃以来有进一步发挥，曾指出附子温阳，首先是温补肾阳，当然也包括振奋心阳、脾阳以及一身之阳。附子（包括乌头）可以温阳祛寒，可以振奋全身各脏器功能，增强机体的活力和抗病的能力。临床上常用附子为主药组成"回阳救逆""温阳行水""温中散寒""温经止痛"等法，治疗多种难治痼疾，确著功效。

（3）在徐仲才指导下采用扶阳涤痰法治愈脑干综合征：本例治疗远在 20 世纪 70 年代初，不妨旧案重提。

患者男性，工程技术人员，年近半百。

初诊 就诊前两年余，走路摇摆，右侧上下肢举动困难，且常觉麻木，指趾常如针刺，头晕目眩，心悸难寐，咽梗感，咯痰稠黏。舌淡胖苔薄，脉沉细。我们辨证属于阴阳失于和谐，虚阳上浮，心虚不宁，痰浊阻遏经络。治取潜阳养心，涤痰通络法。方药取桂枝甘草龙齿牡蛎汤加甘菊花、川芎；甘麦大枣汤加麦冬、瓜蒌皮。另服胆荚片（猪胆汁、皂荚，均制膏轧片）。

治后走路，机体感觉症状明显改善。

二诊 时徐仲才指出患者于就寝时如觉得一盆冷水从头巅由背后浇灌至脚后跟的症状未消除，这是由于久病肾督阳气大损，结合其他脉症，附子一药允为首选。经原方加用附子配以淫羊藿，调治后诸症尽除，1 年后随访情况良好。

（4）关于通阳扶阳法治疗冠心病（严重胸痹）的治验：祝味菊治疗胸痹心痛，常取《金匮要略》方的瓜蒌薤白剂中添加附子，既取经方通阳宣痹，更取附子扶阳治本而取效。我在临床中应用附子获得更多的体会。几年前，曾治疗一位男性教师，年 58 岁。患者确诊为冠心病心绞痛、心功能 Ⅱ 级。曾住入市某三级医院待行心脏（冠状动脉）搭桥手术，因心怀疑惧而出院求治于余。诊见面苍神倦，畏寒肢冷。舌淡无华苔薄白，脉象沉细微涩。具有中医所指"严重胸痹"临床特征：常感到心前区周围胸一大片肌肉绷紧难受或牵掣不舒，犹如贴有一层厚厚的胶带布，固定不移（曾做冠状动脉造影，左前降支狭窄 45%）。中医辨证属于心阳不振，心脉痹阻。先按《金匮》枳实瓜蒌桂枝汤合《医林改错》血府逐瘀汤治疗。

诸症大减，但时感背脊部寒气飕飕，嗣后于原方加用熟附片、鹿角片以温肾督而祛寒凝。调治近 2 个月情况良好。尔后两年随访数次，据称于天气变化或劳累后心前痛仍有发作，但程度较轻。

附治疗胸痹主方组成：熟附片 10 g，鹿角片 10 g，川桂枝 30 g，川芎 6 g，当归尾 10 g，赤芍 10 g，桃仁 10 g，红花 10 g，柴胡 3 g，枳壳 10 g，瓜蒌皮 15 g，鲜薤白 10 g，苏木 6 g，炙甘草 10 g。

水煎服，每日 1 剂。

（5）附子、石膏同用与"清上温下"法理可互通，法无二致：附子大热，石膏大凉，亦有同用一方者，如《金匮要略》越婢汤治风水恶风一身悉肿。原方组成有麻黄、石膏、生姜、甘草、大枣。用法后有"恶风者加附子一枚"之治。开温凉并用之先河。

祝味菊在解释附子、石膏同用所起的功效时说："附子性热，可以扶正固本；石膏之凉，既可以制炎而解热，又能中和附子之性。阳气不足，炎热不过甚，可重附子而轻石膏；阳气略亏，炎热过甚，又可重石膏而轻附子。"由此可见祝氏温凉并用之妙［王云峰.吉林中医药，1991（6）：2.］。

这里主要阐述附子、石膏同用"温凉并行而不悖"，各奏其功，可谓发前人之所未发。此与前述，小圃先生"清上温下"法相比，尽管辨证论治不尽相同，但理可互通，法无二致。

（6）附子、石膏同用于难治性咳喘病的治验：我多年来从事慢性支气管炎、肺气肿科研医疗工作，体会在辨证论治前提下，附子、石膏同用对众多咳喘伴有感染者往往获得显效。现举例如下。

患者，男，67 岁，退休工人。1994 年 5 月 6 日来宛平南路中医专家门诊就诊。

初诊 1周余前因冒受风寒引发病程30余年宿恙，痰黏咯吐不畅，色白带黄，胸闷入夜不能平卧，咳喘甚则额颈汗出淋漓，口干欲饮，身热不扬，面晦神萎，形寒肢冷，小便清长，大便稍秘结。舌淡红苔薄罩黄，脉象虚弦乏力。听诊：两肺闻及干湿啰音及哮鸣音，经查白细胞计数6.8×10^9/L，中性粒细胞78%，淋巴细胞22%。X线全胸片示：两下肺感染，左肺较明显；肺气肿。发病后曾经采用抗生素，解痉平喘镇咳剂及激素等，治疗多日，效果尚不显著。中医辨证：新感引发宿恙，痰热蕴肺，阻塞气道，久病体虚，气阳不足，治当标本兼顾，温清并投。处方：

青礞石15g，熟附片12g（先煎），黄芪15g，炙麻黄9g，生石膏30g，杏仁、桃仁各9g，白芥子9g，苦参15g，龙葵15g，甜葶苈子15g，制半夏12g，黄芩15g，生甘草、炙甘草各5g。

水煎服，7剂。

二诊 前方服3剂，咳喘大减，已能平卧，仍觉胸闷气憋，咯痰不爽。前方去青礞石、苦参、龙葵，加用紫苏子6g、桔梗6g、枳壳9g、桑白皮15g、鱼腥草30g。意在清化痰热，理气宽膈。

三诊 诸症基本控制，骑半小时自行车就诊，随访半年余间病情稳定。

【体会】 徐仲才生前多次指出，在咳喘病中，不论外寒内饮，抑或痰热蕴肺，凡有气阳不足的见证，都应当加用附子以温阳振奋身体功能，助正以祛邪。此等见解，深得祝味菊心传也。

（7）疑难病证如何发挥附子"劫病救变"的作用？首先，祝味菊认为，附子为扶阳要药，具有"劫病救变"的将帅作用。但又反复告诫医者："用之不当，其害立见。"为此，徐小圃与徐师仲才又比较客观而具体地提出了临床应用附子的指征，具体如下。

临床上遇见神疲乏力，体软，面色苍白而恶寒，四肢清冷，小便清长或夜尿多，大便溏泄或五更泻（或阳虚便秘）。唇甲青，舌淡胖，苔白滑润，或舌光不欲饮水，或口干不喜饮，脉细或沉迟等。总之辨证要抓住虚证、寒证的主要特点，就可以应用附子，不一定条条具备（当然，也用于虚实寒热夹杂者）。有时阴虚或虚热者也可加用附子。其道理在于附子能引火归原，制伏虚热，但要配伍养阴清热药或重镇潜阳之品，这样既可发挥附子治病的将帅作用，又能减少或避免其毒副作用。

我通过多年对附子的应用和研究，发现有些副作用是始料未及的。为此，不仅要考虑到患者素禀体质因素，还要参考现代医学的检查和诊断，单凭一般中医辨证论治还是不够的。以上是我亲身经历的体会。

以上仅是介绍几种疑难病的中医辨证论治，附带谈到附子"劫病救变"的作用，都是个人学习前辈的点滴体会。最后仅就附子一药而言，近几十年来，在临床应用范围，药理作用或剂型改革以及对其毒理的认识等方面，都有很大的发展，这些又属于另一个探讨的专题了。（陆鸿元）

喉源性咳嗽与"心咳"古今治验谈

喉源性咳嗽是临证中经常遇见的疾病之一，由于病因较多，病情错综复杂，在治疗时往往感到措置为难。本病的起病与慢性咽喉炎有关，其病变位于喉咽部，该处为呼吸道与消化道的共同通道。一般的慢性咽炎，与中医学通常所说的"喉痹"相近似，喉痹又为咽喉肿痛病证的统称。中医经典《内经》认为"五脏六腑皆令人咳，非独肺也"，其中"心咳"则将咳嗽与喉痹相提并论，如《素问·咳论》说"心咳之状，咳则心痛，喉中介介如梗状，甚则咽肿喉痹"。对于心咳病机，历代医家都根据经络学说加以解释。如清代薛生白著《医经原旨》注与唐代王冰略同，"心脉起于心中，出属心系，上夹于咽，故病喉中梗介，咽肿喉痹也"。

多年临证中所观察喉源性咳嗽的病例中，有些症状是以刺激性干咳为主，患者咽痒如蚁行及痰类异物阻喉不适感，常需"吭咔"作声或吞咽动作以图廓清咽嗓，往往咯之不出，吞之不下，且以讲话过多或疲劳后症状明显。咯吐时可有少量白沫痰或透明色黏痰。剧咳时饮水可得缓解，但也有于剧咳后出现心悸或心区闷重作痛，尤其是原有心血管疾患者常见。此或与古代医籍所述及的"心咳"症状有相似之处。

历代医家传留了一些治疗"心咳"的方剂，也可据以参考治疗某些喉源性咳嗽。这类方剂大抵按照"治咳不离乎肺，不止于肺"的治则而处方遣药，如《圣济总录·五脏咳》载治心咳，咽喉肿痛，人参桔梗散方：取人参、桔梗、甘草、茯苓、恶实以益气养心，利咽消肿。清代医家王旭高治疗心咳，从宣肺化痰、清咽宁心法入手，制有心咳汤：前胡、杏仁、浙贝母、桔梗、射干、麦冬、远志（并以甘草汤制）、沙参，小麦汤代水煎药。方意周匝，法度井然。

现代中医前辈赵锡武临证中，即参照王旭高方以治"心咳"。该方适用于咳喘多年，胸闷气短，体征呈桶状胸、指端粗大、咳逆而兼有心病者。心咳汤用于治疗慢性阻塞性肺疾病，其应用范围较之喉源性咳嗽明显扩大了。

临证中曾治一例久咳不愈的男性患者，咳嗽4个多月，迁延不愈，曾服多种中西药，乏效。就诊时诉咽痒如蚁行，觉喉间有痰，咯吐不畅，偶尔咯出少量透明色白黏痰，咽喉干燥不适，如有物梗感，饮水后可暂时缓解。咳时心悸，剧咳尤甚，伴体倦乏力，精神不振等症状。检查：心律齐，心率94次／分，血压80/124 mmHg。咽部暗红色淡，咽后壁黏膜上有少量黏稠痰状物附着。舌质淡，苔薄，脉象濡软而数。经辨证，由风寒外邪客于喉间，郁久化燥，耗伤津液，气滞痰凝，故频咳而咯痰不畅，咽喉部血流痹阻，反见淡暗无华；咳剧则心脉受震而心悸益甚，姑名之为"喉源性心系咳嗽证"。取方参王旭高心咳汤化裁以治，处方：南沙参9 g，北沙参9 g，麦冬10 g，紫菀9 g，前胡9 g，桔梗6 g，浙贝母9 g，射干9 g，诃子9 g，远志6 g，生甘草9 g；再加珠儿参9 g，以养阴生津，散瘀止咳；加丹参9 g、桂枝6 g，以温通心脉；加白僵蚕9 g，以祛痰散结；加鸭跖草30 g，以清热解毒，强心消胀。服药2周，诸症尽除，随访10个月，未见复发。（陆鸿元）

从治标与治本谈处理邪正的辩证关系

疾病的"标"与"本"是一个相对的概念。治标和治本是中医学用以说明处理各种病证的治疗原则和指导思想。对复杂多变的疑难病症，或是在疾病严重危险阶段，必须考虑到在治标与治本的过程中如何把握轻重、缓急、主次、先后等问题。也必须注意到，标本关系并不是绝对的、一成不变的，是在一定条件下可以相互转化的，因此临证时要注意掌握标本转化的规律，恰当地运用轻重、缓急、主次、先后的治疗原则，从而始终如一地抓住疾病的主要矛盾，解决主要问题，正如《内经》所说："知标本者，万举万当。"

当病情由轻趋重时如何处理病邪与正气的关系，类似病例很多。例如，肝硬化患者常常有脘腹胀之症，在腹水严重中，可上犯心肺而出现喘促、心悸、烦躁，下则影响肾之蒸腾气化功能，而致二便不通，病情严重。此时，应先用攻下逐水之法以利二便，以解除腹水胀满之标。待腹水有所缓解后，再予调理肝脾以治本。在临证中，对于病证的轻重缓急常相提并论，因此对上述病例治疗经过也可说成"急则治其标，缓则治其本"。曾有报道认为，在应用峻下行水药以治肝硬化腹水的同时，也要严守三条原则：第一，对于病势严重，阳气将脱、阴津欲竭，呕血、便血以及高热神昏动风者，严禁攻下。第二，峻下逐水，要中病即止。第三，腹水消退后，仍须养肝柔肝，益气调元，注意摄生护养。对于本病治则，主张补虚治本为主，攻邪治标为辅者不乏其人。近年来，还有不少倾向于中西医结合治疗，按中药辨证论治酌加西药利尿剂，同时采用保肝措施，使腹水期的辨证分型亦趋向简化。临床表明，这些方法和措施是行之有效的。

有的病证在旧有疾病的基础上，由于各种原因引起急剧变化，甚至进入危重阶段，当以紧急治标为要务。如由各种原因引起的血证，其基础病诸如消化性溃疡、胃癌、支气管扩张、肺结核、晚期肝硬化以及妇女崩漏、产后大出血等，在发现这些疾病出现大出血时，当务之急是采取果断措施，如药物或输液、输血等制止出血，待出血停止，病情有所缓解，再针对出血原因进行治疗。清代医家唐宗海著《血证论》提到治吐血四法，对血证标本转化的规律见解独到。他说："以止血为第一要法；血止之后，其离经而未吐出者，是为瘀血，故以清瘀为第二法；止吐、消瘀之后，又恐血再潮动，故以宁血为第三法；去血既多，阴无有不虚者矣，故又以补虚为收功之法。"

至于标本主次，可以指辨证，也可指治疗。现在就某些疑难病证的辨治方药举例说明其标本主次关系。真性红细胞增多症和高原性红细胞增多症均以红细胞异常增多为其共有病理特征。真性红细胞增多症病情进展时，由于骨髓象增生明显活跃，红细胞过度增加，导致血管量增多和血黏度增加。中医辨证多属肝热血滞的实证。症见头痛头晕、面色潮红、目赤、心烦、口渴不欲饮、大便秘结、皮肤黏膜青紫、脾肿大；或上肢挥舞不能自禁，舌红绛、脉弦数等。治疗以清肝凉血为主，化瘀消滞为辅。方药可选用清代余霖《疫疹一得》清瘟败毒饮化裁，或加龙胆草、芦荟等苦寒之品，直折炎上内燔之邪热。至于高原性红细胞增多症，与真性红细胞增多症不同，是由于长期缺氧引起的一种慢性高原性疾病。临床所见：头晕、头痛、血压升高、颜面黧黑、肢末口唇紫绀、舌质青紫、脉象多涩外，并有倦怠乏力明显，胸闷，气短不足，食欲减退等一派血瘀气虚的证候。治疗以活血化瘀为主，益气健脾兼调理气机为辅；选方如用血府逐瘀汤与四君子汤加减，缓以图功。（陆鸿元）

四、海上名医研究

徐复，元代临证医家，曾任海盐州（今浙江海盐）医学教授。字可豫，号神翁，华亭（今上海松江）人，生卒年未详。学有渊源，为南北朝东海名医徐熙之裔。其子枢，字叔拱，明洪武二十八年（1395）荐为秦府良医，官至太医院院史。枢子彪，字文蔚，明正德间供职太医院，寻擢御医，复迁院判，预修中秘书录。

徐氏精研《素问》《灵枢》，临证善于杂合五方之治，根据人之禀赋强弱和病证的轻重缓急而随机应变，每获奇效。为此，时人誉称"其治病常审南北，察强弱缓急而投之，故百不失一"云。徐氏之学术思想于此具见一斑。惜乎徐氏从事医疗活动的史料，几乎凤毛麟角，但就方志所载，虽极简略，尚可窥见端倪。据《松江府志》载：会稽（今浙江绍兴）杨维桢病久痢不食饮，众医皆曰：元气脱，不可治矣。复诊之曰：顷于西门视一剧证，其脉与公等。然公七日起，彼不出三日当殂。遂投剂，至期愈，而西门者三日殂矣。本诊例记载仅六十余字，但保存了徐氏一些社会活动和医疗活动的珍贵资料。病家杨维桢（1296—1370），为元代文学家，字廉夫，号铁崖，浙江会稽人。元泰定四年（1327）进士。元末兵乱，迁居筑室于松江，在生活上相当放纵，所谓"笔墨纵横，铅粉狼藉"。据此推知，杨氏患痢当在六十岁左右。诊例中徐氏对两个病例脉相等而预后截然不同作出正确的判断，耐人寻味。初步分析，徐氏在这里郑重地提出了"脉"，可见其对脉是研究有素，但亦不是唯脉论者，注意从禀赋强弱、病证轻重缓急等因素互相参酌，从而对一例剧证，从脉，断为不治；而对杨氏则"舍脉从证"，投剂而至期愈。清代医家徐灵胎为吴江（今属江苏苏州）人，地近松江。他对脉与证亦有精辟的论述，如在所著《医学源流论》中说："盖病有与脉相合者，有与脉不相合者，兼有与脉相反者。同一脉也，见于此证为宜，见于彼证为不宜；同一证也，见某脉为宜，见某脉为不宜。"其基本观点与徐复何其相似乃尔！迳可取作徐复诊例的注脚。又徐复之子徐枢"少传父业，兼学诗于会稽杨维桢"，曾著《订定王叔和脉诀》一卷，未见。悬揣其意，也是说明对脉不能泥定一家之说。限于篇幅，不再探究。还值得一提的是，元代文学家杨维桢在其文集中偶见论医的内容，如说："医莫切于对证，证莫切于对药。"（《东维子文集·苗氏备急活人方杨维桢序》）由上资料可以推知，杨氏迁居松江后，与徐氏父子无论在文学上，或医学上都有默契之处。此在元代医史上，尚未经人道破，特为揭出，对研究医史可能有一定参考价值。[陆鸿元.上海中医药杂志，1991（12）.]

治学以谨，立方有度
——近代中医名家徐相任

徐相任（1881—1959），原字相宸，名尚志，晚号无私老人，江苏吴县（今属江苏苏州）人。初习举子业，弱冠改随岳父费绳甫学医，壮年悬壶沪上，曾任职于上海中国红十字会附设时疫医院，又任神州医药总会常务委员等。新中国成立后，受聘为上海市中医文献研究馆馆员。曾著有《徐氏霍乱论》《时病常识》《中国生理学补正》等书。

徐氏治医，主张不拘于一家之言，通古淹今，择善而从。尝论金元以来各家中，人只知朱丹溪之主凉润，张景岳之主温补，王孟英之主清化，后之学者效之，或专于凉，或囿于清，或过于温，用之一时，受益者固多，而其流弊亦非浅鲜。盖以各家之说，其能卓绝古人者，亦各有师承，师承不在于多学，要在于全面之领悟。徐氏治学谨严，师法三家，取其长而纠其偏，他既以治时疫见称于世，亦擅理虚之长，亲受费氏世传家学，治疗内伤杂病以养阴擅胜，但常于补气补阳药中兼顾其阴，得其矩矱，善于化裁。尤为可贵者，其在从事医学社会活动中，不自矜持，虚己乐闻。

徐氏对时疫见解有独到之处。尝谓：无湿不成霍乱，无寒霍乱不危险，命门阳气不失守，霍乱不至于死。又辨真霍乱是阴寒直中三阴，而三阴同病，必然吐利不止，澄澈清冷，四肢厥冷，阳气暴脱，是其主症。因此，徐氏认为，霍乱是阴寒证而非热证，其危象是脱而非闭也。在治疗时，以回阳固脱为急务，自订脱疫诸方，有理中定乱汤、回阳救急汤等，均自古方化裁而来。如回阳救急汤：生附子（先煎）、党参各 15 g，干姜、炒白芍各 12 g，生姜 9 g，川连 3 g，伏龙肝、代赭石粉、连皮茯苓各 30 g。水煎，徐徐灌服。同时吞服新制来复丹：补骨脂 0.3 g，上瑶桂、公丁香、上腰黄、净火硝各 0.9 g。共研粉末，分数次吞服。上方治霍乱吐泻后半期，形气不支，冷汗愈多，四肢如冰者。徐氏对于内伤杂病，则以平衡阴阳为要务。若证属阳虚气弱，投以气阳两补，仍参养阴之法，为其治疗特色。举例如下：患者男性，高年体肥面白，心肾素亏，面浮足肿，便溏汗多，神识似明似昧，脉象空虚，呼吸微弱。根本动摇，姑予摄纳之剂，亦以温补为摄纳之用耳。方拟：别直参、黄附片、生菟丝子、甘枸杞各 15 g，刀豆子 30 g，天生术 9 g，肉桂（以饭为丸吞）1.5 g。再诊，仍用温补中下法。方拟：吉林参 15 g，瑶桂 3 g，龙骨 60 g（先煎），黄附片 30 g，关（鹿）茸 1.5 g，黑锡丹 9 g（吞）。三诊，汗止神清，便溏亦止，唯脉象软弱之极，仍宗前法。方拟：吉林参 3 g，龙骨、黄附片各 30 g，鹿茸 1.5 g。经调理而瘥。据方后原按云：此例阳衰之症，扶阳中寓有育阴之法，水火既济之意也。徐氏所谓"温补为摄纳之用"，与乃师费绳甫案语"通阳祛寒，令真阳归窟"，用词虽异而法略同，立方亦在法度之中。[陆鸿元.上海中医药杂志，1991（8）.]

博记多闻，治学功深
——近代中医名家谢利恒

谢利恒（1880—1950），名观，晚年自号澄斋老人，江苏武进（今属常州）人。通儒而精史地之学。幼承家学，熟诵《内》《难》《伤寒》及方书、本草。1911 年前后曾任商务印书馆编辑。历任上海中医专门学校、神州医药总会附设中医大学校长。又曾任上海市国医公会、中央国医馆等医学团体工作。主编《中国医学大辞典》，撰著《中国医学源流论》《澄斋医案》《澄斋杂著》等。

谢氏博记多闻，治学功深，向为医林所景仰。其代表作如《中国医学源流论》（1935），纵论历代主要医籍、学派及医学各科发展史，揭示中医与儒学发展的相互关系，倡言治国者需要略涉自然、社会诸科学。又在主编《中国医学大辞典》（简称《大辞典》）的过程中，与其同事博览古今医籍达 3 000 余种，旁及朝鲜、日本等方书，收集中医文献中有关名词术语，考讹订谬，去芜存精，词目 37 000 余条，计 350 余万字。谢氏尝言《大辞典》最初之骨干，乃其祖葆初公所著之《医药条辨》一书。编纂时详考名物，条分缕析，务取翔实，证以新说，决其取舍，屡删屡增，数易其稿，历时八载，书乃告成。

　　谢氏治学的一个显著特点是，重视医学理论与临证实践相结合。他于1925年曾编印《家用良方》，取其平日所得各种方法，参以诊病之经验而成，共分卫生、内科、外科、妇科、幼科、急救六类。即以内科类选录"百御丸"而言，组方看似平淡，但斟古酌今，自出机杼，可藉以窥见谢氏家学独特之心传。该方"专治外感风寒，内伤食滞，腹泻身疼，黄疸湿浊"等症，方药组成及制法：真茅术（米泔浸，米拌炒）、甘草（生、炙各半）、半夏（姜制）、云茯苓各600 g，白扁豆、厚朴（姜汁炒）、麦芽（炒）、香附（九制）、山楂炭、广藿香、神曲各300 g，陈皮、枳壳（麸炒）、黄芩（酒炒）、防风、紫苏叶、薄荷各240 g。各研细末和匀，姜枣煎汤为丸。附有加减法（从略）。本丸由古方不换金正气散、平胃散、保和丸或防风温胆汤等组合化裁，法度厘然，炮制中矩。试观《大辞典》"平胃散"条下杂论有云："方中重在用术，为燥湿健脾之用。脾燥则不滞，所以能健运而得其平。茅白术柔缓，苍术猛悍。此方以发汗除湿为重，故以苍术为君。"数语可视为"百御丸"以茅（苍）术为君的方解。类如此例，不一备举。谢氏主编《大辞典》，究以其祖《医药条辨》为骨干，故其中不乏明哲之语。再以《大辞典》"入魔走火"条为例，系指参禅打七（即打坐）、坐功运气时所出现的偏差。词条约取《张氏医通》居多，参以他书抑或编者经验，突出辨证论治的内容，而删去"宿世定业"等不经之词。若以现今通行辞书体例来衡量《大辞典》，确实存在一些不足之处，但瑕不掩瑜，仍不失其为研究祖国医药的一本重要工具书，其"事以明核为美，不以深隐为奇"的治学态度，洵足以启迪后学，为医林之楷范。［陆鸿元．上海中医药杂志，1991（6）．］

温热扶阳，周旋中矩
——近代医家祝味菊治病特色

　　祝味菊（1884—1951），浙江山阴（今浙江绍兴）人。幼随父宦游入四川，弱冠从姑父襄理盐务，公余研习医书。1917年考入四川军医学校，后东渡日本考察医学，翌年回国。曾任四川省立医院医务主任等职。1926年由川来沪，曾任中国医学院生理学教授、神州医学总会执行委员、新中国医学研究院院长和新中国医学院院长等职。1938年曾与徐小圃创办景和医科大学，旋因战事而中辍。撰有《祝氏医学丛书》，包括《哲理发挥》《诊断提纲》《伤寒新义》《伤寒方解》和《伤寒质难》等。

祝氏治学极力推崇仲景、景岳诸家，常与名医徐相任、陆渊雷、章次公等畅谈医理，主张中医改革，认为"要发皇古义，必须融会新知"。所著《伤寒质难》颇多见解独到之处，提出"以八纲论杂病，以五段论伤寒的辨证方法"。祝氏云："所谓八纲者，阴、阳、表、里、寒、热、虚、实是也。"又谓有机之邪和体工抗病力斗争的病理过程，不出五种阶段："太阳之为病，正气因受邪激而开始合度之抵抗也；阳明之为病，元气偾张，机能旺盛，而抵抗太过也；少阳之为病，机能时断时续，邪机屡进屡退，抵抗力未能长相继也；太阴之为病，正气懦怯，全体或局部之抵抗力不足也；厥阴之为病，正邪相搏，存亡危急之秋，体工最后之反抗也。""此吾卅年来独有之心得也。"

祝氏在临床上重视温热扶阳的治疗法则。《伤寒质难》中对《内经》《伤寒论》《景岳全书》等有关扶助阳气的论述广征博引，并概括说："气足则抗能旺盛，阳和则抗力滋生。"故其临证多用麻、桂、附、姜，尤其擅长运用附子一药，故有"祝附子"之称。早在 20 世纪 30 年代初，儿科名医徐小圃长子伯远染患伤寒重症，匝月不效，以致神识昏聩多日，病情危殆。祝氏独排众议，重用以附子为主的温热峻剂，并为数剂汤药，病情大见转机而获痊愈。徐氏衷心折服，先后遣子伯远、仲才拜师祝氏门下。祝氏临证应用附子还在于配伍得宜，周旋中矩。如治感冒，病机属正虚阳浮，风邪外干者，取桂枝、白芍、杏仁等加黄附片与磁石、石决明相配伍；伤寒，病机属寒邪外束，中湿遏阻，营卫不和，三焦失治者，取麻黄、半夏、茅术等与桂枝、黄附片相配伍；小儿肺风，病机属寒邪外干，肺气壅遏，营卫失其调节者，取黄附片、磁石与麻黄、紫苏子、白芥子、杏仁相配伍。正如祝氏所云："邪正相搏，吾人审其进退消长之机，而予以匡扶之道，此协助自然之道也。"

祝氏既究心仲景伤寒之学，又孜孜于"融会新知"，因而在理论和实践方面多有建树。据王兆基等辑录祝氏所诊"伤寒坏症"一案，颇能启迪后学思路。患者男性，初诊病机分析：伤寒正虚邪恋，心力衰惫，已呈虚脱之象。治以潜阳强心，给服温热峻剂：黄附片 24 g，别直参 12 g，肉桂 3 g（研末冲服），炮姜炭 6 g，生龙齿 30 g，灵磁石 60 g，酸枣仁 45 g，朱茯神 18 g，甘杞子 15 g，龙眼肉 15 g。服药 1 剂后，筋惕稍瘥，已得寐，大便行，腹部略软，腑气已通，脉息虚细，心力稍佳。再予前法增益：上方别直参改用 9 g，加紫贝齿 45 g、仙半夏 15 g、鸡子黄 1 枚（打碎冲服）。有些学者评论祝氏治病，心细胆大，"用药偏其所当偏，亦持平之道"，洵为中医温热流派佼佼者。［陆鸿元.上海中医药杂志，1991（7）.］

儿科治喘名家徐仲才

　　徐师在总结徐小圃、祝味菊两位中医前辈治喘经验的基础上，多次指出："小儿和成人哮喘的共同特点均以内因（体质因素）为主，与肺、脾、肾三脏虚弱有关，尤以肾阳亏损占有重要地位。""小儿哮喘患者于发育后往往向愈，与肾气充盛有关；中年以后，肾气日衰，气不归元，多不易根治。"基于以上论点，徐师对治小儿哮喘重视整体观念，见微知著，一旦遇有阳虚征兆，即相机应用温阳益肾之品，旨在振奋全身各脏器的功能，增强机体的活力和抗病能力。

　　徐师治疗小儿哮喘擅用仲景方，当发病之时，首辨寒热，消息治之。偏寒多用小青龙汤、射干麻黄汤；偏热多用麻杏石甘汤等。以小青龙汤为例，首载于《伤寒论》《金匮要略》，历来视为治疗寒喘名方。徐师临证中屡屡用之，但师其意，不泥其迹。尝谓：临证应用小青龙汤，不须每药必录，面面俱到。方中麻黄、干姜、细辛、五味子、半夏、甘草六味为常用之药，具有温肺镇咳、化饮止呕、纳气和中的功效。只在有表热情况下加用桂枝、白芍，对汗多患者去桂留芍。六味药中又以麻黄为平喘首选药物，但不袭蹈前人"麻不过钱"（约等于 3 g）之说。徐师临证经验是，小儿哮喘病变较为迅速，兼之体质多见虚弱，"无粮之师，利在速战"，根据病情需要，应不失时宜地重用、多用麻黄，以宣肺平喘。但要参照成人常用剂量（4.5～9 g），对小儿个别顽固病例，可在取得疗效的基础上逐步增加剂量。哮喘患者常伴有支气管炎，经常咳嗽痰多，如辨证属寒痰型，应用本方尤为相宜。曾于乙卯夏治一六龄女孩，襁褓中患有乳癣。出生七八个月后即发哮喘。每年除夏季外，每月均有 2 周发病。就诊当年哮喘发作频繁。虽届夏令，未见缓解。望其面色苍白，胃纳不佳，脉濡细，舌质灰黯。方拟：带节麻黄 4.5 g，干姜 2.1 g，紫菀 9 g，炙细辛 2.4 g，白芥子 9 g，五味子 3 g，姜半夏 9 g，陈皮 4.5 g，炙甘草 6 g，熟附片 9 g（先煎），《局方》黑锡丹 9 g（包煎）。连服 13 剂后，咳喘明显减轻，后来基本控制。停药 20 日后因感冒咳痰又起，低热舌红，按肺热论治，予麻杏石甘汤加味，10 剂症愈。随访两年余，未见复发。根据徐师多年临证体会，附子也是治疗哮喘的温阳要药，与温肺化饮法配伍应用，发中有补，常获良效。附子气味辛甘，性温大热。自秦汉以下医家采用附子组成方剂的不乏其例，大致取其回阳救逆、温阳行水、温中散寒、温经止痛等功效，但可一言以蔽之：温肾阳而去沉寒。徐师处方中用熟附子，每嘱病家先煎 15～20 min，可使毒性大大减少，有效成分仍然保存。一般小儿剂量在 6～9 g。为增强温肾纳气的功效，常在上述方剂中加用《局方》黑锡丹 6～9 g（包煎）。该丹成分除黑铅、硫黄外，尚有附子、肉桂、胡芦巴等温肾药物共 12 味，方书载称可医治"真阳暴脱，阴火冲逆，痰喘昏迷，四肢厥冷"等危症。但据分析，其中附子含量极低，如每日用量 9 g，其中附子仅占 0.6 g，尚难担当扶阳大任。对于寒喘兼阳虚者，附子与《局方》黑锡丹同用，则温阳纳气之力益强，平喘的效果明显。至于小青龙汤加附子，徐师在临证时指出，其中含有《伤寒论》麻黄附子细辛汤方意，既取麻黄以解表宣肺平喘，又取附子以温经强心，而细辛不仅散寒镇咳，且可引他药至少阴肾经。此亦治喘一途，务须留心探究。[陆鸿元.上海中医药杂志，1989（3）.]

第七章
医 史 钩 沉

"陆鸿元 2017 海派中医"摄制过程中陆鸿元的口述回忆

时间：2017 年 10 月 27 日，地点：上海市中医文献馆。

我老家在江苏海安县。海安县过去本来是一个镇子，不是一个县，新中国成立前本来叫紫石县。紫是紫颜色的紫，石头的石。为什么叫紫石县，因为海安有个民主人士叫韩国钧，字紫石。

我出生于中医世家，曾祖及下面的叔辈也有做医生的，到我父亲也是。我父亲还跟随名医王珍卿学习过。王珍卿老先生在当地也颇负盛名的。王珍卿老先生属于传承尤在泾的医派，尤在泾的《伤寒贯珠集》《金匮要略心典》，这是我父亲开始读的书，后来我也研读此书。祖上有个书房，堂名叫法尤堂，是效法尤在泾的意思。我父亲非常相信尤在泾，我们从小读尤在泾的书。不过，那时候日本鬼子来了，抗战就开始了，我读不成书了，没有书读，我就在家里看书，另外就读私塾，私塾里让我读薛生白的《医经原旨》、尤在泾的《伤寒贯珠集》《金匮要略心典》，还有本草相关书籍，另外就是叶天士的温病相关的书，这些都是我父亲读过的书。

（一）您什么时候立志要当医生

因为我父亲当医生，他每日教我医学知识，开始教的时候我也不是很有兴趣，以后耳濡目染吧。我父亲在当时不是思想很保守的，愿意接受新的知识。比如说上海的中医杂志，丁甘仁的《中医杂志》，我家里有，还有《神州医药学报》《绍兴医药学报》等父亲都会订阅，现在我家里都有保存部分，虽然大部分都遗失掉了。各种杂志、新书，我小时候都看的。这个也增加了我的兴趣。

　　我读小学的时候，那是 1932 年的某一日，我突然就小便不通了，以后就得了水肿病，全身肿得厉害。我记得去南通的福佑医院，那是一家教会医院。去看的那时候，福佑医院只有一个方法，水肿得厉害，就是放水。有个护士长同我外婆说，放水的预后很不好，马上又会肿起来，会反复的肿，这个小孩长不大了。所以说不要放水，还是回去配中药吃。所以我从南通回到海安，回到老家。开始我父亲还是保守的，不敢用重药，又找了个郎中来出诊，他是王翘楚老师的同学。这个郎中用的泻药，泻药一用大便、小便多得不得了，肿退了，人瘦了。不过过段时间又肿起来了，再用泻药还有效，但是就是反反复复。郎中后来说吃鸭子，鸭子要黄嘴巴、黄脚，能补脾土，鸭子烧的时候不能放盐，不能碰铁器。还有就是加个青蛙，那时候就是吃鸭子、青蛙，也有效，但也反复。后来我父亲找了个方子，就是黄芪加糯米烧汤，这个方子是哪里的呢，我父亲讲就是陆以湉的《冷庐医话》上的，的确是有的，我后来还专门查过有的。那时黄芪一日用四两。新中国成立前的黄芪品质好得不得了，一煮满屋都是香的，烧出来的味道很好，烧好用热水瓶灌起来。我那时候不喝水，就喝黄芪汤，这样子大概经治疗一年多，刚开始有点小反复，有时候腿肿了，肿又慢慢退了，有时候脚肿了，过了 2 日，慢慢就退了。到我 14 岁发育的时候，就完全好了，以后我检查小便都正常了。所以我黄芪吃的时间很长，对黄芪特别有感情。我现在也喜欢给患者用黄芪，的确是能补的，这个是亲身经验，所以我对中医这方面也有感情了，对中药本身也感兴趣。

　　但是当时我看到一些反差啊，看到中医的确不景气。虽然我父亲的中医门诊还能够撑起来，能够生意好的中医很少。当时的中医地位很低，前途未卜，像我父亲这样的是凤毛麟角，在江苏也没几个。我父亲招收二十几个学生，第一个学生同我家里是亲戚，后来改行做布商了。后面好多学生啊，好多改行了，改教书、办私塾。中医师没患者，只好教两个学生，收几斗米，收入很差。有几个学生能勉强开业。二十几个学生里有一个是最好的，后来做了江苏省海安县中医院的院长，后来还是江苏省的名中医，他算好的。

　　旧社会中医前途未卜，很少有人能出头。到新中国成立时，我小学也没毕业，只有初小，读过几个礼拜的五年级，以后就没读书了，那时海安没有中学。1948 年，我们海安有个私立中学。我想我这样一个人，总要接受点新知识，就到学校里去，本来考虑读初一，我的叔叔讲，你现在这么大的年纪，读初一怎么行啊，你现在成绩考得很好嘛，读初二吧。初中读了一年半，到1949年的时候，我一个哥哥的同学，在丹阳做丹阳人民医院院长，我哥哥介绍我去丹阳（我哥哥那时在江苏医政学院，后来他去了苏南卫生干校）。我到丹阳人民医院1年后，被保送到苏南卫生干校（苏州）读书，毕业后留校做辅导员。以后又到苏南行署卫生处，那时做医学教育工作和人事工作，后来到南京工作，那时在江苏省卫生厅人事处，以后做过吕炳奎秘书。

做吕炳奎秘书有个机缘。1954年秋天，举办江苏省第一次中医代表会议，参会有70个人，我同我父亲一起参会的，吕炳奎那时是江苏省委统战部的副部长，我们是那个时候熟悉的。后来他调到江苏省卫生厅做厅长时候，任命我做秘书。

1954年上海第二医学院有招生，那时说不给我考，需要我原地工作。到1956年时，中医的形势很好，成立了四所中医学院，那时的我复习迎考也是蛮艰苦的，保证工作的同时，开会都带本书，日夜复习，所以后来考上了上海中医学院。

读上海中医学院的时候，父亲去世了，家里有困难，我25元的助学金，12块钱伙食，10块钱贴补家里，3块钱零用钱，省下来买书。3年没有穿过新衣服。那时候我在江苏省卫生厅的时候一个月70几块钱的收入，原来在单位机关，还是比较自由的，可以自己安排。到了上海学习的时候，不太习惯，严重的失眠，生活习惯改变了，身体也不好，老师一直为我开中药吃，自己也做气功，身体逐渐改善了。在曙光医院实习的时候，我的评语是操作不好，手术操作欠熟练。过去，我在龙华医院工作的时候，要求医、护、工一条龙，要医生又做护士又做护工，倒尿盆总要弄的，一早要抽二十几个人的血。我基本护理操作还可以，手术操作不行。我是上海中医学院第一届的学生，我们很多同学读不下去，退学了。

我在曙光医院实习，毕业后留在了龙华医院。一进龙华医院就让我搞肝病，开病房。到"文革"时，又去急诊管内科病房。1971年以后我搞老年慢性支气管炎，下乡后，就改到研究呼吸系统疾病，本来我搞的是肝病。"文革"的时候，我们都是服从安排，哪里需要去哪里。"文革"期间，我在《解放日报》也做过一段时间特约记者，到处跑，到处采访。那时中医、西医的书我都看，我认为中西医结合是必要的。

（二）能谈谈您的老师吗

到龙华医院后跟的老师主要是黄文东老师和徐仲才老师。徐仲才老师我跟的时间长，和徐仲才老师结对，我还是很意外的，因为我同徐师不在一个科室。他作为副院长，对我当然还是比较了解的。徐师带徒弟的事，是党委办公室的人来找我谈话，我说小儿科的人很多，为什么找我，他说，徐师就是要你。所以我想徐师也是我的伯乐，对我有知遇之恩啊。我和徐师做了很多工作。

本来徐小圃的医案只有 14 则，这个 14 则还是王玉润提供的，我花了 20 多年的工夫，到南京、到常熟、到上海南市区跑，寻访小圃先生的患者和学生，集腋成裘。后来徐小圃的医案就有二百三十几则了。早年有本书，是本儿科汇编，就是可惜没有徐小圃的医案。徐小圃医案出版后，填补了这个空白，也算告慰小圃先生在天之灵。另外徐师的医案，基本上是我在收集，"文革"结束时，龙华医院很多门诊医案要处理掉（扔），我说徐仲才的医案，我保存，你们不要扔，后来就是在这个基础上再编书，所以要做有心人啊。

同徐师学习，我有一个印象最深的病例，是湖北来的一个工程师，他诊断是脑干综合征，治疗后能走路。来的时候是两个人扶进来的，那时候是 1972 年左右的事，是我同郭天玲师妹一起看的。第一次是我们看的，我是用的益气活血的药，黄芪、桂枝、白术、牡丹皮以及活血的药，但是没敢用附子，吃了一段时间，好得不是很明显。后来请徐师再看，徐师加了附子，吃两个礼拜以后，患者不要扶了，就站起来了，再调理看一段时间后回去了，后来寄信来说现在能走路和工作了，如常了，所以非常感谢，写的感谢信。所以这个我印象非常深刻。

我们跟随徐师学习的时候，晚上经常到他家里去，一起讨论学术的时候，徐师还总是弄几样菜，改善我们伙食，对我的生活也是非常关心。还记得，有时候我们讨论问题的时候，他亲自给我泡一杯咖啡，同我说，我晓得你喝咖啡不会失眠的，我们还要好好地谈谈，讨论讨论。徐师待人很真诚。徐师以前不太写文章，我写文章他来改，但是关键地方他教我起笔，关键字教我改。他说我有时候笔头懒，所以我动笔的地方比较多，徐师有些关键的问题，他给我提出来。

徐师讲究实事求是，有一次徐师和我们到农村去，到奉贤给农民义诊，他对农民的态度很好，患者非常欢迎他。他非常耐心地给患者讲话、解释，有时候还幽默两句。有时候问农民吃了药好不好啊，农民讲好。徐师说，农民说好，要谨防面子疗效啊。看到医生这么辛苦，一直跑下来送医送药，总要给点面子，不好也要讲好。他说我们要实事求是。让农民们有效就说有效，无效就无效，不要给我们面子。不要面子疗效，要不得。徐师还说，从我们的学业传承来说，徐小圃先生前期是温病派，后期接受了祝味菊的学说，就变成温热派。但徐师呢，是主要接受了祝味菊的思想，附子用的很多。当然他也通过辨证啊，附子用得准确，尽量地放胆用。这点实事求是，他是传承了祝味菊的，真正是祝味菊的嫡传，但是他也吸收徐家的，但是跟徐小圃的时间还是比较短的，跟祝味菊的时间长。

（三）您认为家传、学校培养的和师带徒出来的中医有区别吗

有区别的，我是因为有家传啊，所以还是比较好的，我的父亲在他早上看病以后，他就给我读两卷书。我前面讲《医经原旨》，这个书还在，我父亲的批注还在。他每日都给我读的《医经原旨》《伤寒贯珠集》《金匮要略》这几本书。另外，因为家传，我对有些东西体会特别深，比如叶天士、吴鞠通，我家里书都有的，我都通过书系统地学习了。

但是我父亲用药比较轻灵，药用得轻。我看我父亲没有用过麻黄，附子是个别的，我只看到过一个医案，很少，他有他的特色。所以这个这种影响，是比较深刻的。我临床中也是受到家传影响。另一方面还是多看书。

接受学校的中西医教育，知识体系就不一样了，比较系统，能够博采众长地学习各方面的思想，特别是西医学的新知识。我举个例子，我父亲的时候，到乡下去看病都要推个小独轮车子，推车的这个人全身发黄，这些知识，我们之前只知道这是中医的黄疸。学习了西医的知识，知道了其实这是肝癌腹水。所以接受了新的知识，通过系统的学习，博采众长，这是家传做不到的。

再说师带徒，每个老师都有特长。比如徐师他是温肾扶阳派，接触到徐师的扶阳思想后我的思想就扩充了。我父亲麻黄、附子，连桂枝也很少用。我跟徐师以后，知道如何辨证论治，如何用温药，适合适时的时候用得适当，这个温热派的效果是好的。徐师讲，对于温肾扶阳，还是掌握分寸的，附子使用不超过 12 g，小剂量使用比较多，有个剂量的控制，还有个阴阳配伍，阳盛阴长，阴无阳不生，阳无阴不长，这个是以后我体会的。所以师带徒时医家的学

派是突出了。这是与一般的学习不一样的。师承一种学派，也是非常必要的。

（四）学中医有没有一个顿悟的过程

顿悟啊，就是想通一个问题。比如呼吸系统疾病，《内经》上讲，五脏六腑皆令人咳，非独肺也。我认为其表在肺，其本在脾肾，还是温培。在温培中，扶阳益肾是关键。我在研究汗证以后，逐步体会到了，不单是咳嗽，五脏六腑皆令人汗，不独心也。不止汗出于心，同五脏六腑都有关系，这是我的体会。举个例子，就是最近使用比较多且有效的，用玉屏风散加五苓散。五苓散这个方子，理论是怎么来的呢，本来是从天寒，天气冷则为尿、小便多，天气热则为汗。所以说，膀胱气化失调用五苓散。最近，假如是夹痰湿的疾病，用五苓散、胃苓汤、平胃五苓散。另外假如有肝病的患者，伴有痰湿、湿热，或有肝胆毛病，湿热重的，加泻心汤，如黄连、黄芩等清化湿热药，能够得到好的效果。假如因为心脏病的出汗，还是要照顾到心这方面，要用宽胸利窍的药，重点要治疗心脏毛病。最近我在一本文献杂志，写了一篇关于痰汗的文章，就是有种汗是痰汗。我现在也找到过去一些文献根据，一喘以后出汗，等喘停以后，汗止住了，这个说明痰与汗是有关系。这个古代文献也讲到这问题。朱丹溪以及李东垣都提出了，痰若有汗，痰证治汗。所以这方面我的思路扩充了，对于出汗，我的思路不单是着重止汗，不光用收涩的药，而是要从辨证论治、五脏六腑来解决，从脏腑、阴阳、气血、虚实来考虑。

另外，附子不光有温阳，还有活血作用，血得温则行，阳虚不足、血瘀凝滞，通过温阳，阳气充足以后血液就畅行。

（五）您怎么会从事文献研究

我在临床上喜欢看文献，因为我过去对古代文献很有兴趣。为什么到文献所呢，那时候学校建一个中医文献所，要写中医药的年鉴，是我的同学肖敏才和金寿山老师负责的。金寿山老师让我去。研究文献我很有兴趣，通过研究文献可以拓宽知识面。我可以看很多书、看很多的杂志，能够接触很多的思想，看到整个中医界的东西。单靠临床容易局限。在文献研究的时候，知识面就广了。我在文献研究所的时候，大概经手过十几卷的《中医年鉴》，当中有我审稿的文章也有几百万字，我自己也写，不单是看稿子、审稿子，要亲身体会。

一方面我写文章，就是概述、介绍，还有综述，我写了100多篇，我不是单看人家的，我自己也写，也请别人帮我审稿，也听听人家的看法。

　　另外我到文献所，发现海派中医，要有经验传承。这些老先生的经验要给他保留下来。我们要有迫切感和责任感。整理老中医经验，假如不好好抓住，就一去不复返，不会再有机会传承下去了。所以我本着对文献工作的热爱，也要想作点贡献，十几年里我们整理出了一套《申江医粹》丛书。我认为文献工作也要结合临床。读文献的目的就是要服务临床，提升临床水平。

（六）您能谈谈"中医司令"吕炳奎对您的影响吗

　　第一次1954年，江苏省第一次中医代表大会，开会的时候我正好在江苏省卫生厅工作，吕炳奎正好是省委统战部的副部长，那时候他主持的会议。我的父亲也是参加这个会议的受邀中医代表，所以吕老通过我父亲，了解到了我。所以后来叫我做他的秘书。再后来他进京做中医司的司长，我考到上海读大学了。1960年在上海开中医教材会议时，我和吕老也经常接触。他这个人工作认真，对中医非常热爱。每次会议，他都发表他自己对中医的认识和看法。第二次会议碰到，是我搞《中医年鉴》的时候。1982、1983年，他生病的时候，写了封信给我，就是对我们《中医年鉴》的约稿，让我根据他现有的主要提纲写。这篇文章我写好以后他审阅好，登在《中医年鉴》上了。他的文章题目是"中医学的继承、整理同研究工作"。他对中医非常热爱，他在文章中指出：中医是有理论的，中医不是不科学，如果不科学，中医早就没有了，而被西医淘汰了。所以中医一定要重视文献工作，同临床结合。另外，所谓现代化，要有中医的特点，中西医结合，中医要发挥中医的特长。还有一次，也是《中医年鉴》的事，那是1984年我到北京卫生部，当时吕老是卫生部中医局的局长。那时候正好在中午，接待我的人说，他中午要休息，不可以接待，我说你同吕老说说看。吕老接到电话以后，说他今天不午睡了，就接待。到他家里谈，他也是很热情的，谈了两个钟头，这篇文章我也写出来了，访谈"对待中医的看法"。他这个"中医司令"，也是名副其实的。他每次碰到我们都强调，要学习老中医经验。

（七）您父亲对您的影响大吗

　　父亲对我最大的影响是还是要很小心，很谨慎，对患者负责。这方面，他一生都蛮负责、蛮小心的。他指导我学习的时候，他并不是光光是让我学习他自己的经验，他也经常订各种医药报刊以及新出版的书给我看。我父亲到晚年对我的影响蛮大的，他对新的知识汲汲以求，觉得过去所学的还是不够的，需要不断更新自己的知识储备。《伤寒贯珠集》和《金匮要略心典》，这是他读书的时候买的，光绪年间的书，现在有100多年历史了。到后来给我了。他到晚年，觉得日本人对《伤寒》和《金匮》的研究有些观点比较新，就把这些新观点用钢笔抄在了这两本古书上，有好多万字，这个我都保存着。我父亲不断地学习，与时俱进，我对他这点印象深刻。他每日诊后有时间就看书，哪怕是夏天，那时我家里有蚊子，他就躲在帐子里，弄个灯看书。所以我现在也有这个嗜好，喜欢看书，喜欢研究，思考问题。

对跟我门诊的学生，我一直强调，一定要边看病，边读理论。比如这个方子是什么方子，有什么药，为什么这么用。我和他们说，不光是学习老师看病，他们自己也要思考。现在我们工作，有七八个人，我学来的东西都教给他们，毫无保留。我每次看书或者看病，有些心得体会啊，我就会及时和他们分享。我还有一个长期的"编书工作"，发现字典跟不上，因为字典多年才修订1次。所以我自己很注意，有些材料随时把它补充进去，我给自己加了一个名字，叫"365编辑"，什么意思呢？是我每日都有些体会，把它加到字典上去。我也同学生讲，临床经验怎么充实，怎么全面化，我自己也要充实，才能给他们讲。

（八）您能谈谈怎么养生的吗

养生，我想还是要心态平衡。对具体的事情呢，单靠心态平衡也不行，要具体问题具体对待。我看过钱钟书的文章，他里面指出，养生同养身要分开来，一个是生活的生，一个是身体的身。养生是大的一个范围，人生活要有规律，各方面都要安排，不能不考虑自己的身体拼命做，所以我现在自己经常注意，自己哪些毛病，哪些不舒服。我有骨质疏松、骨头酸痛十几年。骨质疏松这个问题要中西医结合治疗的。经过治疗现在蛮好，我腰也不酸了不痛了。还有到年纪大了，我注意观察自己的血压，这个和饮食、休息都有影响。另外饮食方面，吃得要有节制。要经常适度地做些气功。所以养生是多方面的、综合性的。人总是有毛病的，小毛小病也不可以掉以轻心，各方面都要注意。

（九）您的爱好是什么呢

我从小喜欢看书，不抽香烟，不喝酒。我从小还喜欢写写字，画画。我写字喜欢写小楷，画画我特别喜欢山水画。另外，看书的时候我喜欢剪报，已经剪了 40 多年，从我待在《解放日报》始，就开始剪报。我看书兴趣蛮广泛的，除了医书以外，其他如《古文观止》，四书五经都看，诗也看看。文学的书，就一般四大经典过去都看的。其他的外国的书，比如小说我也看的。

（十）您能谈谈您对生命的看法吗

现在党讲不忘初心、牢记使命。我认为人啊，要对社会有所奉献，假如你躺在床上不能做事情，那也没什么意思，还是要奉献。我要用自己的力量帮助患者。因为巴金说，生命的意义在于奉献。这个奉献就是使命，我的使命就是要继承和传承中医，我认为这一点是我的乐趣。对中医传承这方面工作，能够有所作为，就是我的乐趣，就是我的使命。在 1981 年，党成立六十周年时，我在《解放日报》写篇文章，《不辜负党的期望》。我想几十年当中还是做了不少的工作，如编书、写文章等，有几百万字。我也看了很多的患者，当然有些患者治疗效果还是蛮好的。到了 20 世纪 90 年代，我又以《解放日报》这个题目，"不辜负党的期望"，再写了文章。在这几年当中，我还是以这个鞭策自己，不断地向前进。现在每日要剪些报纸，写些自己的体会和读书心得。我想我九十几岁了，但我这个思想啊，还是想进步。所以我不大喜欢，年轻人讲难，什么事难不肯做，年轻人一定要勇于向前，要有朝气。所以有的时候，要根据自己的健康情况注意休息，要细水长流。

谈个新中国成立前的事情，我们老家有两次流行病的传染，第一个是霍乱，今天看到的人，第二天就没了。我家里的嫂嫂、侄子、侄女两个礼拜（就）去世了，当时非常伤心。当时中医、西医都没有办法。第二个例子是一次大流行，人浑身发热，发疹，关节痛，发红斑，西医讲这个是登革热，是蚊子传染的病。那时候我父亲看病，一天看 100 多号。当时父亲出诊都是我陪同去看，西医没什么办法，中医用独活寄生汤加凉血清热解毒的药，还是有点效果的。我对这两次疫病大流行印象蛮深的。现在烈性传染病已经基本消灭。我的妹妹当时死里逃生，比我小 7 岁，现在 86 岁，（身体）还蛮好的。还有一个是三老，当时我在无锡的时候，三老是同我在卫生处一道工作的（同志）。陈邦贤的治学精神，对我以后搞文献还是有帮助的，比如如何进行文字摘录。陈邦贤是中国医学史的权威。还有一个金诵盘，他是蒋介石的医官，他的西医知识对我影响较深，他一直陪我下围棋。还有一个，老中医，叫姜耀甫，这三个，他们都是卫计委统战对象，这三个人的治学精神，对我也有帮助。（陆城华整理）

校庆六十周年·一份入学通知书改变我的人生轨迹

欣逢母校——上海中医药大学，校庆六十周年之际，我郑重提出入学通知书这件事儿，寄托对母校的怀念。通知书记录了母校前身——上海中医学院，筹建的序曲。说来令人难以置信，这份发黄变脆不太起眼的入学通知书，竟然被我什袭珍藏，相伴一个甲子，可见它在我心目中的印象是多么深切。字里行间透着祖国和人民对我们一代人的殷切期望。通知书深情地写道："国家需要培养中国新兴医药人才，我们欢迎你参加第一批祖国自己的医学行列。"文末盖上"上海中医学院筹备处"红彤彤的印章，也让我注视再三，欣慰之情，难以言表！我不会忘记，1956 年，国家决定在北京、上海、广州、成都建立四所中医学院，培养了一批新生代中医。我有幸成为新中国成立以后第一批中医药大学的六年制本科生，逐渐成长为中医高等学府高级技术人才。

我终于圆了大学梦。1962 年毕业留校，先后供职于龙华医院、中医文献研究所等单位，65 岁退休，返聘 5 年直到 70 岁。曾参与龙华医院肝病专科的创建和开展慢性支气管炎、哮喘防治的研究；主持编写《中国中医药年鉴》《申江医萃》丛书，为发展中医药事业略献绵力。在龙华医院任职期间，经上海市卫生局部署，与全国中医儿、内科专家徐仲才结为师徒关系，徐师为近代儿科大师徐小圃次子，内科名家祝味菊及门弟子，在其治病重阳、扶阳学术思想的熏陶下，体悟较深。如今我已进入鲐背之年，"九旬年华电掣过"，可是退休数十年来，初衷未改，笔耕不辍，年复一年，时编新书，次第问世，老有所为，老有所成，从心底感到无限慰藉！

走笔至此，我仿佛灵感触发，再次估量这份入学通知书对我的人生价值，感到来之不易，是难能可贵的。原因是多方面的，比如说，我入学的年龄，相当于现在硕士毕业生或在读的博士生，算是本科生"高龄"，机会难得，岁月不饶人啊！又如我参加入学考试，几经波折，力克难点，方能从原来卫生行政单位脱颖而出，得偿宿愿，如此等等。为此敢情相告：正是一份入学通知书改变了我的人生轨迹。的是实情，谅非虚语焉！

回顾从入校到毕业前夕，我感觉收获很大的是聆听中医前辈的学术讲座，留下美好的回忆。20世纪60年代初，母校前身——上海中医学院，举行近代中医名家流派经验报告会，群贤毕至，盛况空前。被介绍的名家：内科有丁甘仁、王仲奇、张骧云、范文虎、费绳甫、恽铁樵、夏应堂；妇科有朱南山、陈筱宝；儿科有徐小圃、奚咏裳，均为中医界超群拔萃的人选。报告会由名家门人或后裔分别介绍，时任龙华医院副院长、我的老师徐仲才率先开讲，题目为"徐小圃儿科经验简介"。自此以后，作为徐师门人后裔的我们一代人，承前启后，寻医访贤，搜集到尘封久远、数量可观的徐小圃录存医案，同时整理出徐师积存医案，目前均已刊行问世。值得浓墨书写的是《徐小圃、徐仲才临证用药心得十讲》一书，荟萃徐师父子医著精华，珠联璧合，竞秀于医林！

斗转星移，物是人非。在小圃先生谢世57周年，徐师谢世25周年的今天，获悉徐小圃学术流派（徐氏儿科疗法）成功入选2015年第五批上海市非物质文化遗产代表性项目，喜讯传来，不仅是杏苑增辉，橘井添香，也为庆祝母校六十华诞馈赠了一份厚重的献礼！（陆鸿元）

上海地区近代名中医经验调研整理的回顾与展望

20世纪80年代初，上海中医学院中医文献研究所为落实党的中医政策，在上海市卫生局和校方领导下，组成"上海地区近代中医学术经验调研组"，着手编纂《申江医萃》丛书，经10余年辛勤工作，先后编辑出版以下名医经验集：内科，黄文东、严苍山、陈道隆、刘树农、姜春华、董漱六；儿（内）科，徐小圃、王玉润；妇科，蔡氏妇科、庞泮池；外科，顾筱岩、顾伯华；伤骨科，石筱山、石幼山；针灸科，陆瘦燕；推拿科，朱春霆；眼科，姚和清、陆南山；耳鼻喉科，张赞臣等。尚有《上海历代名医方技集成》汇录医家近千位之多。

　　回顾工作取得成就的主要体会是：① 必须以第一手资料为主，回忆性资料为辅。"第一手资料"包括医著、医论、医案、医话、手稿、信柬、文物，以及方志、版本、谱牒、杂志、报纸等。② 充分发挥知情人的作用。千方百计反复查访名医亲属、授业门人、生前好友等知情者。所谓"地近则易核，时近则迹真"。③ 加强组织领导，争取有关方面配合支持。

　　在主持开拓编撰工作中，曾尽绵力。通过实践，对以下一个问题感触尤深：中医家所谓"知名度"，首先反映在流派特色、独特医疗经验或教学与科研等方面，但知名度并非一成不变，在收集和发掘史料、医籍的过程中（或借助于现代化手段如电子计算机等），使一些本来声望平平的医家脱颖而出，其医技特色彰明较著。类此经验，值得记取。

　　展望未来，寄予厚望：开拓创新，继承发扬；旁搜远集，深研岐黄；中医事业，绵延以长！（陆鸿元，2006 年 10 月 26 日）

整理研究上海近代名医学术经验的管见

　　整理研究不同时代医家学术经验，是继承发扬中医学的重要组成部分。长期以来，许多学者致力于古代医学的研究，取得了很大的成就。但是由于历史的原因和条件的限制，在一定程度上忽视或回避了对近、现代医家的研究，有关文章、著述亦寥若晨星。现在这种情况有了很大的改变。近几年来，一批近、现代名医有价值的医案、医著相继刊行问世，这是整理研究工作的基础和前提。笔者多年来在主持上海地区近代名医学术经验调研组的工作过程中，也遇到一些带有普遍意义的问题。现将鄙见浅介于下。

（一）资料收集的范围

　　上海地区近代名医史料种类繁多，内容广泛，其中既包括医论、医案、医话、手稿、信柬、文集、笔记、文物等，也包括方志、碑拓、版本、谱牒、档案、名册、登记表以及杂志、报纸等方面的记载。尽管由于种种原因大量失散，但幸存者仍然相当可观，是中医事业一份宝贵的财富，也是我们赖以研究整理名医学术经验的必要依据。为使这项工作达到预期的要求，首先是要确定研究的对象，即达到名医标准的所谓知名度问题，同时也要研究解决一些时空问题，如时代断限和区域划定等。其中知名度的确定和时代断限尤其紧要，值得进一步探讨。

1. 知名度　度是表现事物质和量的统一。中医知名度首先反映在流派特色、独特医疗经验或教学与科研等方面。按照历史发展的观点，知名度只能相对而言，也是可变的，通过史料、医籍的收集和发掘，使一些本来声望平平者显露于世，也有生前颇负声誉，没后医著、医案零散失存，查考无者（多属业务繁忙，无暇著作），随着时异境迁，终至湮没无闻，深为惋惜！其次对于知名度又要有一个比较全面的认识。我院已故院长程门雪在《近代中医流派经验选集》序言中曾说过："各家流派，各有所长，既有所长，也有所短，这是客观的事实。其次各家所长，也必有一定的适应范围，适应于此者不一定能适应于彼，这又是客观存在的事实。"同时又指出："必须吸收各家之所长，肯定其适应范围，取其精华，融一炉冶，则对于中医的理论，可以进一步阐发，对于中医的医疗质量，可以进一步提高。"这些话对于我们今天继承、整理和研究近代名医的学术经验，仍然具有现实的指导意义。为了便于掌握研究对象的尺度，我们曾拟订表格向知情者进行调查。调查的主要内容有：① 姓名、生卒年代、籍贯。② 学历（业师或家传）。③ 业务简历，擅长专业，主要学术思想。④ 从事社会活动及其影响。⑤ 著述及手稿。⑥ 门人或后裔的情况等。

在以上工作基础上，对知名度又提出了一些原则规定，即：① 在当时社会上和中医界具有一定的影响和成就。② 在当时以某一医技见长，并有医著或医案可资查考者。肯定中医专家"以某一医技见长"，也是衡量继承中医学术经验是否获有成效的标准之一。例如王子平（1881—1973，河北沧州人，回族）、佟忠义（1878—1963，河北沧州人，满族）两氏，既以拳术著称武林，也由于有高超的伤科手法而饮誉海上，都不愧为近代伤科大家。

2. 时代断限　中国史上的近代，一般指1840年鸦片战争至1911年辛亥革命，为半殖民地半封建时代。目前不少人同意1840年为近代史的上限，但研究中国医学史者主张将近代史的下限延伸到1949年中华人民共和国成立前。我们原则上暂取后说。根据编史者所主张的一般原则，"上限从宽，下限从严"。即上限（这里所谓上限或下限均指近代中医人物选入的时限而言）要从历史的实际出发，不一定强求统一，至于下限应有一个断限的大致原则，以避免编写体例上的混乱。对于跨越新中国成立前后两个时代的人物，则参考通行辞书惯例："凡1949年新中国成立以前已有相当医务活动业绩者，予以收录。至于新中国成立以前虽有一定成就，而其重要医务业绩多在稍后一段时期内者，应作别论。"笔者认为划分下限的难度较大，在未充分掌握丰富而又经过甄选的史料以前，就不可能将这项工作做得比较完善。就上海地区近代名医的具体情况而言，多数人的主要医业活动时间一般在清末及1911年至1949年，尽管部分名医直至新中国成立以后较长时间在中医界仍留有深刻的影响，但新中国成立以前为其下限，必须从严掌握。有些名医虽然出生于1940年以后，但其主要医务活动时间不在前述范围之内，可酌情处理，不一定划入近代医家之列。这就是所谓"上限从宽"。在上述认识的基础上，我组同志曾深入上海市区及江、浙两省，根据有关单位提供资料，以及向健在的老中医或知情者调查访问，初步列出上海地区近代部分中医名单130余人。其中内科占48%左右，儿科及妇科各占9%左右，外、伤科占11%左右，眼、喉科占8%左右，针灸、推拿占18%左右。其他占6%左右。

3. 区域划定　限于上海地区。除市区外，包括新中国成立后由江苏划归上海市的各县，处理不难，毋庸赘述。但是鉴于上海地区近代名医除本籍者外，在20世纪二三十年代由江浙一带或其他省市迁沪业医的名家，不乏其人。为此，我们又提出："对于凡曾在目前行政区域范围内从事业务活动，时间虽短，但影响较大者，亦在收录之列。"例如内科名家陈道隆（1903—1973），浙江杭州人。1918年考入浙江中医专门学校。早年在杭州业医，以擅长治疗伤寒、温病著称。1938年始迁居上海，偏重于治疗内科杂病，用药以稳定著称。新中国成立后曾任上海第二医学院附属瑞金医院（今上海交通大学医学院附属瑞金医院）中医顾问，1958年内科专家邝安堃教授向陈氏学习中医，并以内分泌学研究作为中西医的桥梁，取得重大进展。为此邝氏曾撰文记述陈氏医术精湛，深为心折。

（二）资料的来源

如上所述，收集和调查是整理研究近代中医学术经验的基础工程，但就整理和研究工作本身而言，任务相当艰巨，有时要经过一个艰苦的历程。我们的工作如同其他学术领域一样，尽管客观的历史人物早已形成，随着史料不断被收集披露、考订，人们的认识能力会在工作逐步深入的过程中不断得到提高。

在这个问题上，笔者有如下体会。

1. 必须以第一手资料为主，回忆性资料为辅　通过多年实践，使我们深深体会到：尽可能发现和占有名医遗存的第一手资料，这是整理研究名医学术经验的必要前提。例如我们在整理顾筱岩学术经验的开始，发现顾氏医案经过十年动乱，几至无存，感到难为"无米之炊"，无从措手。以后觅见《顾筱岩方笺》凡一百六十页，均为顾氏手书原大影印，曾由顾氏大弟子沈楚翘珍藏近60年之久。其中包括常见外科疾病五十余种，温病、妇、儿、杂病等十余种，书法精美，案语简练，为整理总结顾氏学术经验提供重要的第一手素材。据沈氏自述："这些方笺，都是当时病家复诊时带来的。开始对于这些方笺，一般随手撕掉，后来感到先生的字迹很好，便留心搜集一些，以便满师后留作纪念。方笺都是 33 cm×20 cm 左右宣纸，一律用毛笔直式书写。右起，台头 ×月 × 日，接下便是脉案，方药，通常用药十一二味……左下角盖有顾筱岩诊的白文押脚印记"云云。但是这些方笺是顾氏 1930 年前后的手迹，尚不足以反映顾氏外科医疗经验的全貌。为此我们又约请顾氏及门弟子多人提供了许多有价值的资料，大大充实了脉案的内容。例如《外科名家顾筱岩学术经验》"足发背"条下有顾氏"治痈反对过用寒凉，过用寒凉虽取快于一时，但每致气血凝滞，瘀毒难化、难消、难溃，当以和营通结为主，清热利湿消肿为辅"等按语，即由顾氏弟子综述其师治痈的心传。顾氏弟子还回忆了其师擅长以食疗配合药饵。由此可见，在知名中医传世资料为主的前提下，辅以"言而有据"的回忆性文章，也具有相当的学术价值。

2. 充分发挥知情人的作用　名医的后裔或门人均为主要知情人。首先是知情人所撰写的回忆性文章，提供了有相当价值的资料，所谓"地近则易核，时近则迹真"。其次尊重和听取知情人的意见，常使一些难题迎刃而解，例如上海中医学院（今上海中医药大学）藏有《徐小圃经验谈》手抄本一册，抄者佚名，商请小圃先生次子徐仲才教授亲自过目，经审定该抄本首载四十条部分，约占全书三分之一，确为徐氏儿科临证经验的若干要领。其中有"久咳不已，必须治脾，重用白术"，"凡神倦嗜卧，手微瘛疭者，易成慢脾，慎察瞳孔是否放大，颈项是否强直，治当温培兼补"等语，或由当时随诊者加以整理而成。真伪既辨，瑕瑜亦判，对被认定的部分可看成是徐氏的诊疗纪实，具有一定的文献价值。

3. 医著和史料有待进一步发掘　对上海近代名医的医籍不断进行挖掘，

也是我们整理研究中医学术经验的基础工程。随着我们所处时代不同，理论观点，认识方法的提高，就有可能对一些医著重新作出评价。新中国成立初，有人列举民国时期上海地区医学代表著作有：①《中国医学大辞典》（谢利恒编）。②《药学大辞典》（陈存仁编）。③《伤寒论今释》《金匮今释》（均陆渊雷编）。④《伤寒论研究》（恽铁樵编）（参见 1950 年 12 月赵树屏《中医之过去与现在》一文，另举出叶橘泉编《近世国药处方集》、时逸人编《时病论》、承淡安编《中国针灸治疗学》，共 8 种。）尽管以上述数书尚存在不完善的地方，但其中不乏"名言谠论"（引赵氏语）。问题还在于有不少近代名医遗著亟待整理研究，难以枚举。姑举陆渊雷（1894—1955，名彭年，上海川沙人）而论，陆氏为近代著名中医学家、中医教育家、早年问学于国学大师章炳麟，并从名医恽铁樵（1873—1935，名树珏，江苏武进人）研究医学，著《伤寒论今释》《金匮今释》两书，为其力作，刊行问世，曾风行全国。陆氏著作颇富，尚有《陆氏论医集》《中医生理术语解》《中医病理术语解》《流行病须知》《伤寒论概要》及手抄《医案》若干册，均待出版。还值得一提的有：原上海中医学院教务主任、中医学家章巨膺（1899—1972、曾名寿栋，江苏江阴人）早年在上海商务印书馆任编辑，1925 年师事恽铁樵，主要著述除《医林尚友录》《温热辨惑》《世补斋医书按评》等外，尚有《中医学修习题解》，于 1947 年 1 月刊行，原中央国医馆指称该书为"考试用的参考书，内容翔实精当，有益后学进修"，其实本书一以中医通论为指归，并结合本人医疗经验，深入浅出，无论主题与解答的内容，实践性和可读性都较强，不失为章氏医著力作之一。

4. 资料的利用和研究　我们的工作，不仅限于收集整理，还在于加以利用研究，以期在中医学术上有所发展。对此，我们首先着眼于近代名医的学术思想及其独特的医疗经验方面。例如，我们几年来，在利用和研究一批近代名医的医著、医案、医话、手迹的基础上，着手编纂《申江医萃》丛书，其中《外科名家顾筱岩学术经验集》、名医程门雪手录《金匮篇解》等业已刊行问世，尚有《石筱山、石幼山治伤经验和验方选》《内科名家陈道隆学术经验集》《儿科名家徐小圃学术经验集》等先后脱稿正在酝酿出版中。还有，在前人积累资料和研究取得成就的基础上，进一步加以丰富完善，也很有必要。例如丁甘仁为上海近代中医大家，临床经验丰富，学术造诣颇深。近代名医曹家达曾盛赞丁氏"善易理"，在丁氏现存的医著中亦不乏易象或医理具体运用的内容。又如上海近代另一中医大师恽铁樵曾提出《易经》与《内经》的基础在于"四时"等学说，见解独到。类似例子，不胜枚举，值得我们进一步深入研究。［陆鸿元.上海中医药杂志，1991（7）.］

高山仰止，心碑永存
——追记卫生部原中医局局长吕炳奎同志的一次谈话

上海中医药大学中医文献研究所（以下简称"文献所"）自 1981 年建立以来，已届"而立之年"。迄今在各项工作方面都取得了长足的进步，在这庆祝建所三十周年的日子里，作为曾在文献所工作多年被称为"老黄牛"的我，亲睹文献所从无到有，茁壮成长，规模越来越大，感到由衷高兴，同时也分享到了这份喜悦。

遥想当年，我刚刚进入文献所，就和《中医年鉴》（1989 年起改名为《中国中医药年鉴》）结下了不解之缘。1982 年 3 月 10 日，我由龙华医院调到文献所，担任中医基础理论研究室副主任，同年领导让我参加《中医年鉴》编写工作，一干就是十七八年。在此期间，我度过了一段漫长而又愉快的岁月，文献所为我留下了良好的印象。在编辑室里，各兄弟单位抽调的人员都能团结友爱，相处融洽，不避寒暑，不辞辛劳，积极地按时保质完成上级领导所交给的任务，形成了《中医年鉴》团队特有的"集体战斗"精神。在《中医年鉴》编委会议上，专家学者平等、自由地讨论和交流，展现浓厚学术气氛让我受益匪浅。往事并非如烟消逝，值得记述的还有太多、太多。此篇追记当年和时任文献所学术秘书、已故同窗挚友肖敏材同赴北京拜访时任卫生部中医局局长吕炳奎同志的一段往事，意在录存一份文献史料，亦借以寄托缅怀故人之情。

1982 年间，时值仲秋，秋高气爽，我和老肖于 9 月 13 日上午乘飞机抵北京。根据学院和研究所领导的要求，我们此行的任务是向中医局的领导汇报工作，并请示《中医年鉴》性质和收载内容等问题。我们抵京当天，入住天坛西里 10 号人民卫生出版社招待所，并和该社编辑同志会面，初步交换一些关于《中医年鉴》工作的意见。9 月 15 日上午，我们来到中医局办公室，一位姓许的女同志接待了我们。当我们说明来意后，她面露难色说："这恐怕办不到吧。近几个月吕局长不上班，养病在家。来客一般都不接见，你们还是改日约见吧。"我们在感到为难之际，还是老肖提醒我说："你进入中医学院读书前不是在江苏省卫生厅工作过吗？吕老任职卫生厅厅长期间，你不是担任过他的秘书吗？他是你的老领导，你们认识熟悉，不妨通电话试试看。"于是我当即按照许同志提供的电话号码，拨通了吕老家里的电话。那边吕老接听后马上听出是我的声音，爽快答应了我们的要求。现在我还记得吕老在电话中高兴的语气："很好，欢迎你们来，今天破例不午睡了。"由于交通拥挤，当我们乘车到达德胜门附近卫生部宿舍大院时已是午后2时许了，远远超出吕老预约的时间。尽管如此，吕老一直在家中静坐等候，一见我们进门，便把我们引进了他的会客室。吕老对老肖一见如故，热情接待，同时吩咐保姆为我们端上了两杯香浓的龙井茶，当我们坐定后就和吕老毫无拘束地交谈起来了。

首先，老肖代表所里向吕老扼要地汇报了《中医年鉴》筹备工作情况和请示，同时转达了文献所金寿山所长和宋景山副所长对吕老的问候。接着吕老便向我们畅谈了他对继承和发展中医药过程中的许多问题的看法，其中也涉及编好《中医年鉴》的问题。当时吕老精神不错，谈锋颇健，思路清晰，有些观点可作为公开发表文章的补充，因此我根据记录整理介绍于下。

吕老开头便说道："你们搞《年鉴》，不要搞成一般化的'基础理论'，要搞真正的中医理论。有些'基础理论'，很多概念并不健全，往往用中医的理论套上西医的内容。新中国成立以来，尤其是1954年以来，我们在这个问题上吃了大亏。临床总结如果套用西医的方法，名义上病例很多，一二百例，但往往体现不出中医理论真正的东西。中医病例最好是一个一个地进行总结，如很好地总结十来个病例，就可以掌握某些病种中医理、法、方、药的基本内容了。"

对中医和西医的看法，吕老说："我认为，西医的指标对中医来说，只能作为治病的参考，不能完全作为治病的依据。例如，某人患有心血管疾病，经西医检查确诊，开始用西药对症治疗，或加用活血化瘀的中药，可治疗两年效果并不显著，改请中医诊治。根据中医四诊八纲，辨明属于阴虚还是阳虚，理法方药对头了，服药不过七八剂，症状就得到明显的改善。类似例子很多说明了中医和西医是两种不同的思想体系，而有相当一部分的中医忽略这一点，还偏执地按照西医检查的指标来看病。如果这样做下去的话，高明的中医就培养不出来。你们编《年鉴》要注意收集中医治病的典型病例。"说到这里，吕老举起右手划转了几下："想来你们都听说过吧，新中国成立前，上海石皮弄不是有个中医专门学校嘛，教学很有经验，重视中医理论，理论联系实际，这样就教出了一批名医，如章次公、秦伯未、黄文东、程门雪等，在中医学术上都很有建树。"接着吕老对于《年鉴》中有关中医理论问题提出以下观点："我认为，藏象与脏腑是两个概念，光讲脏腑不行，还要讲它的'象'。所谓'象'，是比较宏观的东西，如天象、气象、星象等；藏象要讲与各方面的联系，也包括阴阳五行、五运六气在内。中医理论体现整体观念，是宏观的，是个了不起的东西。"

吕老主张中医临证时要多看急症，他说："目前有些中医只看常见病，不大看急症，这样医疗水平就提不高。过去，我跟随老师汪志仁，学到一些治疗急症的特点；自己开业以后，碰到急症患者时，也常常翻翻医书，查找方子或者向中医前辈请教。过去医生如若不好好给人家看病，就可能被砸掉牌子，不像现在医生轮流看病，中医往往也看不到危重患者。其实中医治疗急症的方术是较多的，问题在于如何掌握它。"

接下来，吕老就向我们讲述了他曾患急症时被中医治愈的经过："去年焦树德老中医在《中医杂志》介绍为我治疗风湿病的经验，我当时体温高达40℃，查抗链球菌溶血素O，一个多单位。他采用独活寄生汤方，服后汗出较多，持续2日，服药2剂后去桂枝、细辛，共服4剂就治愈。以后改用清热解毒药物，外敷金黄散。前后治疗休养40日后上班。在高热病例中，中医用发散法，西医辅用局部冷敷法。这个例子说明中医大有可为，在世界医学中独树一帜。"

韶光易逝，屈指算来，与吕老的谈话，已过去近30个年头了。回忆我与吕老相识，是从1954年夏秋间开始的，那时他从江苏省委统战部副部长改任江苏省卫生厅厅长兼党组书记，传下了"再操医业，重返杏林"的佳话。在他的推荐下，我曾担任他的秘书一年多。我不会忘记吕老的奖掖关怀、亲切教诲，这些一直激励着我为继承发扬中医药学而努力不懈地学习和工作；我也不会忘记，正是由于吕老大力兴办中医教育，才使我有幸成为新中国成立以后的第一批中医大学六年制本科生，并逐渐成长为中医高级技术人才。我所敬畏的老领导、好师长吕炳奎同志于2003年12月10日因病在北京逝世，享年90岁。古人云："高山仰止，景行行止。"吕老是新中国中医事业的奠基人，他崇高的品质、优良的作风和满腔热忱地致力于振兴祖国医药事业的精神，永远是一块树立在我们心中的丰碑！（陆鸿元，2011年10月）

记因材施教的中医教育家黄文东

黄文东（1902—1981），字蔚春，江苏吴江（今属江苏苏州）人。早年受业于孟河名医丁甘仁先生门下。1931年受聘执教于上海中医专门学校，任教务长。新中国成立后，历任上海中医学院内科教研组主任、院长等职。1978年被授予教授职称。主要论著有《黄文东医案》《金匮新辑》等；曾主持编写了中医学院教材《中医内科学》。

黄老长期从事中医教育和临床工作，治学严谨，坚持理论与实践相结合的原则。在教学上，提倡因材施教，抓好教学的主要环节；主张教学相长，实事求是。在学术思想上，突出以胃气为本，崇尚东垣脾胃学说，强调五行学说在临床实际应用的重要性，认为久病之人，由于病气相传，病情转化，必须依据五行生克的理论，决定治疗方针，预测转归，进一步提高辨证施治的疗效。在临床上，重视调整脏腑之间升清降浊的功能，以及把握阴阳五行相互制约、相互依存的关系；擅用清代叶天士、王清任、唐容川诸家有关活血化瘀通络的理论和方药治疗外感内伤、新病久病，左右逢源，屡起沉疴。

黄老勤奋好学，虚怀若谷。早岁即深入钻研《内》《难》二经和张仲景学说，对汉唐以来迄于明清诸家著作也进行认真研究，融古参今，去芜存精，造诣颇深，尤在中医教学上卓有建树。首先，黄老在教学工作中反复强调要处理好继承和发扬的关系。1964年黄老主持《中医内科学》教材编写时曾指出：要继承《内经》《金匮要略》以及历代各家的理论与经验，并结合当前临床实践中取得的成就。又为我们中青年教师和医生讲授题为"谈谈《金匮要略》的学习方法"时，谆谆教导说："《金匮》和《伤寒论》虽同为有方之书，而其发展和成长则是和《内经》分不开的。研读《金匮》之先，就必须熟悉《内经》的理论。研读《金匮》以后，又必须研究《金匮》以后的其他方书。其他方书当然是从《金匮》的基础上发展起来的。"其次，黄老在课堂教学中一个显著特点是：深入浅出，博采众长，注意启发我们思考问题。例如黄老讲授《金匮要略·脏腑经络先后病脉证》一章时，反复向我们提示"肝病用哪些治法？肝病到什么时候，就要实脾？肝实与肝虚的治法如何区别？"等问题。其中对肝病治法的讲解，不是因袭历代医家注解，而是融合了清代王旭高以及其他医家治疗肝病经验，归纳为五法：① 解郁疏肝法，主方逍遥散。② 理气疏肝法，主方四磨汤。③ 降逆平肝法，主方旋覆代赭石汤。④ 苦寒泻肝法，主方龙胆泻肝汤。⑤ 健脾补肝法，主方归脾汤。同时又指出，前列治法中，疏肝、理气、降逆、泻火，均是肝实治法，健脾补肝法是肝虚治法之一。在经过治疗后，其病未愈，而饮食逐渐减少，精神逐渐衰弱。气血不足的时候，治法就要改变。除泻肝必须禁用外，方中宜偏重于补脾，即是扶正却病之意。黄老在教学中还常启发我们在临证时注意"辨证用药"。仍以《金匮要略》为例，他在讲授"血痹虚劳病"一章中曾指出："气血两虚之人，为微风所侵袭，而见肌体麻木不仁，并有游走不定之象，故谓如风痹状，主以黄芪桂枝五物汤，以黄芪之益气，助桂枝汤的祛风，兼能调和营卫，原方不用甘草，其实仍可加入。"又对于大黄䗪虫丸的临床具体应用，提出自己的见解，认为"此为祛瘀生新之法，后人对腹中癥积之症，亦用此以破瘀消坚，同时用四物汤加丹参、桃仁、红花、延胡索等煎服以助药力，服后腹胀渐消，面色渐转红润，为宿瘀得行之象。因此证虚中夹实，徒补无益，故暂用此法。"以上虽仅是黄老教学活动中的一个侧面，但反映出其教学内容具有主次分明、重点突出、课本知识和临床实际紧密结合等特点，从而使我们感到生动易懂，易于消化吸收，较快地掌握了辨证论治、处方用药的一般规律，为日后临床打下基础。同时黄老对我们一批从事医疗教学的中医学院首届毕业生寄予厚望，严格要求，亲自制订培养计划，定期考核成绩，认真修改论文，对我们辨证处方用药不甚贴切之处，都耐心指出和纠正，不厌其烦。其循循善诱、诲人不倦的精神，使受业者铭记肺腑，毕生难忘。[陆鸿元.上海中医药杂志，1989（11）.]

纪念师兄王益谦名老中医百岁诞辰感言

王益谦师兄离开我们已经 8 年了，未曾想过，今天我由上海返回乡里海安，能够与诸位中医同道好友幸会于此，共同纪念他的百岁诞辰座谈会。我借此机遇，特地带领团队里的陆城华（龙华医院）、孟凯（复旦大学附属中山医院徐汇分院）两名学生参加本次活动，以期从中受到教益：有所学，有所思，有所感，有所悟。我们甫抵海安下榻宾馆，益谦师兄孙女王鹏偕同母亲就来接我们到这里开会，也就在车上与王鹏闲聊之际，我的脑海中蓦然浮现出 8 年前与王兄接触过的一些情景，记忆犹新：2009 年 12 月 26 日上午，获悉益谦师兄抱恙在身，曾致电问候，师兄向我详述了他的病情，我一再宽慰于他，希望安心调养，时隔 5 日之后，他的孙女王鹏来到我家，告知王兄已入住东方肝胆医院的消息，我就和她同车前往医院探望益谦师兄，王兄瞥见我来，喜形于面，相邀坐定，就和我攀谈起住院前后的病情和检查情况……并且告诉我肝胆病专家吴孟超院士来查过房了，也询问过病情了。从王兄的表情看，他还是一如既往地信赖中医药，以急切的口气央我为他开张方子。我处方以清肝利胆、祛湿解毒着眼，不过十几味中药而已。王兄对我的治疗思路，颔首认可。翌年2010 年 4 月，某日我妹妹同我说，益谦师兄服了你的药方子，病情有所好转，我一度感到无限欣慰。可是 1 个月以后，王兄病情又趋恶化，2010 年 5 月 23日下午，刘华骅医生（益谦师兄的学生）打电话告知，益谦师兄于当日上午不幸谢世，此为我始料之所未及，噩耗传来，黯然神伤，我从此永远失去了一位敬爱的学长，知心的挚友了。

（一）拜师习医，求知若渴

师兄王益谦（1918—2010）是江苏省名中医，6 岁入私塾读书，13 岁时已诵过《古文观止》《论语》《孟子》等古典文学，且释词解义，能够详尽道来，条理清晰。15 岁时诵读《内经》《难经》，16 岁时经崔适中老先生推荐，拜先父正斋公为师，从此开启了为时 3 年的刻苦学医生涯。

先父正斋公年甫弱冠，师从虎阜（今东台市富安镇）名医王珍卿先生，学成悬壶乡里，擅长内、妇、儿科，尤善治小儿诸疾。邻近诸县求治者颇多，声誉日著。先父诊室设于海安镇草坝上河边，有房两间，里为应诊室，外为候诊室。在这里悬挂一块楷书刻字"勉吾轩"三字的横匾，足有 200 cm 长、60 cm宽，黑底绿字，由乡绅先贤韩国钧书写，字体遒劲。韩公所题跋语，词义警辟，转录于后："人贵自知，亦贵自省，自知者明，自省者成。正斋世讲以勉吾轩属书，为广其义。"韩公字紫石，为清末举人，著名爱国人士，在民国时期曾任江苏省省长及山东省省长等职务，早岁未显达之时，曾在我家近邻刘同盛油坊私塾授徒，也是我先祖卫芝公的启蒙老师，由于这段世谊，故韩公以垂爱后辈的口吻称先父为"世讲"云云。先父正斋公每每举出上述韩公跋语勖勉学生，要谨守医业，"有志者事竟成"也。益谦师兄对于此事，耳熟能详，身体力行，在先父先后教授的二十几名学生中，卓有建树，终于成为中医界的佼佼者。我在《运气辨与临证录》一书先父学术思想及其传略中曾提到"勉吾轩"这件事，但很简略。后来王兄写了《韩国钧热衷中医》一文，发表于1994年10月3日的《中国中医药报》上，也谈到"勉吾轩"，则比我详细了，现在我再补述了一些情节，旨在保存这一段珍贵的历史回忆。

往事并非如烟，追忆益谦师兄与先父一段深情，恍惚重现眼前：王兄跟师临证抄方，对于理法方药，颇能领会；能不失时宜地整理所录医案，字体端秀，一丝不苟，深受先父垂青；他不时与同门五六位师兄弟交流学习心得体会，待人接物，总是那么和蔼可亲。先父诊余，常为学生们剖析典型病例，王兄总是那么聚精会神，心无旁骛，做好笔记，如此等等，不胜枚举。再说王兄自立悬壶之后，求知之心，从未中辍。他遇到临证置疑之处，就来我家向先父问病析疑，我依稀记得，益谦师兄与先父探讨最多的问题，是关于小儿麻疹、小儿痧证，以及春温、湿温等外感热病的证治，先父大都结合临床实例给予讲解，我有时当个"旁听生"，领会医理"三昧"，也觉得津津有味。还有使我毕生难忘的事，抗日战争期间某年冬季，先父染患脑疽（对口）重症，王兄屡次三番地前来探望，又曾参加群医会诊，共同制订治疗方案，终获痊愈。再有一件最值得庆幸的事，就是王兄早年录存先父230余例医案，尽管经历"文革"厄运，依然保存完整，得以编辑《运气辩与临证录》书中，从而传承了先父的学术思想，这是中医领域一项很有价值的"书面工程"（详见下文）。作为后裔的我，为之铭感万分！

（二）两项工程，心碑永存

（1）地面工程——发展中医事业，筹建海安县中医院。

（2）书面工程——刊行《运气辩与临证录》，传承海陵陆氏医派。

在纪念益谦师兄百岁诞辰之际，我写了两句题词："献心传承，勋劳卓著。"借此缅怀王兄为传承中医事业付出的无比辛勤的劳动。王兄生前在这方面创建了两项工程：一是为筹建海安县中医院，多方奔走，殚精竭虑，为中医传承创造了一个基地，培养了一大批中医后起之秀，这方面的功绩有目共睹，我不再多说了。我要重点说是书面工程，王兄对陆氏医学思想的传承不忘初心，砥砺前行，具体体现在《运气辩与临证录》一书的整理方面。该书由两个部分组成，第一部分为先高祖的《运气辩》。本书最大特点是率先纠正了自唐代王冰以来许多医者对中医五运六气中"南政北政"的错误认识，近代中医大家任应秋对于我高祖的这一"运气学说"予以了充分的肯定，引起中医学界高度重视。高祖儋辰公的《运气辩》《证治赋》著于清道光年间（1837），收入1920 年《海陵丛刻·第七册·运气辩》。王兄主持整理陆氏医著先后有两个版本，初版名为《海陵陆氏医学粹编》，包括先高祖儋辰公生平简介和《运气辩》及先父正斋公临证医案，由海安科技协会、海安县卫生局、中医学会海安分会联合出版，刊行于 1986 年 10 月。该书主编是王益谦，副主编为陈趾麟、吉传旺、梅九如，全国人大原副委员长周谷城题书名"海安陆氏医学粹编"。本书分上下两部分内容：第一部分为先高祖儋辰公生平简介及其遗著《运气辩》，第二部分为先父正斋公的生平及学术思想与治疗经验。上书于 1987 年重订再版，并改名为《运气辩与临证录》，由上海中医学院出版社刊行问世。"文革"初期，我曾向王兄借阅所录其师即我先父的医案，但稍后王兄因"文革"被关牛棚致使医案整理工作中断。一直待到"文革"结束王兄平反后，我将先父医案璧还王兄，王兄即与同道好友及其学生组成为数十五人的班底，勇于担当，不辞辛劳，终于完成这项值得纪念的书面工程，令我永远铭刻在心！

益谦师兄除整理《运气辩与临证录》外，多次撰写先高祖儋辰公及先父正斋公的事迹。如 1985 年海安文史资料，其中有"清末海安名医陆儋辰"。又如 1993 年《南通地方中医史》载有王兄撰写先高祖儋辰公及先父正斋公事略。虽然看起来这些均是小事，但足见王兄对于我先辈医家是时常挂于心上。

益谦师兄曾在《江苏中医》1991 年第 2 期写有《陆正斋学术思想一二》，在传承先父学术思想方面具有代表性，文章有两个要点：第一个要点，关于先父处方特点，王兄说，先父临证处方，法古有则，时出新意，以轻、清、灵见长，并举麻疹为例，在先父脉案麻疹一节，导言为王兄执笔整理，体现先父的学术思想，我在王兄逝世三周年印刊的《王益谦名老中医纪念医文集》上写道："先父正斋公诊治儿内科病方药以轻、清、淡、灵见长，益谦师兄生前追随先父学习有成，承先启后，卓有建树。"以上题词是我对王兄传承先父学术思想如实的评价，这是文章第一要点。接下来谈第二个要点，王兄对先父脉案特点有细致深刻的描述。他评价先父的脉案是"疏方立案，简洁明快，朴素无华，摒除通套医学术语，要言不烦，但选药常出新意。"他以《运气辩与临证录》中小儿腹泻（王保安患儿病案）为例，原案仅有三十三字："木旺土虚之体，客感外侵，发热口疮，面色青，腹痛泻，间有呕逆，防延慢脾，宜慎看护。"案语三十三字包括了八个内容，就是患儿先天禀赋，发病成因，病理机制，现在主症，既往病史，以及伴随兼症，预后之估计，护理之宜慎。本案原由学生贾德门整理，经王兄文字修饰，更加词显义达，引人注目。王兄对本案遣方选药概况为"清爽灵巧"，也评得要领。

"鸿雁几时到，江湖秋水多"，我与王兄相识相交 70 年，虽不在一处，但常书信往来，生活上互相关心，学术上相互探讨，一来一去可达数百封之多；每有归乡之机，必定相邀小聚，或畅述离情，或交流心得。王兄对我，真诚相待，亲如兄长。此次应邀参加王兄诞辰一百周年纪念座谈会，斯人故去，唏嘘不已！孔子云"益者三友"，末缀此语，聊表慰勉之情。（陆鸿元口述，陆城华整理，2018 年 3 月 31 日于江苏海安县中医院）

惠我嘉言，情系福幼
——缅怀江育仁先生

在"第八届中医儿科国际学术交流大会暨江育仁教授学术思想研讨会暨江育仁诞辰 100 周年纪念大会"举办之际，一些与江育仁先生交游往事浮现脑际，历历在目。我与江育仁初遇于 20 世纪 80 年代初，届时我司职《中医年鉴》副主编，江育仁应邀担任编委，《中医年鉴》编委会每年例行开会一次。以此为契机，我们之间便有了接触的机会。《中医年鉴》为《中国中医药年鉴》前期刊名，由国家中医药管理局主办。就在《中医年鉴》问世的次年（1984 年），我们编印了《中医年鉴》简讯首册，其中记录江老所撰写的一篇短文，短文标题引用清代著名书画家郑板桥题书斋的一副名联："删繁就简三秋树，领异标新二月花。"副标题是："谈《中医年鉴》临床条目的中医特色。"

板桥先生名联脍炙人口，原意指谓绘画技法贵在"笔墨简练，格调新颖"，江老借以立题，表达了对办好《中医年鉴》真挚的愿望，他写道："近几年来，特别在衡阳会议精神的指导下，中医临床科研工作有了新进展，内容也是丰富多彩。但作为《中医年鉴》不能有闻必录，面面俱到，所以认真选择、组织归纳文献资料显得特别重要。"最后江老深情地写道："这里，我引用郑板桥先生的一副名联（如上所示），以供编审《中医年鉴》的同志借鉴。"

更值得一提的是，当年《中医年鉴》的编纂刊行得到国内中医知名专家学者的关爱和支持，为此江老也提出了切合实际的建议：《中医年鉴》在收录、编审临床各科（内、妇、儿、外、针灸、推拿、气功等科）的经验时，无论是以中医传统方法，还是以现代科学方法研究所获得的成就，一定要注意到是否体现和突出中医特色的内容。概括地说，即运用中医独特的理论体系，在防治疾病的经验中阐明其来龙去脉的关键所在，特别要撷取其具有鲜明的论点，确切的论证，客观的论据资料，以如实反映中医辨证论治的规律及其科学实践，推动中医学术的发展。"江老这些观点得到编委会专家教授的认同，时任卫生部中医局局长吕炳奎以及中医前辈董建华、万友生、方药中、金寿山、张镜人等都投以期许的眼光，异口同声说：编写《中医年鉴》如果年复一年这样坚持下去，对引导中医事业走上健康发展的道路是大有裨益的。

（一）曩昔金陵擦肩过，时逾卅载续师缘

人生如棋局，变幻不定，有些事往往出人意表。如前所述，我与江老算是首次邂逅，但不是第一次一起开会。这要追溯到 20 世纪 50 年代，家严生前在我陪同下，曾经和江老南京一起参加过中医代表盛会。1954 年初夏，吕炳奎同志由卫生部中医局局长调任江苏省委统战部副部长时，为了促进江苏省中医工作的开展，主持召开了江苏省第一次中医代表会议，由各市县选派代表参加，共 70 名。开会地点在南京市扬子饭店。此时江老风华正茂，作为常熟市的中医代表参加这次会议，年仅 38 岁，为全省 70 位名中医代表中最年轻的一位。先父陆正斋（1889—1956）早年受业名师王珍卿，悬壶江苏海安镇 46 年，擅长内、妇、儿科，尤善治小儿诸病（参见《运气辩与临证录——陆正斋先生医疗经验》），也被选为当地的中医代表，时年 65 岁。其时作为江苏省卫生厅成员的我，和同事樊天徒老中医也列席了会议。会议开得非常隆重而成功。在这次会议上我们父子与江育仁彼此并不熟悉，照面无缘，擦肩而过，不无遗憾！ 1996 年 6 月，江老寄我《中国中医儿科杂志——江育仁教授从医 60 周年专辑》，我从杂志中阅读了江老撰写的《八十述怀》一文，进一步了解到这次会议的一些细节。光阴荏苒，斗转星移，在这次会议 30 余年后，我与江老终于幸会沪上，不时交往，得以赓续师缘。就我所知，江老早年就读于上海中国医学院，曾追随近代上海著名儿科名家徐小圃学习，深得其学术精髓，由原先内科医生转为儿科医生。我于 20 世纪 60 年代任职于龙华医院期间，在上海市卫生局统一部署下，与时任副院长徐仲才结为师徒关系，徐师为小圃先生次子。由此论辈分，江老与徐师仲才是师兄弟，而江老成为我的师叔了。

1988 年 5 月的一个晚上，《中医年鉴》第六次编委会议在上海仙霞宾馆召开之际，我曾到宾馆宿舍拜访江老，畅叙颇洽，除徐小圃先生学术思想内容外，也谈到上述会议缘悭一面，与此同时，告知先父于参会两年后即与世长辞，江老闻悉后，为之叹惋不已！道别前与江老合影留念，什袭以藏。每一忆及，恍如昨日。

（二）中医事业逢春天，搜集遗案赖鼎助

20 世纪 80 年代初，中医界传出了振奋人心的消息：全国中医工作会议于 1983 年 4 月在湖南衡阳召开。正是这次会议，使遭受"十年浩劫"被迫中断的中医事业焕发生机，"枯木逢春"！卫生部中医局吕炳奎局长也在恢复职务后主持了这次会议。当年我任职于上海中医学院中医文献研究所，着手整理徐小圃先生学术经验，得到江老等中医前辈鼎力相助。首先，江老于 1983 年在所撰《名老中医之路——徐小圃先生治学二三事》一文中大声疾呼：小圃先生后嗣及门弟子遍布海内，珍藏先生之临证医案及深得先生之奥旨者不乏其人，如能互相献出，公之于世，则对儿科保健工作者提高学术水平裨益不少云云。作为小圃先生传人后裔的我们，在拜读江老文章之后，深受感动。为此，我们课题组同志于 1984 年 12 月 9 日专程赴宁造访江老居宅，直面请益，承蒙热情接待。江老选定他的同乡李钟贵老中医，并介绍给我们。李钟贵原在常熟市红十字会工作，慨然将数目可观的抄存的徐小圃先生医案相赠誊录。嗣后我们又和原上海南市区卫生学校徐昭明（女）老中医取得联系，她为 1939 年上海中国医学院第十二届毕业生，与江老为校友，在实习时抄存徐小圃先生医案文字，数目也可观，承蒙提供誊录。此外，还搜集到少数散存医案。

综计徐小圃先生医案，"集腋成裘"，成效显著，由原有寥若晨星的 10 多例增加到 230 多例，病种由原来的 9 个增加到 35 个，蔚然可观矣！病种中有天花、白喉、乳中毒等目前罕见甚至绝迹的病案，但徐小圃先生对一些烈性传染病的辨证论治原则和用药经验尚有法度可寻，可供临证参考。1985 年 11 月间，徐师审阅了《儿科名家徐小圃学术经验集》稿件清样，怀着极其激动的心情给我写信道："这些确是先父的医案，你们对案内的方药及机制，归纳得相当好，是花了很大的工夫才得来的，我很感激，向你和参与整理的各位致谢！"1988 年 5 月的一日，在《中医年鉴》编委会休会期间，我陪江老去高安路拜访徐仲才，师兄师弟，阔别重逢，欣慰之情，难以言表。当谈及整理徐小

圃先生医案一事时，徐师对江老的鼎力协助，再三表示诚挚的谢意！江老也于1995年5月来信赐我嘉言："鸿元仁弟，您好！久未晤会，良深想念。顷由王锦鸿老师带来小圃老师《学术经验集》，不胜高兴之至，这也是你十年心血的收获，谢谢！"

（三）"育仁立德"怀江师，独具创见议温阳

写到这里，在缅怀江老之际，觉得记下对他生前的感受很有必要。打从拜识之初，江老便在我心目中留下深刻的印象：谦和、厚重、执着，平易近人，透出一种虚怀若谷、儒雅学者的气质。职斯之故，仰慕之情，与日俱增。

江育仁先生学术思想与小圃先生一脉相承，治病多喜用验方，但对古方、时方的应用，也颇多新义。在这些方面，与小圃先生多有契合之处。江老曾撰著《中医儿科临床手册》（人民卫生出版社，1960年），为其代表作之一。我早年临床偏爱此书，置之案头，不时观摩。该书简明扼要，切合临床实际，印行10余万册，一时纸贵洛阳，誉满杏林！江老毕生精力倾注于中医儿科领域，成绩斐然，具载医籍，卓然自成一家！我虽然从未追随江老临床，但长期以来私淑阅览他的著述，尤其对江老继承与阐发徐小圃先生学术思想的成就倍加关注。经过多年探索，非常高兴地发现了江老对徐小圃先生重阳、扶阳学术思想的新认识、新见解，独具创见，不同凡响。据综合的文献资料，江老认为，通过长期临床观察，切实体会到徐小圃先生以往所治病症，有"温病"的坏证、变证，类似危重疾病中的肺炎、肠炎、菌痢等。发病初期，常现温热病证，在病程中，可并发心力衰竭、循环衰竭等，邪气未却，正气先夺，危象毕呈，斯时应当机立断，投以温阳救逆或温凉并行之品，不可拘执于温病禁用温药的戒律，若迟疑不决，则噬脐莫及矣！

2009年，我们在原《儿科名家徐小圃学术经验集》一书的基础上，进行修订补充，再版刊行《徐小圃医案医论集》。在后一医集中，再次转载了江老《徐小圃先生治学二三事》，并在按语中点评："综上所述，具见江老继承和发展小圃先生温阳学说学术思想，不遗余力，卓有建树。"在此还要进一步指出，江老这些学术观点之所以难能可贵，首先在于充分体现了他在中医儿科领域一贯提倡"以继承为基础，以发扬为目的，古为今用，洋为中用"的治学精神；也反映了他推动中医事业发展的殷切期望，正如本文开头他在《中医年鉴》简讯所坦陈的观点。总之，这里仅仅是江老学术思想的一端，不过是举一隅而反

三之意而已。

　　往事如烟，世事更替。在接到纪念江育仁教授百年诞辰活动通知后，我整理了有关江老的著作，尤其拜读他 1996 年 10 月份寄我的期刊书籍以后，思潮起伏：其中寄来由李乃庚、汪受传两位教授主编的《江育仁学术经验选集》，集江老学术经验之大成，阅后深受教益。书中附有江老亲书短语的名片，情深意切，更使我拳拳于怀，他写道："鸿元同志，久疏通讯，惠来稿费，至谢！仲才、玉润同学均先背，以后我也很少到上海，希多联系，寄奉近期材料，供指正！名正肃。"自此再未与江老相逢，不意此信竟成永诀！值得庆幸的是，先生后继有人，"精进无穷"[①]；先生宝笈遗世，长青未老，永存于我们后学的记忆中。（陆鸿元）

纪念张绚邦老先生

　　1960 年，上海中医学院响应卫生部号召，培养中医事业接班人，决定从首届在读学生中选拔品学兼优、政治过硬的学生定向培养，计有内科、外科、伤科、针灸科四个小组，共 12 人。刘嘉湘、张绚邦和我 3 名党员学生被选中调至中医内科教研组，参加备课、听课与辅导工作，并参加第一版全国中医内科学统一教材的编写、审稿会和会务联络工作。同年 2—6 月，刘嘉湘、张绚邦和我 3 人经学院派遣至曙光医院侍诊张伯臾老先生，继承名医张伯臾的学术思想和临床经验。我们 3 人白天抄方，晚上整理病证、脉案、方药，查找资料，整理侍诊体会。张绚邦是我的同事，也是益友，曾经一同共事，他为新疆的中医药建设作出了巨大贡献，为国家西部大开发的医药建设起到了先锋作用，值得发扬和纪念。

　　张绚邦（1936—2002）是与我一届的同学，浙江桐乡人，1956 年毕业于浙江省嘉兴卫生学校。1962 年与我一起毕业于上海中医学院，同年到新疆工作。后来他为新疆医科大学中医内科学教授、主任医师，国务院特殊津贴专

---

① 徐小圃先生 1936 年 12 月 11 日为《新中国医学院研究第一届毕业生纪念刊》序："今兹莘莘学子，成绩斐然，其效已大著矣！嗣是以往，精进无穷，起吾国医之衰而光大之，其在斯乎！其在斯乎！"

家，全国首批 500 名老中医药专家之一。2002 年因病逝世，我并没有得到消息，近期才得知此事，回忆起我们一起学习的生活，真是感慨万千。

张绚邦是上海中医学院（今上海中医药大学）首届毕业生。1962 年服从组织分配，离开江南水乡，不远万里前往新疆工作，这不能不说是有情怀和爱国之心的。他刻苦钻研业务，医疗技术精湛，临床经验丰富，疗效卓越，深得各族患者爱戴，并广为传颂。

张绚邦的医学根底深厚。在求学期间就和我一起跟随上海名医张伯臾、程门雪、刘鹤一等老师虚心学习和临证，坚持实践，立意创新。工作后对《内经》《难经》《伤寒论》《温病》及各家学说作了深刻钻研，从中认识总结出"脉诊重指法、问病分详略、神色察隐微、脏腑抓相关、奇经倡通补"等诊疗理论。其中，张绚邦对叶天士的《临证指南医案》一书更是爱不释手，尤其在方药运用中权衡用量方面受益匪浅。此外，他提出的调补先后天、心病治肾、肺燥脾湿、四诊详略取舍、辨证主次逆从、处方结构技艺等理论见解，得到国内外同道很高的评价。故而，张绚邦既承伤寒深厚凝重之旨，又得温病时方轻灵纤巧之秘，继而除伤寒温病学派原有的门户之见，发扬古义，活用经方，融会新知，中西医结合，博学广采，以临证实践为依据，推陈出新。这也是我一直借鉴和学习的。

从医数十载，张绚邦早已形成自具特色的辨证思维规律和处方用药技巧，他巧妙运用古籍理法经验，确立病名，重视方药运用，收到理想疗效。张绚邦进入新疆以后，通过长期临证实践，更发西陲风土人情之宜，已浑然自成一家。如他据新疆地域特点，阐发燥湿互兼理论。此外，张绚邦尤长于治疗冠心病、脑血管病、肝胆病、癫狂病、过敏性疾病、重症肌无力以及危重症，在心病治肾、通补任督、老年病补泻宜忌、怪异病辨证论治及博采民族医药等方面，也有许多真知灼见。特别将冠心病证治概括为"不离乎心，不止于心""治本在补，治标在通"。正由于他广取而不杂，博采而不乱，能于纷繁病证中抓住证候，把握机宜，出奇制胜，攻治了内科中许多疑难复杂病证，并取得很好的疗效，所以人们称他为"疑难病专家"。

他还经常参加新疆维吾尔自治区各大医院疑难病会诊，与广大西医同道切磋医技，交流经验，提高医疗效果。10 余年来，他多次应邀赴哈萨克斯坦共和国及俄罗斯等周边国家会诊并讲学，深得外国朋友的好评。哈萨克斯坦共和国前总统纳扎尔巴耶夫赞誉他为"中国人民的友好使者，真正的高水平专家"；

患者称颂他是"上帝赐予我们的东方医学之神"。

在诊务繁忙、工作繁重的情况下，他撰写了许多高水平的学术论文，如《论仲景学说研究的历史经验》《中医处方的风格和美学问题》《内科疑难病的辨证论治》《脉诊指法》《中国传统医学的发展和新疆的优势》等；特别是在《中医处方的风格和美学问题》中提出中医处方，不但是一张载录方药名称的字据，同时也代表着医师的医学风格、流派和学术思想，并且蕴藏着丰富的美学内涵，是形成医学流派，推进学术发展的重要资料。

张绚邦虽已离开我们 18 年，但他的治学方法、诊疗理论、方药运用等学术思想深深影响着一代中医人。故阐发其治学思想和经验，对青年中医同道掌握学习方法，脱颖成才是十分有益的。他也是我的良师益友，不畏艰难险阻，不惧困难，时刻把祖国的需要放在第一位，这样的胸怀和高远志向，是难能可贵的，也是我经常要求我们新一辈的学生学习和发扬的。

很多时候，虽然时代不同，局限于经济和社会环境的影响，许多青年医生觉得行医苦，做基础医生工作收入与回报不成正比，科室效益和领导压力大，因此觉得奉献和态度耐心是很难兼顾。我常觉得"风物长宜放眼量"，有多少付出就有多少收获。一方面社会对青年医生要多些关怀和理解，另一方面，医院也应该考虑到青年医生的生活和待遇问题。我们老一辈，更加要学习张绚邦，为祖国奉献，认真治学，培养人才，做比赛的裁判员而不是操控者，给予年轻人更多成长创造的空间和时间。张绚邦融会贯通的学术研究方法，以及到困难地方奉献的决心，书写方剂的格式和审美，都是年轻一辈的榜样。（陆鸿元口述，胡聆白、陈珺怡 2021 年整理）

向人民英雄、中医楷模致敬

35 年前的一段回忆：事虽寻常，却是史实。20 世纪 80 年代的一个初冬，我因事赴京，除向卫生部中医司吕炳奎司长汇报请示工作外，也一并安排了几个单位的采访，这里再说说原天津中医学院的事儿。1984 年 11 月 5 日中午，我带领 3 人，代表《中国中医药年鉴》编辑部来到天津中医学院原址（南开区西湖村）采访，承蒙时任副院长高金亮与张伯礼教授的热情款待，并先后详细介绍了舌底诊等科研课题的进展，采访结束后，当我们商量如何打的到车站时，张教授接着说："不用了，我来送你们。"随后亲自驾车送我们到车站，使我们能够及时赶上去北京的列车。临别时，他又饱含深情地说："你们辛苦了！再见。"我们之间虽仅匆匆一面，但张教授谦和、宽厚待人的举止，给我留下了深刻印象，以至久远。

以上是我这个九六医翁由衷而发之言，以此向人民英雄、中医楷模张伯礼院士传递我的一丝微忱！（陆鸿元，2020 年 9 月 24 日）

杏 苑 春 秋

顷闻龙华医院"顾氏外科疗法"入选第四批国家级非物质文化遗产，可庆可贺！

顾氏外科第三代传人顾伯华（1916—1993）为首任龙华医院外科主任。我在龙华医院工作期间，就夙闻顾老为"龙华四公子"之一，深为其精湛的外科疗法所折服，每有请益，辄蒙悉心指教。顾老讲真话，不说套话，为同道推许。试举一例如下。

《中国中医药年鉴》第三次编委会议，于 1985 年 2 月 5 日在和平宾馆北楼牡丹厅召开。顾老就如何办好《中国中医药年鉴》，坦陈了以下几点看法。

其一，条目要简明扼要，不要拖泥带水。

其二，老中医不要等到死后再写，被条条框框住，健在的有特点就得写出来（这一点，我们编辑部采纳改正了）。

其三，除中医治疗特点，中西医结合也很好，如我们治疗胆结石，便是一个很好的例子（此点经过反复辩论后，编委们取得一致意见）。

会中休息，我和顾老交谈，又听取了他对《中国中医药年鉴》工作若干有益的建议，并合影留念。（陆鸿元，2014 年 12 月 5 日）

编写《中医年鉴》的一些体会

今年 2 月，在《中医年鉴》编委会第一次会议上，各位委员一致认为：《中医年鉴》必须"保持和发扬中医特色"为指导思想，认真执行党的"百花齐放，百家争鸣"的方针，完整地、历史地、辩证地、实事求是地反映党领导下的中医药事业概貌，收录中医传统实践的内容和用现代科学方法整理研究的内容，为中医药医疗、教学、科研工作提供参考资料。这里，对我们提出了一个非常严肃的问题，编写《中医年鉴》必须具有对中医药事业的高度责任感，努力提高编写质量。

提高编写质量，不论年鉴的任何组成部分，都有一个如何归纳、组织文献资料的问题。《中医年鉴》和其他专业性年鉴一样，文稿的基本形式是条目（专论或综述则采用文章形式），涉及范围相当广泛，包括中医药学独特的理论体系和丰富的临床经验所取得的成绩和进展。因此，在选定条目之后，认真归纳、组织文献资料就显得特别重要。

条目的编写，不仅要在全面地占有头一年（或近年）有关文献资料的基础上，选择适当的条目名称，而且要根据条目题材的要求，对文献资料加以归纳、组织，撷取那些需要的部分，摒弃那些不必要的部分，所谓"量体裁衣"。这就要求做到该详则详，能略则略，详略适宜。此事看来简单，做来并非容易。由于存在着种种主观和客观上的原因，在具体处理文稿时，往往需要经历一番艰苦的归纳、组织，才能达到详略适宜的要求。我们对部分文稿内容的取舍原则大致有以下几方面：① 同一治法用于不同病证，应区分孰为主要适应证，孰为次要适应证，前者表述宜详，后者尽可能从略。② 同一病证采用不同治疗手段，在不同科别中的表述，各有侧重；若多科涉及同一治疗手段，也应分清主次，有详有略。例如针刺治疗"癫痫"，作为重点介绍，该详一些；而内科治疗"痛"，除方药外，针刺作为次要内容，该略一些。三为求内容精简，对于方药常规剂量范围，一般不予一一标出。但根据具体情况而作不同的处理，如文稿内容是试图通过某药剂量的较大变化而反映其治疗特点，或对某些单方验方需作详细介绍时，原来标出的剂量仍保留，必要时查考引用文献资料予以补写。类似例子还有许多，限于篇幅，不可能一一枚举。当然，做好文献资料的归纳、组织工作，有赖于作者和编者两方面通力合作，逐步积累经验。作者参考文献编写时，要以严肃认真的态度来对待，即使定稿后也一定要重新仔细核对，力求避免差错。至于编者，更要认真地反复查对核实资料，不断提高编审水平，这是编好《中医年鉴》的关键问题之一。

为使文献资料的归纳、组织达到详略适宜的要求，还有一个如何掌握文献资料取舍标准的问题。我们体会到这个标准除《中医年鉴》的编排结构外，最重要的是保持和发扬中医的特色，在编写过程中充分体现出中医理、法、方、药的一致性。在这个问题上，我们是有经验教训的。例如，曾有作者引用文献资料时，将诸如桂枝汤、附子理中汤一类方剂都归纳到活血化瘀法方面加以表述，显然违背了中医理、法、方、药一致性的原则。对此作者错误引用，编者没有及时发现问题，忽略过去了，经过复审才纠正了这一错误。由此说明，编审人员不仅对某些关键性的资料要多方核实，不可掉以轻心，更不可怕麻烦，以讹传讹。尤其重要的是，在编审过程中，编审人员要不断加强中医理论和专业知识的学习，提高鉴别能力，才能使一年一卷的《中医年鉴》越办越好。

钩玄探微编新章（代序）
——喜见《程评王九峰出诊医案（未刻本）》问世

清朝乾嘉年间，名医王九峰（1753—1815）性敏博学，倾其心思才力，致之致知于医道，医名传遍大江南北。其遗世医案，备受关注，广为传抄，历久不衰。先父陆正斋医名著称梓里，著有《运气辩与临证录》，曩昔诊余借抄《王九峰医案》上、中、下三卷，书于1014（甲寅）年间，后举以授余什袭珍藏，并嘱不时阅览，盖余心仪九峰先生为时久远矣。

光阴荏苒，转瞬间余已进入鲐背之年，幸耳聪目明，笔耕不辍，钟情文献，初衷未改。乙未初冬一日，居闲阅书报，玩微信，不经意间接到阔别较久窗友丁学屏教授来函，大意谓：近时整理编就程门雪批注《王九峰出诊医案》（《程批本》），将由人民卫生出版社刊行，望我写一序言云云。整理王氏医案，乃吾未遂之宿愿，重温旧事，欣然允诺。嗣后不久，学屏兄莅临舍间，随员携带其恭楷抄录《程批本》四册及其他复印件，厚可盈尺，皇皇巨著也。展阅首页，程门雪与张耀卿两位中医前辈的题跋赫然注目，对该书评赞有加，词华典瞻。程师之言曰："其得力似在东垣、立斋、介宾、璐玉诸家，善长于温补一路。案中用补中益气、六味、八味、归脾一类方为最多。选药制方、老到有法、殊见功夫。"张老（张耀卿）之言曰："观其案语明畅，立方选药，精湛适当，宜其享盛名于当时也。旨哉言乎，启我心扉！"毋庸讳言的是，原稿编排体例，时见不一，鲁鱼亥豕，在所难免。学屏兄及其同事在整理过程中，勇于担当，数更寒暑，厘清眉目。撰写按语，本诸程师眉批、旁注及读后记原文义理，钩玄探微，间有创见。例如，衍释"医易同理"，有滋水以济火，谓之"取坎填离"等语，发前人所未发。又阐明王氏（王九峰）处方用药与叶天士存在共性之处，"风气移人，不自觉耳"。愚意是书之作，或能与《未刻本叶天士医案》辉映先后，谅非虚语耳。

在《程评王九峰出诊医案（未刻本）》之前，王氏医案有两个刊行版本最具有代表性：其一载见于《宋元明清名医类案续编》（以下简称《名医类案》）。由国医印书馆在民国二十三年（1934）十一月发行。《王九峰医案》部分列有 42 个病证项目。其二载见于 1938 年由秦伯未编辑的《清代名医医案精华》（以下简称《医案精华》），其中《王九峰医案》病证项目与上书略同，仅删除"肝风"一项而已。然就本书而言，有两个特点与上述两书判然有别。程批本大致保持原案面貌，原汁原味，一般未加修饰，大多保留姓氏、性别、籍贯或少数纪年等，而《名医类案》《医案精华》均付阙如。此等细节或有意义，如程批本一案纪年"甲寅"，由王九峰先生生卒年推算，其诊病时间当在"不惑之年"前后，此其特点之一。至其二，关于连诊，程师跋语有云："此册所录多为连诊，首案得以考知其得失，应效与否，故甚可贵。"程师所言极是，连诊在《名医类案》《医案精华》两书中罕觏也，进而言之，本书之问世，承往古，启来今也，诚如先哲所云："洵医林之捷径，后学之津梁也。"因撰本文以代序焉。（陆鸿元，2015 年 11 月）

喜见《近代国医名家经典案例》

《近代国医名家经典案例》丛书之一《儿科病证》分册中，近代中医儿科泰斗徐小圃（讳放），吾太老师也（医著见《儿科名家徐小圃学术经验集》）；江苏海安知名中医陆正斋（讳崇先），吾先父也（医著见《运气辩与临证录》）。先父曩昔耳闻小圃先生儿科医术精湛，心仪颇久，盖得之同邑近邻道友杭海仙（轩）之介绍耳。海仙先生曾就读于上海中国医学院，1937 年毕业。小圃先生时任该院董事长、实习教师。斗转星移，岂意进入新世纪之后，先父与小圃先生之脉案竟获璧合，共载斯册，讵知非"天遣医缘"，终遂先父宿愿也耶！感而记之。

后学陆鸿元（字少斋）主任医师谨记于爱华公寓勉吾轩（2012 年 11 月 11 日）。

九六医翁陆鸿元感言

1971 年 2 月 28 日，龙华医院组成防治慢性气管炎医疗队，由原革委会主任姚培发与陆鸿元中医师担任正副队长，老中医徐仲才与肺科主任邵长荣指导工作，另工宣队沈某，参加队员还有：王卜雄（针灸）、包永敏（儿科）、徐丽芬（内科）、任秀芝（护士）、房美洲（医技人员）。3 月 1 日赴上海市郊奉贤县齐贤公社，为广大农民服务。当时十多家市级医院都组同名医疗队，《解放日报》《文汇报》有专题报道。（2021 年 2 月 28 日）

第八章

学 术 传 承

基于数据挖掘的陆鸿元教授治疗多汗症
用药规律分析（节选）

多汗症（hyperhidrosis）是指无精神、温度、心理等明显刺激下机体分泌汗液过多，超过维持生理性体温调节和内环境稳态所需而出现的排汗过量，严重影响患者的生活质量和日常生活，甚者影响患者的工作能力。但目前对于不同个体，出汗"过多"的具体量仍没有明确的界定，根据发病原因可分为原发性多汗症和继发性多汗症。继发性多汗症是指由某些疾病或药物引起的，如儿童佝偻病、低血糖反应症、结核病（肺结核、肠结核、肾结核、骨结核等）等；解热镇痛药、降糖药、抗抑郁药物等。原发性多汗症是指患者存在汗液分泌增多，而汗腺没有任何的病理改变或腺体增生。继发性多汗症是指多汗症可分为全身性和局限性，全身性多汗症通常是由于其他基础疾病导致的；而局限性多汗症则多为特发性（原发性），小部分亦可能继发于其他疾病，如中枢或外周神经系统的病变或肿瘤。中医学称为"汗病""汗证"。中医学认为：多汗症是临床常见病证之一，生理状态下，卫气调节机体腠理开合，汗液排泄；卫气虚，调节失常，气虚失固则汗出异常。本文拟对陆鸿元治疗多汗症的辨证用药规律及诊疗思维进行总结。

（一）辨治特点

中医学认为汗证总的病因为阴阳失调、气血不和。一般认为阳虚自汗，阴虚盗汗。但这是一般规律，实则自汗亦有阴虚，盗汗亦有阳虚，五脏虚衰皆可致汗证。其中尤以心、肺、肾虚者为然。陆鸿元认为，多汗症多由于禀赋不足，思虑劳心过度，年老体弱，饮食不节，或外邪侵扰，失治误治等因素，导致脏腑、津液、气血失调，对机体汗腺分泌汗液的功能产生不良影响，因而汗出过多。陆鸿元辨证论治汗证，强调辨证求因，审因论治，毋拘"自汗多属阳虚，盗汗多属阴虚"之说，"自汗亦有阴虚，盗汗亦有阳虚"，另属虚实夹杂者比比皆是。陆鸿元按照自汗、盗汗主要病因和病理概括为：卫弱表疏不固、气阴两虚兼内热两个证型。治疗原则为益气固表，调和营卫；养阴清热为主，兼以益气固表。

（二）用药特点

1. **固护正气，重用甘温** 陆鸿元认为气虚为汗证病因病机的关键。昔王肯堂云："肺气虚弱，不能宣行营卫而津液脱。"此为肺气虚导致汗证；同时久病阳气不足，卫气失于温卫，则汗液外泄，发为汗证；忧思劳累过度，亦可耗气伤阴，营气内收失常，营阴失藏，津液不能内藏，而见汗出溱溱。正气不足，腠理不密，复感风邪，致营卫不和，则可见汗液外泄。中医学认为"正气存内，邪不可干"，故陆鸿元认为固护正气为辨证论治的关键。陆鸿元临证强调"治病用药当以固护正气为念"。故常用黄芪、太子参、茯苓、甘草之品以补肺健脾益气。其中黄芪甘、温，归肺、脾经，使用频次最高。《理虚元鉴》云："黄芪之质，中黄表白，白入肺，黄入脾，甘能补中，重能实表……主宰中州，中央旗帜一建，而五方失位之师各就其列。"炙甘草、茯苓、太子参次之。炙甘草性味甘，平。归心、肺、脾、胃经。太子参甘，平，归肺、脾经。《饮片新参》："补脾肺元气，止汗生津，定虚悸。"茯苓甘，淡，平。归心、肺、脾、肾经。

2. **气阴并重，根于阳气** 《素问·生气通天论》曰："阳气者，若天与日，失其所则折寿而不彰，故天运当以日光明。是故阳因而上，卫外者也。"由此可见，早在春秋战国时期古人便已意识到人体阳气的重要性，人体的阳气就像天之太阳，能温煦推动生命活动的进行，对人体寿命的长短有决定性作用。汗证患者日久可致津伤气耗，机体失却津液之濡润，此时补充阴液为其基本治法，然阴液的化生亦需要阳气的推动，且气行则水行，因此，在补充阴液的同时，还需重视顾护阳气，阳气郁滞致气机阻滞，影响水液及血液畅行，亦可致水液代谢异常，而形成汗证。阳气亏虚，汗失统摄，亦可发为汗证。正如《素问·生气通天论》所云"阴阳之要，阳密乃固"，石寿棠在《医原》中亦指出："然就二气而权衡之，阴承阳，阳统阴，阳气一分不到即病，阳气一分不尽不死，人自当以阳气为重。"因此，陆鸿元临证治疗汗证在滋补阴津的同时，尤其注重调和阳气，或配伍制附子以温阳，或配伍桂枝以通阳，或配伍补骨脂、肉桂等补阳。

3. 配伍药对　辨证为汗证卫弱表疏不固者，陆鸿元认为卫气虚则多汗，卫气属阳行于脉外，具有卫外固表的功能，若卫气虚，则腠理不密，津液外泄，故见多汗。中医学认为"气随汗脱"，汗出得越多卫气流失的也越多，这是一个恶性循环。陆鸿元临证常以太子参、白术或黄芪、太子参为伍补益中气或太子参、附子相合助阳化气以生津液。

辨证为气阴两虚兼内热者，气虚失其固摄，阴虚失其收藏，兼有内热迫津外泄，发为汗证。临证常用同时亦常配伍黄芪、煅牡蛎补气敛汗，滋阴潜阳。煅龙骨、煅牡蛎联合应用敛汗固摄，滋阴潜阳。天冬、玉竹配伍滋阴降火生津。

4. 核心药物　核心药物是由桂枝、龙骨、牡蛎、炙甘草、黄芪、防风、猪苓、茯苓、泽泻、太子参、枳壳组成。从上述药物可以看出，是桂甘龙牡汤、玉屏风散、五苓散化裁而来。其中桂甘龙牡汤有镇静安神、通阳止汗的功效。玉屏风散可益气固表止汗。五苓散利水渗湿、温阳化气，现代研究表明五苓散可双向调节水液代谢。诸药共用可调整阴阳、镇静安神，调节水液代谢，并兼益气固表之功。

综上所述，陆鸿元治疗多汗症时，采用益气固表，调和营卫；养阴清热为主，兼以益气固表的治疗原则，处方用药时常配伍解表、化痰、活血等药物，灵活运用。对于多汗症，陆鸿元一直强调要紧扣病机，在遣方用药时特别要协调好阴与阳、气与血、正与邪之间的关系。通过本次数据挖掘还可看出陆老在药物配伍上也着重于阴阳、气血、津液之间的辨证关系。（孟凯、陆城华、蒋晓鸿）

学习名中医陆鸿元教授临证经验心得一则

人吃五谷杂粮及生活在这个地球上，包括环境污染、四季变化、食品污染等，邪气无时无刻不在人的周围，甚至是无孔不入的，让人防不胜防。所以我认为只有自身越来越强大，才能战胜或者抵御邪气，"打铁还须自身硬"，只有扶住正气才能乾坤朗朗，邪气不敢横行！"正气存内，邪不可干。"我从事中医肺病专业，10余年的临床实践也让我体会到正气的重要性。肺系疾病如哮喘、慢性阻塞性肺疾病、重症肺炎、肺癌等，主要的致病因素除却外因，关键是于正气不足，脏腑功能失调，自身抗邪能力下降，从而导致内外邪毒乘虚而发，结聚于经络、脏腑，不能及时外达，终致机体阴阳失调，气血功能障碍，日久形成局部疾患。

尤其是对于肺癌，古有"正气虚则成岩"的学术观点，也揭示了人体正气的强弱与肿瘤的发生密切相关，脏腑功能失调，正气虚衰是其发病的基础。一方面，人体正气匮乏，卫外不固，无力抵御外邪，邪毒易乘虚而入；另一方面，正气不足，脏腑功能失于调和，极易产生气滞、血瘀、痰凝、毒聚等病理因素，内外致病因素相合，滞于经络、脏腑，胶结日久，形成局部积块。此病邪有二，一为外来之邪，二为内生之邪，但其致病根源皆为人体亏损之正气。所以我认为机体正气亏虚在任何疾病的发病过程中都处于主导地位，其内在关键是阴阳失调。无论内外致病因子，只有通过机体正气亏虚这一内因才能被其他邪气引发疾病的产生，所以正气虚损是形成肺系疾病的内在依据，我们要了解肺脏的生理病理特点，"肺为娇脏"，来不得半点疏忽，任何一点邪气都可能伤害或影响到肺的生理功能，何况在目前这个全球污染日益深重的时代。所以除了尽可能远离污染以外，不断强健自身的正气才是关键。肺癌发病的正虚以"气""阴"为多，日久伤阳，病变脏腑以肺脾为主，日久及肾的观点。并且辨证为正虚证候者占绝大多数，支持肺系病以正虚为本的学术观点。继而发现随着病期由早到晚发展，病邪由浅入深，其虚证由气虚向气阴两虚、阴阳两虚发展。龙华医院许多同道从病因病机分析也证明以"正虚"为基础的肺癌分型符合肺脏的病理生理特点。

我们说扶正是根本，祛邪是目的。徐小圃及祝味菊二位老师，认为肺系病的扶正法主要是扶助阳气。我们临证传承了师门重视阳气，强调阴阳互根的学术思想。我在先祖师爷徐仲才和老师陆鸿元扶阳重阳思想的熏陶下，加深了阳气对人体作用的认识，陆师常说徐师授业时，每每举出张氏"阳气之本"说勖勉后学，留下深刻的印象，永志不忘！陆师常言："徐师父子通过长期的临床实践，认为阴为体，阳为用，阳气在生理状态中是全身的动力，在病理状态下又是抗病主力，而在儿科尤为重要。"

我们认为阳气的生理功能主要包括两方面：①"阳因而上，卫外者也"：

阳气从早晨开始生发，日中最为旺盛，日落时则衰减，机体汗孔关闭，身体的活动量相对地减少。晚上，阳气潜藏于内，运行于五脏，是人体休养生息的时候。阳气用事，卫外抗邪，故种种气化活动完成人体与外界环境进行物质交换的主要过程。②"精则养神，柔则养筋"：阳气的活动，上升于头面五官，扩散于躯干体表，使人精神焕发，意识清醒，感觉敏锐，温养形神，能随着外界环境的变化而做出相应的调整。阳气是人体物质代谢和生理功能的根本动力，主要包括决定人体生殖、生长、发育、衰老、死亡的肾阳以及由此流布于脏腑经络，并实现其功能的"五脏元真"之气。所以阳气是人身立命之根本，也是人体病后善恶转化的关键。"阴为物质，阳为机能，阴生于阳，阳用不衰则阴气自然源源不断。阴之用亦在阳，一切营养物质只有在阳气的作用下，才能为身体所用。"

我师门不仅重视阳气在自然界和人体生命活动中的重要作用，而且又强调阴阳二者存在着互根互用的依存关系。陆氏师从徐仲才先生，为祝味菊先生再传弟子，我祝氏传人都认为《内经》所谓"阴平阳秘"不是单指阴阳平衡协调，而是说"阴不可盛，以平为度；阳不患多，其要在秘"。理由是阴血津液等物质，目的在于供阳之用，当谋供求相等，以适用为平，过则无益，反成负担而有害；反之，阳不患多，而以潜蓄秘藏为贵，若倚势妄作，亦足以致病（《伤寒质难》第七篇）。所以我们临证亦秉承师门"壮者滋阴为宜，怯者扶阳为本""物质不足者滋其阴，机能不足者扶其阳"。强调阴阳二者之间存在着互根互用、相互依存的关系，同时认为阴阳二者之间这种依存关系失调是疾病发生的重要机制。陆师曾谈及仲才先生生前在一次报告会上，强调"阴阳互根"是中医理论的核心，并将阴气和阳气比喻为刀子和刀鞘的关系，刀子越锐越好，但也要有刀鞘的保护，所谓"阴无阳不生，阳无阴不长"。陆氏听后深受启迪，认为比喻形象化，使人加深了对"阴平阳秘"的理解。

明代张景岳对正气有独到的见解，他在提出"人身有正气，有邪气"这个命题之后在其《质疑录》中说："若正气有余，便是人身之元气。人身元气生于命门，命门者，精神之所舍，而为阳气之根本也。"张氏这种人身"阳气之本"的观念，可散见其论著中。《素问·生气通天论》有云："阳气者，若天与日，失其所则折寿而不彰，故天运当以日光明。"张氏于《类经》注云："此发明阳气之本也。日不明则天为阴晦，阳不固则人为夭折。"阳气为本，即正气也。人们历来认为肾寓元阳、元阴，如果仅从阳气推论，可知一身之阳无不根源于肾，而扶阳首先是肾命之阳，但人身是一个整体，当然也包括心阳、脾阳以及其他脏腑之阳。因此，我认为温培脾肾是扶正法的主要体现。持这个观点者，古已有之，如昔人谓："先天之本在肾，后天之本在脾。"还有宋代许叔微《普济本事方》在"二神圆"方"补脾补肾证治"按语中，分析了一位"全不进食病人"后精辟地指出："此病不可全作脾虚，盖因肾气怯弱，真元衰劣，自是不能消化饮食，譬如鼎釜之中，置诸米谷，下无火力，虽终日米不熟，其何能化？"又如人们只知李东垣擅长调理脾胃，其实李氏不是单一的脾胃论者，在某些病证中也主张脾肾并治，类如他治疗"肾之脾胃虚"，采用所制沉香温胃丸（附子、巴戟天、干姜、茴香、官桂、沉香、炙甘草、当归、吴茱萸、人参、白术、白芍、白茯苓、良姜、木香、丁香）治疗中焦气弱，脾胃虚弱引起诸证，既以健脾温胃，又以温补肾命而燠土，处方遣药脾肾兼治，体现了中医整体治疗的观念。为此，我在中医内科临证时，对于慢性支气管炎、哮喘、泄泻等病证属于阳虚为主者，常在扶阳益肾为主的前提下，辅以补气健脾，俾使脾肾相互资助而生化不息。（陆城华）

陆鸿元治疗小儿癫痫验案一则

笔者跟随陆师出诊多年，对陆师治疗小儿癫痫疾病的心得经验有所了解，整理典型病例一则，供读者参考学习。

（一）病因病理概述

癫痫是神经系统疾病中的常见病之一，其发病机制相对较为复杂。关于癫痫的病因，目前比较一致的观点是因为中枢神经系统兴奋与抑制功能的不平衡所致。作为儿科常见病和疑难病，癫痫有突发突止，时间短暂，可自行缓解，醒后如常人反复发作的特点。临床表现为猝然扑倒、不省人事、两目上视、牙关紧闭、口唇紫绀、口吐涎沫、喉中鸣痰、惊掣啼叫、项背强直、角弓反张、四肢抽搐、二便失禁等症。陆师认为小儿体质较成人相对虚弱，更加容易受到精神刺激、外伤等影响，诱发癫痫，出现一系列初期症状。若不控制发展，将给其生理、生活带来相当严重的阻碍和困难。结合古代经典和现代医学理论，陆师对于癫痫的发病原因有着如下总结。

1. 先天原因　临床中和文献中发现，癫痫的发作有时归结于母亲怀孕期间的情绪刺激和惊吓。怀孕时"命门伏邪"的说法，也就是古代朴素哲学思想所概括的现代医学中的基因遗传也是一个需要关注和研究的着眼点。正如《素问·奇病论》云："其母有所大惊，气上而不下，精气并居，故令子发为癫疾也。"这段话清楚地点明了癫痫得病原因之一：患儿母亲在怀孕时受到惊吓或者情绪刺激。另外，若患儿受到惊吓和刺激，也可能成为诱因发病。

2. 惊吓刺激　在《诸病源候论·小儿杂病诸候一》中有这样的描述："惊痫者，因惊怖大啼乃发……变作诸痫。"从中说明了古代医家对于惊恐导致的小儿癫痫已经有相当的基础。

3. 感染六淫邪气、风毒　这些也是癫痫发作的一个诱因。由风引起者，被分为外风和内风。

4. 痰阻心窍　朱丹溪指出"痫证有五……无非痰涎壅滞，迷闷孔窍"。故有"无痰不作痫"之说。小儿体禀纯阳，肝常有余，感邪之后极易化热生风，加之小儿气怯弱，易受惊恐，惊则气乱，恐则气下，气机逆乱夹痰上扰清窍，发为癫痫。

5. 饮食不节，生活不规律　饮食劳作的不规律也被认为是癫痫的一大诱因。

6. 外伤　外伤而导致的癫痫也是一个常见的发病原因，主要是由于瘀血闭窍扰神所致。

综上所述，有癫痫家族史的家庭应该密切注意儿童的情况，一旦出现初期症状就应该及时就医。痰迷心窍、肝经风火内动往往是被广泛认可的两大病机。此外，根据以上病因，医者应该未雨绸缪，解决问题于未然。早在《素问·阴阳应象大论》就提出："故邪风之至，疾如风雨，故善治者治皮毛，其次治肌肤，其次治筋脉，其次治六腑，其次治五脏。治五脏者，半死半生也。"中医中的早期诊治属于防治措施中的重要部分，可见早期治疗的重要性、步骤性和层次性早为先人所掌握。所以，在癫痫疾病发作给患儿及其家庭生理、心理及经济情况造成极大打击的危机发生前，一旦发现初期症状，就应该及时用中药介入控制，以达到早预防、早治疗的效果。

（二）病例介绍

某幼，男，6岁。

初诊（2019年6月16日）　患儿父母在日常生活中发现其平日眼睛翻白，

身体经常无规律抽动，时好时坏。因此前去当地西医内科、眼科多方就诊，查血液、脑电图无异常。后转至省市级医院，经西医内科确诊为癫痫初期，建议服用九味息风颗粒（由熟地、龙骨、龟甲、天麻、龙胆、钩藤、僵蚕、青礞石、法半夏组成）。服药后有所缓解，但数月后又复发，眼睛抽动不止，遂前往陆鸿元医生门诊处就诊。经了解，患儿有癫痫家族病史，但父母双方均无患病迹象。

查问患儿近日大便偏干，胃口不佳，双眼翻白，轻微抽动，无眼痒、眼干、眼部异常。面色偏黄，眼下黑眼圈较重，神态相对懒散，盗汗，胃口不佳。舌尖红，苔腻，脉弦。无虫类药物过敏史。中医诊断为小儿癫痫，证属肝风上扰所引起的肝胃不和。治拟镇肝息风，温补脾肾。处方：

太子参30 g，柴胡9 g，牛蒡子9 g，防风9 g，蔓荆子9 g，炙鸡内金9 g，乌梅9 g，白术9 g，赤芍9 g，僵蚕9 g，炙甘草9 g，枸杞子9 g，枳壳9 g，六曲9 g。

14剂。

二诊（2019年6月30日） 服药后患儿双眼翻白、肢体抽动减少，面色黄萎稍退，活动增多，无盗汗。胃口转好，大便偏干，睡眠不安稳，脉微弦细，苔薄腻。处方：

磁石30 g，柴胡9 g，白茯神15 g，生龙骨30 g，钩藤15 g，石菖蒲9 g，天麻9 g，柏子仁9 g，远志9 g，炙甘草9 g，枸杞子9 g，胆南星9 g，乌梅9 g，枳壳9 g。

14剂。

三诊（2019年7月14日） 经患儿家长反映，药后眼睛翻白、身体抽动情况消失。建议长期观察，并服用新定痫丸和新紫河车丸调理控制。

新定痫丸：羚羊角粉1 g，珍珠1 g，沉香1 g，麝香0.5 g，天竺黄2 g，人参1 g，白附子4.5 g，金箔1 g，陈胆南星1 g，煅铁华粉（乳体研细）1 g，制全蝎2.5 g，甘遂1 g，朱茯苓3 g，白术3 g，黄连4.5 g，煅青礞石2.5 g。

药物制法：以上药物粉碎成细粉，用雪水煮陈米糊，和药粉为丸如梧桐子大。

用法：根据患儿年龄大小和体质强弱，服用药丸1～4丸，温开水送下，每周1～3次。

禁忌：服药期间，忌食辛辣油腻食品。

新紫河车丸：紫河车粉 6 g，丹参 10 g，熟地 10 g，人参 10 g，杜仲 10 g，白术 10 g，茯苓、茯神各 10 g，牛膝 10 g，炙远志 6 g，当归身 6 g。

药物制法：研末炼蜜为丸如梧桐子大，每丸重 3 g。

用法：每日 1 次，每次服一丸，配合新定痫丸服用。

（三）体会

陆师认为癫痫的病因可分为先天和后天。在陆师多年的中医辨治癫痫的经验和实践摸索中，肝风上扰所引起的眼部翻白，无规律身体抽动，被视作小儿癫痫发作前的重要初期症状，结合家族史、情绪、四诊八纲等多方面判断，根据情况分别以镇肝息风、祛痰清心、温补脾肾为主要诊治思路，特别是要根据患儿肠胃以及饮食情况调整用药，做到综合考虑，因势制宜。陆师将小儿癫痫的治疗分为两个阶段：一为发作期，"汤者，荡也"，用汤药控制症状，解决"标"的问题；二为维持期，"丸者，缓也"，用丸药巩固治疗解决"本"的问题。对于小儿用药，陆师一直秉持着"轻"的原则，他汲取法宗吴鞠通"治上焦如羽，非轻不举"及北齐徐之才"轻可去实"之意的基础上强调"清、轻、灵"。本案所使用的新定痫丸及新紫河车丸，系陆正斋关门弟子王益谦和陆师在原方药上所改进发展的。陆师的父亲陆正斋为江苏省名医，曾与其祖父陆儋辰一起创制定痫丸和紫河车丸，如今经过四代传承、改进演化已经有了符合现代用药标准的配方。陆师治疗小儿癫痫，用药思路不同于以虫药重剂为主，而是着重于镇肝息风、温补脾肾、清心祛痰，还要根据患儿的具体情况综合考虑。

一诊陆师以太子参补气固元，防风、白术化裁玉屏风散，起到止汗作用。柴胡、蔓荆子、僵蚕疏散风热，柔肝息风。鉴于患儿胃口不佳，不可重用镇肝息风之猛剂，辅以乌梅、神曲、鸡内金开胃消食，枳壳和胃的同时，作为理气剂使用。甘草调和百药，枸杞子温补肝肾、明目。

二诊以孔圣枕中丹潜镇安神，补益心肾。天麻钩藤饮镇肝息风，茯神既可消水肿，解痫，也可以与胆南星同佐化痰。磁石可以助眠定痫，但易伤胃，考虑到此点加入乌梅、枸杞子，不但可以中和处方，疏肝补肾同时改善患儿口干症状。

三诊新定痫丸方使用青礞石、甘遂、胆南星、白附子、天竺黄均为豁痰峻剂，认为清阳上阻主要是痰迷心窍，胸阳不足，因此眩晕昏倒。外加羚羊角、黄连、全蝎能够平肝阳，而且丸药作用不及汤药峻猛，因此重用上述各剂刺激性较小。这些药物同时也有息风祛痰、去心火的作用。珍珠、金箔、铁华粉系矿石药可以治疗抽搐，麝香、沉香可通气宣窍，人参、白术、茯苓培土镇心。新紫河车丸主要起辅助作用。

（四）结论

癫痫属重大疾病，虽发作有时限性，但对患儿的生活学习导致的影响和危害不可小觑。所以，中医药治疗小儿癫痫，应该发挥中医学中"治未病"的重要思想，发现初期治疗及时诊治和控制，确保疾病不发展及症状改善消失。很多人错误地认为，癫痫的初期症状不明显，故而常常忽视癫痫轻症的治疗。另一方面，对于癫痫轻症，西医用药则往往伴随强烈的副作用，而中医治疗小儿癫痫的经验与方法是悠久和独到的，且相对安全有效，因此在患儿的初期治疗和长期预防中依靠中医药值得推广和研究。（胡聆白、秦立云、蒋晓鸿、梁慧凤）

陆鸿元笔谈：一位老病友五十年后再遇记

2018年5月29日，上海市中医医院专家门诊室内，陆师和平常一样忙碌着。一名中年妇女带着她的老父亲前来就诊，一进诊室她就告诉我们，她的父亲是陆师50年前的老患者，当时患了肝病，经陆师诊治痊愈后时刻挂在心上。近来因消化功能减退、胃口很差，在网上看到陆医生的门诊信息，特地前来就诊。

患者的女儿递上一份她父亲近几年的病史，老人患有冠心病、脑梗死、慢性肾功能不全等疾病，2015年检查发现有肝脏肿瘤，考虑到年事已高，故保守治疗未行手术。老人今年87岁，行动爽利，记忆力仍很好，对50年前患病情况和治疗的中药处方仍清晰地记得。根据老人的回忆，50多年前，他被下放到江南水网地带，当地的卫生条件极差，先后染患多种寄生虫病，如钩虫病、蛲虫病、蛔虫病还有血吸虫病，都是经过乙状结肠镜检查确诊的。按照他女儿的话，她的父亲患了"五毒俱全"的病。

到了1966年"文革"时期，老人因工作时常外出，饮食不洁，与几位家属同时感染无黄疸型肝炎，而且以他的病情最为严重，谷丙转氨酶（ALT）一度达到 2 000 U/L 以上，肝脾肿大，但无黄疸。当时先在上海市第九人民医院治疗，后来到南市区半淞园地段医院隔离治疗，病情迁延反复 2 年多。1968年龙华医院有几位医生下基层医院，经人介绍老人尝试中医治疗。当时的症状主要是胃口极差，尤其是整日浑身难受，老人初服中药并无明显改善，ALT也从 100～400 U/L 波动不定。老人回忆说，后来找陆鸿元医生看病开方，服后感觉浑身一天比一天舒服，ALT 也很快恢复正常。老人的女儿说，她父亲从此一直记住那时陆医生所开的药方，保存了 50 年的处方为：

苍术三钱，厚朴三钱，茯苓三钱，青皮、陈皮各三钱，炒山楂、炒六曲各三钱，车前子一两，北秫米一两。另甘露消毒丹六钱（包煎）。

2 周为 1 个疗程，前后服 4 个疗程左右。

【按】慢性肝炎多属湿热未净，迁延不愈所致。湿热困遏脾胃，损伤肝体，脾失健运之职，肝失疏泄之能，可表现为湿热气滞之证。湿困脾土而致运化失职，故出现脘腹闷胀不适、食后胀甚、食欲不振、肢体困倦、神疲无力、大便溏泄、舌苔白腻或垢腻、脉濡等，日久则机体日趋衰弱。本方以平胃散合二陈汤，健脾燥湿、理气导滞，甘露消毒丹又名普济消毒丹，功能清热利湿，化浊解毒，药物组成由茵陈、木通、川贝母、射干、连翘、薄荷、白豆蔻、藿香等。诸方合用，化湿运脾，疗效显著。陆师对于肝病患者，建议饮食中常服薏苡仁，可以健脾益胃、清热利湿。现代临床报道，薏苡仁具有提高免疫功能，抑制肝炎病毒复制的作用。老先生亦根据陆师的建议长期用薏苡仁作为早饭。陆游诗云："薏实炊明珠，苦笋馔白玉。"（《野饭》）放翁论薏实等同明珠，可见把这味食物放在何等重要的地位。

附：再遇后两次门诊病案。

翟某，男，87 岁。

初诊（2018 年 5 月 29 日）　素禀痰湿之体，入夏前月余以来，体倦神疲，纳谷乏味，杳不知饥，脘痞腹胀，大便日行稍烂。舌淡苔白垢腻，脉濡滑。证属湿阻气滞，脾胃健运失常。方拟平胃合二陈化裁以治。处方：

苍术 9 g，厚朴 9 g，制半夏 9 g，陈皮 9 g，茯苓 15 g，枳壳 9 g，益智仁 9 g，刘寄奴 9 g，紫苏梗 9 g，大腹皮 9 g，炙甘草 6 g，炒山楂、炒六曲各 9 g。

二诊　上药连服 14 剂后，据患者陈述：吃饭香了，饭量明显增加了，肚腹舒服了好多……察舌腻苔也消退过半。兹诊仍守前法，稍事增损。上方去刘寄奴，加党参 9 g、藿香 9 g，续服 14 剂（梁慧凤）。

新定痫丸治疗小儿癫痫

（一）技术渊源

癫痫，俗称羊癫风，中西医都认为是难治之证。其特点表现为发作性神志昏迷及肌肉感觉麻木等神经功能的刺激现象。

癫痫在中医学的病因学上，有谓因惊恐伤肾，有谓因情志失调伤肝，有谓饮食不节，劳累过度伤脾，风痰随气上逆。症见短暂的失神，面色泛白，又目凝神，但即恢复常态；或见突然昏倒，口吐涎沫，双目上视，牙关紧闭，四肢抽搐；或口中发出类似猪羊的叫声，因而方书在马痫、牛痫、猪痫、犬痫、羊痫五痫者，当痫病发作苏醒之后，除感觉疲劳外，一如常人，但经久失治，便成痫疾。由于此病发无定时，是以罹斯证者，常有发生意外危险！

因传统中药汤剂口感偏苦，小儿哭闹畏服，影响药效，正斋公在祖传治惊良法的基础上，加上多年临证，遍览方书，结合《医宗金鉴》定痫丹和《医学心悟》定痫丸方中化裁制出"新定痫丸"，组成：羚羊角汁（粉）1g，沉香汁1g，濂珍珠1g，元寸香0.5g，天竺黄2g，别直参1g，白附子4.5g，金箔1g，陈胆南星1g，飞辰砂1g，铁华粉煅1g（乳钵研细），制全蝎2.5g，漂甘遂1g，朱茯苓3g，於潜术3g，川黄连4.5g，青礞石2.5g（煅），炼丸如梧桐子大。体质虚弱者在新定痫丸的同时，加服新河车丸，组成：胎盘粉6g，丹参10g，熟地10g，别直参10g，杜仲10g，於潜术10g，茯苓、茯神各10g，怀牛膝10g，炙远志6g，当归身6g。研末炼蜜为丸如梧桐子大，每日一次服3g，温开水过口。蜜丸喂服方便，适合小儿口感，陆师在临床运用治疗多例数获良效。

（二）适应病证

小儿癫痫，症见短暂的失神，面色泛白，双目凝神，但即恢复常态；或见突然昏倒，口吐涎沫，双目上视，牙关紧闭，四肢抽搐；或口中发出类似猪羊的叫声，当痫病发作苏醒之后，除感觉疲劳外，一如常人，但经久失治，便成痫疾。

（三）操作方法

用雪水煮陈米糊和药粉为丸如梧桐子大，量儿年龄大小，体质强弱，每服

1～4 丸，温开水送下，每周 1～3 次。

（四）理论阐述

中医认为，癫痫病机主要在肝胆心肾，旁及奇经的阴跷、阳跷、督脉诸经，证之临床，妇女每当月经来潮，往往病即发作，前人之说，良有以也。由于心肾虚怯，肝风胆火倏逆，痰涎上壅，心包经脉闭阻，卒然昏仆，这又是虚实错杂的表现。因此，治疗上朱震亨谓治痫主痰与热，李东垣又有安神之治。张石顽谓痫以补肾为本，豁痰为标，也就是本虚标实之意。《幼科要略》谓"襁褓小儿，体属纯阳""六气之邪，皆从火化，饮食停留，郁蒸变热，惊恐内迫，五志动极皆阳"，说明小儿体属纯阳，疾病易从火化。同时，稚子质薄神怯，脏腑娇嫩气弱，这与成人相比，有其实质差异，也是儿科之特点。为此，同一癫痫之病，在治疗用方，成人与小儿固有相同之处，又有不同之点。

癫痫发作时以实证为主，宜先治其标，治疗原则为平肝息风，豁痰宣窍，清热降火，安神镇惊；发作控制后，正气虚馁，宜治其本，多以益气养心，补脾化痰为主，固本培元。要坚持长期、规律服药，以图根治。

新定痫丸，由平肝息风、豁痰宣窍、清热降火、安神镇惊、益气养心、补脾化痰五组药物组成。风痰热是本病之标，是矛盾的主要方面，然而豁痰又非一般祛痰之药所能解决，方中礞石、甘遂、胆南星、白附子、天竺黄均为豁痰峻剂，盖痰在膈上清阳被阻，则眩晕甚而昏倒，痰消则胸阳得展而气顺。第二组是羚羊角、黄连、雪水、全蝎，其作用是平肝阳、息内风、降心火、祛风痰，因肝胆之火内炽，心离之火上炎，火动则风生，风鼓则痰涌，所以四肢强直，抽搐痰壅，口吐涎沫。第三组是珍珠、金箔、铁华粉，方书谓惊则气乱，气乱则痰涌，上药取其得以镇惊镇逆，以止抽搐。第四组为麝香、沉香，则其宣窍顺气，痰热蒙闭心包，机窍受阻，麝香宣窍透络，沉香顺气降气，气顺则火降痰消，妖雾驱散，使心主神明，清灵恢复。第五组为别直参、於术、茯苓、辰砂，《经》云："正气存内，邪不可干。"脾为生痰之源，脾气不足，水谷精微，输布失职，津聚为痰，水谷之津精，不能和调于五脏，洒陈于六腑，心失所养，所谓久病元气必虚，故以人参、於术、茯苓、辰砂培土益气，安神镇心，以起安抚作用，所谓治病必求其本也。再配合新河车丸填补肝肾、固本培元，俾肝肾安靖。龙雷不致上冲，此亦张石顽治本之要旨也。

（五）注意事项

服药期内，忌食辛辣油腻食品。使用过程中要随时观察患儿发作次数、发作程度，个别病情严重或大发作时还需配合西医处理，方中一些药物相对稀少，缺乏普遍性，还需要在医师指导下适当调整。

（六）典型医案

韩某，男，11 岁。发作性昏倒抽搐 6 年。患儿 5 岁年底，突然发作昏倒抽搐，头项反张，四肢强直，口吐涎沫，面色青白，不省人事，二便自遗，半小时后方苏醒，外院诊断为"癫痫"，此后经常发作，尤其情绪波动或大便干硬时容易发作，但时间不长，3～10 min 苏醒，醒后记不清当时情况。常年口服"丙戊酸钠，卡马西平"效不理想，今年以来发作次频，本月基本每日发作，严重时一日 2～3 次。刻诊：面色萎黄，喉中痰鸣，右上下肢走路不稳，手脚心热，苔微黄腻，舌质红，脉细滑。予服新定痫丸后，大便下痢花红黑白痰液甚多，家人惊骇，以后发作症状逐渐改善，有时虽仍有小发，但右肢强直已不存在，痰壅流涎消失，行走稳健，接近正常状态。如大便坚硬，数日一行，便是发作先兆，之后仍接服此药，巩固疗效，仅在新定痫丸中加熟大黄一味，取其清热通腑。培元固本方仍照常服用，以竟全功。随访今年已 31 岁，自述服丸方近 3 年，以后一直未发，大学毕业后娶妻，生一子体健。

据陆师回忆，其表弟自幼体弱多病，先天不足，后天失养，癫痫频作，10 岁左右来吾家玩耍，亲眼看见其发病数次，发时突然昏倒，手足抽搐，口吐涎沫，不省人事，3～5 分钟苏醒。其母忧心不已，央求正斋公以丸药调理，服药 2 料后，发作逐渐控制，少发以致不发了，大约发育前，有断续服了半年新河车丸，体质大见改善，学习工作一如常人，后因"肿瘤，多脏器功能衰竭"去世，享年 88 岁。其经丸药治疗康复，得享高龄，中医药功不可没！

类似上述服用丸药后取得显效患者，经随访还有多例，获得病家肯定与好评！

（七）临床深体悟

癫痫古有阴痫、阳痫之分，《医宗金鉴》定痫丹用以治疗阴痫，药味多是养心安神、祛痰镇惊之剂，《医学心悟》定痫丸，其方药亦大同小异。但小儿纯阳之质，不用清肝降火、平肝息风之药，不能起到止痫之效。

　　近世西药使用苯妥英钠、丙戊酸钠等治疗癫痫病，对抑制症状不能否定疗效，但要根治，尚有困难，据老师所治数例患者随访分析，服用新定痫丸控制发作后目前尚未发现复发。

　　新定痫丸对治疗小儿癫痫病，也有病情严重者，服之未效。这里当然有很多因素，如症情分型、服用剂量、服药耐心等，期待大家提出宝贵意见，不断改进更新，为儿童健康保驾护航！（刘华骅）

师生共读《四圣心源》以五运六气之术论治脾胃病有感

　　跟随陆鸿元教授学习时，陆师十分强调结合临床工作来进行文献阅读，认为诊余反复诵读《内经》《金匮》等经典并结合自身的临床实践，常对中医经典内容有新的感悟。陆师曾推荐我阅读《四圣心源》，望我诊余阅读，汲取精华。此书观点鲜明，是《四圣医书》的主体部分，是黄元御学习、运用中医经典的经验总结和体会，他对后世医家之于中医经典的理解不尽相同，自己有独到的认识和见解，颇具特色。黄元御及本书对人体阳气的重视和认同，与明代张景岳之大宝论有异曲同工之妙，亦与陆师善用扶阳的治法、治疗理念契合。以下简述"五运六气"并以之来阐述脾胃病"泄利""便坚"之根原。

（一）以"五运六气"为基础认识疾病

　　黄元御是尊经派代表人物，他对"五运六气"的理论十分推崇。认为外感内伤，百变无穷，溯委穷源，不过六气，六气了彻，百病莫逃，义至简而法至精也。仲景既没，此意遂晦。于是黄元御在五运六气学说的基础上，阐释外感内伤诸病的病机和治法，提出相应的方药，做到理法方药俱全。厥阴风木：足厥阴肝（乙木）、手厥阴心包（相火）；少阴君火：手少阴心（丁火）、足少阴肾（癸水）；少阳相火：手少阳三焦（相火）、足少阳胆（甲木）；太阴湿土：足太阴脾（己土）、手太阴肺（辛金）；阳明燥金：手阳明大肠（庚金）、足阳明胃（戊土）；太阳寒水：足太阳膀胱（壬水）、手太阳小肠（丙火）。六气名目、六气从化、六气偏见、六气治法一应俱全。

（二）以"五运六气"论述"泄利""便坚"之根源

1. "便坚"根源 既往的学习和临床上，我们习惯于将便秘进行中西医诊断和辨证，施以药物等治疗，以及CT、肠镜、排粪造影等检查，同时现代医学基于循证医学也有关于便秘的罗马系列的标准。中医临床诊治根据历代文献论述常用虚实寒热和气血阴阳加以粗分，从而辨证论治。而临床上患者病情各异，疗效亦参差不齐，甚至有不少顽固性便秘，长期无法摆脱对刺激性泻下药的依赖。而《四圣心源》的分析则独辟蹊径，以五运六气的理论进行推导，往往令人有茅塞顿开的感觉，临床运用也每每奏效。

原文论述到："便坚者，手足阳明之病也。手阳明以燥金主令，足阳明从燥金化气，故手足阳明，其气皆燥。然手阳明，燥金也，戊土从令而化燥，足太阴，湿土也，辛金从令而化湿，土湿者能从戊土而为湿，不能变庚金之燥，金燥者能化辛金而为燥，不能变己土之湿，以从令者易化，而主令者难变也。故伤寒阳明之便结，肠胃之燥者也；反胃噎膈之便结，胃湿而肠燥者也；伤寒阳明之便结，肠胃之热燥者也；反胃噎膈之便结，胃之寒湿而肠之寒燥者也。以阳主开，阴主阖，阳盛则隧窍开通而便坚，阴盛则关门闭涩而便结。凡粪若羊屎者，皆阴盛而便结，非火旺也。"这里提醒我们，不要谈及便秘就往实热证上靠，切勿盲目泻热通便，要注意有没有阳虚阴盛的病机存在。

原文又论述到："盖肾司二便，而传送之值在庚金，疏泄之权在乙木，阴盛土湿，乙木郁陷，传送之窍既塞，疏泄之令不行，大肠以燥金之府，闭涩不开，是以糟粕零下而不粘连，道路梗阻而不滑利，积日延久，约而为丸。其色黑而不黄者，水气旺而土气衰也。此证仲景谓之脾约，脾约者，阳衰湿盛，脾气郁结，不能腐化水谷，使渣滓顺下于大肠也，误用清润之剂，脾阳愈败，则祸变生矣。"提出了便秘存在阳衰湿盛的病机特点。故除了以阿胶麻仁汤治阳盛土燥、大便坚硬者以外，更是以肉苁蓉汤治阳衰土湿，粪如羊屎者。凡内伤杂病，粪若羊屎，结涩难下，甚或半月一行，虽系肝与大肠之燥，而根缘土湿。以脾不消磨、谷精埋郁，而化痰涎，肝肠失滋，郁陷而生风燥故也。法宜肉苁蓉滋肝润肠，以滑大便，一切硝、黄、归、地、阿胶、龟甲、天冬之类，寒胃滑肠，切不可用。阿胶麻仁汤：生地、当归、阿胶、火麻仁。若结甚加白蜜半杯，胃热加芒硝、大黄，精液枯槁加天冬、龟甲胶。肉苁蓉汤：肉苁蓉、火麻仁、茯苓、半夏、桂枝、甘草。

以上内容论述较为详细，作者特别强调的是"胃湿""肠燥"在便秘病机中的意义，脾阳虚衰常常是部分难治性便秘的病机之一，误用或过用清泻之药，随一时得效，终致祸变，所建议之代表方剂"肉苁蓉汤"，重用肉苁蓉、半夏，也是温补脾阳之剂。

临床验案：顾某，男，80岁。长期大便困难，以粪便干结为主要特征，平时不爱吃瓜果蔬菜，喜肉食，缺乏运动，纳差，乏力，情绪低落，经常使用开塞露，曾服用各类通便药物，或疗效不佳而未能坚持治疗，或疗效确切但忧心治疗的副作用而不规则用药，就诊时大便2～3日1次，干结为主，排出费力，有时便后有血，肛门疼痛，腹胀，腹部较大，舌淡，舌体胖，边有齿印，苔白厚腻，脉弦细滑。故辨证以脾肾阳虚为主、水湿痰饮内停为辅，故予温阳通便，配合高纤维素饮食，方剂选用肉苁蓉汤合济川煎加减：管花苁蓉27g、当归15g、生白术27g、苍术9g、火麻仁9g、茯苓15g、姜半夏9g、桂枝6g、炙甘草9g、泽泻9g、升麻9g、柴胡6g、枳实9g、厚朴9g、苦杏仁9g、佛手6g、芒硝6g（冲）。14剂，水煎服。二诊：患者大便一二日一行，干便、软便均有，排便已不费力，舌淡胖，边有齿印，苔局部厚，已有大量剥落，矢气多，胃纳佳，言语有力，心情大为好转。故改方加减，去半夏、佛手、柴胡，加熟附片3g。后间断复诊，症状基本稳定。

【按】此患者符合肾阳不足的主要病机，按照五运六气之辨，肾司二便，而传送之值在庚金，疏泄之权在乙木，阴盛土湿，乙木郁陷，传送之窍既塞，疏泄之令不行，大肠以燥金之府，闭涩不开，加之前期误用清润之剂，脾阳愈败，则祸变生矣。方用肉苁蓉汤，肉苁蓉、白术为君，辅以半夏、桂枝，温脾肾，苍术、厚朴性温燥湿醒脾，杏仁有提壶揭盖之功，芒硝有咸味入肾之意，又有通利肠道之功。初诊取效后，可酌减疏肝理气之品，而二诊后需用附片以增强温通之力，且初诊后痰湿已渐化，故遵"十八反"之规而避用半夏。

2."泄利"根原　泄泻这个病证，内科、外科均有涉及，患者往往在消化内科和肛肠科就医。对于泄利类疾病，西医的对症治疗往往效果不大或难以持久，而在鉴别诊断清楚之后，中医治疗颇具优势和特色，李中梓《医宗必读》治泻九法影响较大，后世临床也常用虚实辨证加以治疗。而《四圣心源》之"泄利根原"，运用"五运六气"的理论对此加以阐释，并专注于推荐较多温燥之法诊治。

泄利者，肝脾之下陷也。谷入于胃，脾阳升磨，精华归于五脏，而化气血，糟粕传于大肠，而为大便。水入于胃，脾阳消克，化为雾气，上归于肺，肺气洒降而化为水，注于膀胱而为小便。水入膀胱，而不入大肠，而后糟粕之后传者，不至于滑泄。水之消化较难于谷，阳衰土湿，脾阳陷败，不能蒸化水汽，则水谷混合，下趋二肠，而为泄利。谷贮藏于大肠，水渗入膀胱，而起疏泄之权，则在于肝。今水入二肠，而不入膀胱，则乙木疏泄之令，不行于膀胱而行于大肠，是以泄而不藏也。盖木生于水而长于土，水寒则生气不旺，而湿土郁陷，又复遏其发育之机，生长之意不遂，怒而生风，愈欲疏泄。膀胱空虚，既无可泄之物，大肠盈满，水谷停积，故乙木后泄，而为下利。缘木气郁遏，郁极而发，为湿土所限，不能上达，势必下行，行则水谷摧注而下故也。其发之过激，冲突脏腑，则生疼痛。奔冲抵触，而不得上达，盘郁结塞，则生胀满。其一切诸证，皆缘土败而木贼也。强调了泄利病多责之于"土虚木贼"。推荐苓蔻人参：人参、甘草、白术、干姜、茯苓、肉豆蔻、桂枝，煎大半杯，温服。此方剂有理中汤、四君子汤之意，陆师亦喜用此方，而用姜则多改用炮姜炭。

　　大便寒滑不收，小便热涩不利，加赤石脂以固大肠、粳米以通水道。泄利缘肠胃寒滑，法以仲景理中为主，而加茯苓燥土，肉豆蔻敛肠，桂枝疏木，泄利自止。若寒滑不禁，则用桃花汤，干姜温其湿寒，赤石脂固其滑脱，粳米益其中气而通水道，无有不愈也。陆师认为赤石脂固大肠，似灶心土而更温热，今可配合使用蒙脱石散；粳米通水道，古人早已发现糜粥养胃、发汗、利小便之功效。

　　泄利之原，率因脾肾寒湿，法宜温燥。间有木郁而生风热者，投以温燥，泄利愈加。然乙木虽为风热，而己土则是寒湿，清润其肝而温燥其脾。仲景乌梅丸方，连、柏与椒、姜、桂、附并用，治蛔厥而兼久利，最善之方也。

　　泄利之家，肝脾下陷，则肺胃必上逆。胃逆不能降摄甲木，肺逆不能收敛相火，相火上炎，多生上热。久泄不已，相火郁升，往往喉舌生疮，疮愈则利作，利止则疮发。口疮者，胆胃之逆甚，下利者，肝脾之陷剧也，迭为盛衰，累年不愈。是宜温燥水土，驱其寒湿，下利既瘳，口疮亦平。庸工见其口疮，而清上热，则脾阳益泄，利愈加而疮愈增矣。此处将顽固性口疮与泄利病的联系讲得十分清楚，其关键也在于共同病机：肝脾下陷和肺胃上逆。提示治疗顽固性口疮要注意保护脾阳。

　　临床验案：常某，男，32岁，长期腹泻，腹痛即泄，晨起必泻，大便一日数次，多不成形，有糖尿病、肛瘘病史，胃纳可，情绪焦虑，常有里急后重，大腹便便，腹中虚冷感，曾服用益生菌、香连丸、固本益肠片等治疗，疗效一般，一旦饮酒、饮冷辄腹泻发作，夏季不喜冷空调，四季常发口疮。刻下舌淡胖，舌尖红，边有齿印，苔薄白，脉沉细。故辨证为脾肾阳虚为主、肝郁心火为辅，清上温下而止泄利，方用《伤寒》乌梅丸、理中丸合交泰丸加减：乌梅15g，人参粉3g（冲），炮姜炭3g，肉桂3g，肉豆蔻3g，熟附片3g，吴茱萸6g，黄柏6g，黄连6g，木香9g，茯苓15g，山药30g，马齿苋30g，炙甘草9g。14剂，水煎服。二诊：患者大便一日二行，成形为主，舌淡胖，苔薄白，胃纳佳，腹痛即泄的情况好转，但吹冷空调后仍有腹痛加重。故去附片、黄柏，加白芍15g、防风炭9g、石榴皮9g、黄芩9g。后间断复诊，症状基本稳定。

【按】本案例为久泻之病，取乌梅丸方，此乃《伤寒》厥阴之为病，消渴，气上撞心，心中疼热，饥而不欲食，食则吐蛔，下之利不止。缘厥阴之经，木郁风动，津液耗损，故见消渴，风木郁冲，故心中疼热，下泄脾阳，乙木愈郁，己土被贼，故下利不止，此乌梅丸证也。少阳之利，但有上热，故第用芩、芍，以清胆火，厥阴之利，兼有下寒，故以黄连、黄柏清上，并以炮姜炭、附子温下。此虽伤寒之病，而亦杂症所时有，凡泄利之不受温燥者，皆此证也。杂症寒湿者多、燥热者少，千百之中，偶尔见之，不得与伤寒少阳之利同法。此外，豆蔻、茯苓、山药、马齿苋为常用健脾止泻之品，陆师临床屡试不爽。陆师赞同黄元御在久泻的诊治思路上仍然以温法为主，振奋脾肾阳气，强调一切泄利之证往往是因为脾土衰败和肝气的逆乱，推崇仲景理中汤、桃花汤等经方。除温燥之法振奋脾阳之外，也感到常有温燥之剂疗效欠佳的，这部分患者常为久利，其比例虽不高，但其中肝气郁结、上焦有风热的患者，除了温燥其脾阳之外，还应清润其肝，方用乌梅丸加减。（陆宏）

陆鸿元谈温病学的经典理论对肛肠病临床的指导意义

有关温病，大抵属于外感热病，但自从抗生素发明后，温病学说在感染性疾病中的应用正在下降，而其诊治湿热类杂病或具有湿热性质疾病的意义正在凸显。温病学可以在脾胃病、肛肠病、妇科病、皮肤病等多个领域得到传承、创新并发扬光大。

　　明清之后，长江中下游地区，特别是吴越江南地区确立为中国经济的中心，直至今日东南沿海地区还是国家经济的最大引擎，孔雀东南飞已成常态。江南地区气候温暖湿润、土地肥沃、物产丰富，历来为鱼米之乡，经济的发展为文化的兴盛创造了条件，学术亦如此，东南沿海地区人口稠密、医家能人辈出，则学术观点必有地方特色，如此为温病学术的发展奠定了基础，俗称"学术话语权南移"，如叶天士《温热论》中有句话十分精辟——"且吾吴湿邪害人最广"。

　　温病卫气营血辨证和三焦辨证具有划时代的理论创新意义，中医外科也有热入营血的病症，如肛痈热毒盛者表现为发热重的即可参考热入营血的辨证论治，采用犀角地黄汤加减来治疗。湿热证在当今各科杂病的辨证中还是很常见的，因此温病学认识湿和热的理论和治法是值得当今各科医师学习和参考借鉴的。就外科领域肛肠病为例，肛门位于躯干的下部，"湿""热"在肛肠病的发病中具有举足轻重的意义。湿分为内湿和外湿，外湿多因坐卧湿地，久居雾露潮湿之处而发；内湿多因饮食不节，恣食生冷肥甘，损伤脾胃而生。湿性重浊，常先伤于下，故肛门病中因湿而发病者多。湿与热结，导致肛门部位气血纵横，经络交错而发为痔；湿性秽浊，热伤络脉，则下血色如烟尘，湿热蕴阻肛门，经络阻隔，气血凝滞，则易成肛痈；湿热下注大肠，肠道气机不利，经络阻滞，瘀血凝聚，发为直肠息肉等。故临床便血、肛门痈肿等病的诊治，必须重视湿热的病机因素。

　　我们经常被教育"酒为湿热之最"。因此，饮酒是诱发和加重肛门疾病的重要病因。《温热论》中有关湿热病机的描述："有酒客里湿素盛，外邪入里，里湿为合。在阳旺之躯，胃湿恒多，在阴盛之体，脾湿亦不少，然其化热则一。"由嗜饮酒的人体质湿盛，进而阐述不论其阴阳偏盛如何，终归易日久化热，而为湿热之证。湿，阴邪，热，阳邪，二邪合病，温阳化湿则易助热，苦寒清热则易伤阳而不利于化湿，治疗起来特别容易矛盾而成掣肘之势。因此，在湿热病的治疗方面，进而指出"热病救阴犹易，通阳最难，救阴不在血，而在津与汗，通阳不在温，而在利小便，然较之杂证，则有不同"。

　　我在临床诊治肛肠病时体会到：凡是开中药汤剂治疗的，都要重视对舌苔是否腻的观察，分辨舌苔厚薄和苔色黄还是白，并注意运用"分消走泄"治疗湿热的方法。温病学治疗湿温病有三仁汤为代表的"宣上、畅中、渗下"的玄妙治法，根据吴鞠通《温病条辨》中关于湿温病初起湿偏重的记载，认为湿热弥漫三焦者以三仁汤来治疗，以轻开上焦、健运中焦、淡渗下焦为法。其中，舌苔白腻为关键点。陆鸿元也在临床长期运用三仁汤（半夏、杏仁、厚朴、通草、滑石、竹叶、白豆蔻、薏苡仁）和藿朴夏苓汤（藿香宣上，茯苓、杏仁、猪苓、泽泻渗下，半夏、白豆蔻、薏苡仁敞中）治疗，临证加减疗效确切。而我在临床治疗中，不论便血还是便秘或是泄泻，都经常使用"敞中和渗下"二法，苍术、薏苡仁（生炒同用）的四妙散作为基本方和必用药，泄泻者多用白豆蔻而少用厚朴，在便秘治疗中多用厚朴而少用白豆蔻，苔腻而药后不化者，必加用半夏，但因其有毒性而需中病即止。陆鸿元曾特别强调了此三法之中的"敞中"乃是关键。

在临床上，大便黏滞为特点（如粪便黏马桶）的便秘非常难治，我也正在尝试用温病治疗湿热的方法来实践于此类便秘。通过这次学习，我学习到湿确实难以去除，而要化湿有二个关键，其一是分消走泄，其二是掌握好湿与热的比例，老师强调应以化湿为主，清热要慎重并拿捏好分寸，我将在后续临床上仔细体会，并尝试用滑石、芦根，使湿热之邪自下而泄。

在患者体质的考量上，我们也要参考《温热论》中有关"面色白者，需要顾其阳气，湿盛则阳微也……不可过于寒凉……湿热一去，阳亦衰微也；面色苍者，需要顾其津液……不可云虚寒而投补剂，恐炉烟虽熄，灰中有火也"的论述，做到从患者体质的实际出发来处方用药。

以上是我跟随陆鸿元学习和运用温病理论指导临床实践的简单体会。（陆宏）

附　录

附录一　《中医年鉴》所撰论文索引

《中国中医药年鉴》（前期名《中医年鉴》），由国家中医药管理局主办。陆鸿元教授参加年鉴 1983—2000 年卷编审工作，合计出版 18 册。其间：自 1983—1996 年卷，陆鸿元曾担任副主编、常务编委；自 1997—2000 年卷，担任顾问。在编审《年鉴》的同时，又为《年鉴》内科临床及护理、养生，中药和医药古籍各栏撰写文章达百篇（101 篇）之多，目录列后。

（一）1983 年卷（首卷）

内科

（1）阳虚型慢性支气管炎（142 页）。

（2）清热宣肺法治疗慢性肺源性心脏病（145 页）。

（3）石菖蒲注射液治疗肺性脑病（145 页）。

（二）1984 年卷

内科

（1）慢性支气管炎的治法及其研究（181 页）。

（2）支气管扩张咯血的证治（183 页）。

（3）肺心病分期的治则（185 页）。

（三）1985 年卷

1. 内科

（1）咳嗽、咳喘的辨证与治疗（189 页）。

（2）苦寒直折法治疗支气管扩张咯血（193 页）。

（3）肺源性心脏病的证治与研究（197 页）。

（4）肺性脑病的救治（199 页）。

（5）肝硬化腹水的辨证分型与治疗（213 页）。

（6）肝豆状核变性的治疗（234 页）。

（7）囊虫病的治疗（235 页）。

2．预防、养生与护理　概述（372 页）。

（四）1986 年卷

1．内科

（1）慢性支气管炎证治分析（149 页）。

（2）阻塞性肺气肿的分型与治疗（152 页）。

（3）咯血证治（152 页）。

（4）肺心病的证治与研究（156 页）。

（5）肝硬化腹水的辨证分型与治疗（164 页）。

（6）汗血证治（174 页）。

2．预防、养生与护理　概述（337 页）。

（五）1987 年卷

1．内科

（1）咳嗽、咳喘的证治及其研究（133 页）。

（2）肺心病继发红细胞增多症的治疗与研究（138 页）。

（3）肺性脑病的救治（138 页）。

（4）肝炎后及血吸虫性肝硬化腹水的治疗（150 页）。

2．预防、养生与护理　概述（287 页）。

（六）1988 年卷

1．内科

（1）咳喘治则（98 页）。

（2）降逆清泻诸法治疗支气管扩张咯血（99 页）。

（3）肺心病的临床研究与治疗（100 页）。

（4）肝硬化腹水的证治（110 页）。

2. 气功

（1）内养功临床应用近况（249 页）（习观槿，系陆鸿元曾用笔名）。

（2）气功偏差及其纠正的方法（251 页）（习观槿，系陆鸿元曾用笔名）。

3. 预防、养生与护理　概述（256 页）。

（七）1989 年卷

1. 内科

（1）温阳补肾治疗哮喘的研究（128 页）。

（2）慢性支气管炎的治疗及研究（129 页）。

（3）养阴清肺泻火法治疗支气管扩张咯血（131 页）。

（4）益气活血等法治疗肺心病及其研究（132 页）。

（5）扶正调气活血法治疗肝硬化腹水及其前期（142 页）。

2. 气功　导引吐纳功的临床与研究（276 页）。

3. 预防、养生与护理　概述（281 页）。

（八）1990 年卷

1. 内科

（1）咳嗽从肝论治（134 页）。

（2）咯血治疗诸法（135 页）。

（3）哮喘的内治与外敷（136 页）。

（4）肺心病急性发作期的证治研究（139 页）。

（5）早期肝硬化及其继发红细胞增多症证治（149 页）。

（6）益脾行水等法治疗肝硬化腹水（150 页）。

2. 预防、养生与护理　概述（318 页）。

（九）1991 年卷

1. 内科

（1）概述（196 页）。

（2）感冒的辨证与治疗（197 页）。

（3）咳嗽晕厥症从痰瘀论治（198 页）。

（4）哮喘肺肾论治（199 页）。

2. 护理　概述（379 页）。

3. 预防与养生　概述（383 页）。

4. 中药（一）理论研究　概述（389 页）。

（十二）1994 年卷

1. 内科

（1）肝咳与膀胱咳证治（176 页）。

（2）补肾益肺法治疗哮喘（177 页）。

（3）支气管扩张咯血（177 页）。

（4）肺炎辨治（178 页）。

（5）尘肺的治疗与预防（179 页）。

（6）胸膜炎证治（179 页）。

（7）肺性脑病的治疗与研究（180 页）。

（8）肝硬化的证治研究及并发胸水的治疗（192 页）。

2. 中药（一）理论研究　概述（366 页）。

（十三）1995 年卷

1. 内科

（1）慢性支气管炎的辨治与研究（130 页）。

（2）慢阻肺继发霉菌感染的辨证分型与治疗（131 页）。

（3）肺心病心力衰竭的治疗（133 页）。

2. 医史文献（二）医药古籍　概述（407 页）。

（十四）1996 年卷

内科

（1）慢性支气管炎标本兼治治疗研究（169 页）。

（2）活血化瘀治疗哮喘的研究（170 页）。

（3）间质性肺炎的治疗（171 页）。

（4）慢性肺心病并发多器官衰竭的治疗（172 页）。

（5）肺性脑病的救治（173 页）。

附录二　陆鸿元诗词选录

《海派中医流派传略图录》阅后感

《海派中医》展鸿篇，图文并茂万象妍。

于今杏苑薪传永，叶茂根深大有年。

2018 年 6 月 7 日

【注】《海派中医流派传略图录》于 2018 年 1 月由上海科学技术出版社出版。

《徐仲才医案医论集》问世有感

先师徐仲才传承徐小圃、祝味菊两家临证扶阳经验之精华，在内科、儿科领域中独成一家。诚如古人所云："莫为之前，虽美而不彰；莫为之后，虽盛而不传。"有感于兹，爰撰四言诗句以赞，随书相赠，敬希赐存。

先师仲才，崇尚扶阳。

承先启后，日就月将。

术精内儿，造福无量。

莘莘学子，永志弗忘。

庚寅年正月　时年八十六

《徐小圃医案医论集》问世有感

小圃先生临证崇尚阳气，活用经方，富有创见，因而被公认为近代中医儿科之泰斗。余于 20 世纪曾编写、出版《申江医萃》丛书之《儿科名家徐小圃经验集》，目前在此书基础上，又主编《徐小圃医案医论集》，出版问世，视于前集相较，内容更为丰富翔实，尤其是医话、验方的发掘与整理，犹若"探骊得珠"，洵属中医儿科文献之宝藏。有感于兹，爰再录取我校叶显纯老师遗作《医药宝库赞》诗于后，随书相赠，敬希赐存。

医药宝库赞

医药宝库何处寻，浩瀚文献蕴精英。

理论无非实践积，经验皆缘临证勤。

继往开来承与启，推陈出新古与今。

愿将珠玉万千斛，洒向人间尽甘霖。

庚寅年正月　时年八十六

富春江游后寄怀

丁亥三月二十七日上午，与荆妻胡若冰偕行，随团于梅城码头登上豪华游轮，驶往富春江"小三峡"景区，在饱览七里泷峡谷秀丽景色之余，同窗挚友促膝交谈，畅叙幽情，并合影留念。归而赋诗一首，以志其事。

梅城登艇溯江行，两岸峰峦翠色盈。

幸会富春欢不尽，骈肩合影慰平生。

2007 年 5 月 18 日

马年自我扬鞭 160 字吟

九旬医翁，物外超然。髦齿朱颜，岁月移迁。

耳聪目明，天许我先。与书为友，乐不计年。

乘兴操觚，效法前贤。真草隶篆，难求芬妍。

偏爱"蝇头[1]"，心静意专。但为骋怀，俗累莫牵。

祖师小圃，儿科光前。徐公脉案，笔力如椽：

"怒猊抉石，渴骥奔泉"。东坡此诀，铭我心田。

笔趣翩翩，飘飘欲仙。我本世医，福民担肩。

先父正斋，医播海陵。徐师仲才，更授佳篇：

"扶阳益肾"，奏效勃焉。值兹新春，言志展笺：

老骥伏枥，宿愿弥坚。日省吾身，自我扬鞭！

2014 年元旦日

[1] 蝇头：指小楷。

勉吾轩主委心任运集
——养护颈椎放歌

颈椎躯首宝带桥，养护桥基请记牢。

机轴用久尚磨损，颈轴久使易脱铆。

"犇九"[1] 医翁效放翁，"躬行"[2] 养护有几招。

前后左右转颈轴[3]，徐缓通脉益心脑。

推拿玉柱骨旁肌[4]，行血散结酸痛消。

肩背痛点"阿是穴"[5]，频频按揉效就高。

背后叉手常牵引，督脉气畅又固腰。

针灸药疗求医治，病情反复莫轻抛。

2010 年 6 月 18 日

[1] "犇"，同"奔"字。陆鸿元生肖牛，年近九旬，故自称"犇九"。

[2] 南宋诗人陆游号放翁。其《冬夜读书示子聿》诗有"纸上得来终觉浅，绝知此事要躬行"句。

[3] 其法取立法或坐法。两手交叉置于脑后，使柔劲帮助颈轴作前倾、后仰、左旋、右旋等动作。每次数分钟，日行 2～3 次，时间不拘。社会曾流行"米"字功，有悖正常生理，不宜采用。

[4] 玉柱骨泛指颈椎诸骨。其法先以右手掌面置于左肩、颈椎附近肌肉处（同时左手托起右肘以助力），用推法（中三指向一定方向来回推动）或拿法（以数指抓拿患处皮肤肌肉，轻轻搓捏），次数时间参[3]。再以左手掌面置于患处（同时右手托起左肘），功法亦同。

[5] "阿是穴"初见于唐代《备急千金要方》，又称"不定穴""天应穴"。指没有固定位置可随病变部位或压痛点而选定的穴位。其法以拇指重按选定穴位，或以掌面反复搓揉。特别要指出的，若患处酸痛胀麻明显，施功宜稍着力并酌增施功次数及时间，促使皮下组织肌肉肿消结散。凡患处酸痛施

功后经久不见缓解或反增剧者，应去医院检查，排除其他疾病，明确诊断。

诗沫"平地木"

近月来阅览《新民晚报》所载《"轮椅上的天使"陈海新》《陈海新：我就是一株"平地木"》等系列报道；又：社会各界人士为之筹建成立"海新天使基金"云云，感而赋诗一首。

> 海潮声播哀耗至，
> 新杰云亡惜芳龄。
> 同道心牵"平地木[1]"，
> 万民泪洒"满天星"。
> 轮椅布爱凭右手，
> 区社施医拟《西铭》[2]。
> 天使基金期泽被，
> 慈航普济慰英灵。

[1] 平地木与后满天星均为中药名。

[2] 北宋张载《西铭》，倡导"医胞物与"，意即"要求爱一切人如爱同胞手足"，为流行于当时的一种伦理学说。

2007 年 4 月 26 日

为室铭

小记：忆昔丙戌之秋，曾将卧室及阳台一角辟为阅读写作之所，并颜曰：为室。为也者，自我扬鞭，砥砺前进，冀老有所为也。嗣后十余载，寒来暑往，屡有拙著，不忘初心，恪守临床，师生切磋，共为传承中医药贡献绵力！爰仿唐代诗人刘禹锡《陋室铭》撰文一首，籍明吾志焉。

铭曰：医不在术，有学则名；药不在泛，有验则灵。先哲有言，医德惟馨。临窗眺街景，滨江闻笛鸣。念祖继青囊，挥毫摹黄庭[1]。可以蒔绿茵，阅医经，未寻章而摘句，有会意辄心萦。岐黄怀古圣，桃李夸新星。老子曰：吾有何患[2]？

2018 年 2 月 16 日戊戌新春

［1］指赵孟頫所临《黄庭经》小楷法帖。

［2］老子《道德经》："吾所以有大患者，为吾有身，及吾无身，吾有何患？"

"上工救其萌芽"

七绝二首

其一

美哉院士张伯礼！

驰援江夏迎疫战。

俯念方舱黎民苦，

摘胆矢不下火线[1]。

其二

中西默契共逆行[2]，

国医克疫善用兵。

早治转重几率低，

防微杜渐勇创新。

庚子立夏

［1］中央抗疫指导组专家张伯礼率领中医团队进驻江夏方舱医院，因急诊接受
微创胆囊摘除，术甫3日，便投入工作。35年前，陆鸿元曾与张伯礼津
门邂逅一面，张伯礼于中医教研孜孜以求，陆鸿元深为钦佩！

［2］院士有言：在重症救治中，中西医合作默契；中医药在抗疫中发挥了重要
的作用，特别是在早期轻型普通型患者的治疗中，显著降低了轻症患者转
为重症患者的概率。这些彰显了中医"治未病"的特色，也是"上工救其
萌芽"的典范！

赞中医战疫奏凯

疫毒势嚣张，天使赴战场。

国医追仲景，妙手溯岐黄。

传承不泥古，守正创新方[1]。

甘霖驱腐恶，杏林谱华章[2]。

［1］2019年10月，习近平总书记对中医药工作作出重要指示："要遵循中医药发展规律，传承精华，守正创新。"

［2］国务院联防联控机制2020年1月17日新闻发布会："中医药清肺排毒汤对治疗新冠肺炎具有良好的疗效和救治前景。"

评《苏东坡书丰乐亭记》

六一居士撰《丰乐亭记》，虽称"四时之美，无不可爱"，但其本意在于"又幸其民乐其岁之丰成，而喜与予游也"。在坎坷的仕途上与民同乐，优哉游哉，藉以排遣忧思感愤之郁积，此合于养生之道也。东坡居士文章诗词，照耀千古，书写此记，笔软墨丰，严谨遒厚，具见文章书法，俱臻妙境！

记于1998年4月29日

又：东坡先生书道厚超逸，此本殊佳，每次展玩临摹，恒有心定神怡之感。

记于丙子二月初八日

方舱医院歌舞声

题记：央视新闻（2020年3月12日）：竟然开始"斗舞"了，说方舱医院是"集中营"的外国黑媒傻眼了……九五医翁陆鸿元随感口占七绝：

曼歌"斗舞"意云何？养心健身战疫魔。
劝君莫效"葛优躺"，雾霾消尽使命多。

庚子三月撰联

（1）相信党坚定信心，聚众志共克时艰。
（2）鉴丹心白衣英雄光耀眼，送瘟神众志成城挽狂澜。

恭祝梅老九如百岁大寿

德惠橘井泽桃李，爱洒人间歌百岁。
艺精古义融新知，绩著医林播九州。

上海中医药大学　陆鸿元敬贺

贺梅老一百周岁大寿庆生

国泰民安乐，共夸祥和满乾坤；

身健情更浓，顺颂时绥双甲子。

上海中医药大学　陆鸿元敬书　辛丑仲冬

赞"无止轩"

无欲则刚，有容乃大。

止观为达，行成于思。

华骅贤契以"无止"名轩，寓意深焉，爰集名句，以广其意。

庚子腊月

建党百年感言

据报悉：习近平总书记在 2021 年春节团拜会上的讲话，号召发扬"三牛"精神，阅后有感，赋诗一首：

建党百年庆期颐，风华正茂瑰玮姿。

肖牛犇百践初心，不用扬鞭自奋蹄。

讨 疫 檄

病毒泛滥欲横行，万众一心灭疫情。

天使舍身临险境，英雄奋勇赴江城。

国人防害凭自律，宅地驱疫必抗争。

自信降魔终胜利，神州唱响凯歌声。

医翁寄语：九五目力健，蝇楷书檄文。疫魔消除日，寰宇尽霞氛。

陆鸿元　庚子春月

光明村聚会感怀

题记：2014 年 11 月 9 日上午我校在沪 1962 届部分同学聚会淮海中路光

明村酒家，感今怀昔，赋诗两首，藉作岁月留痕耳。

> 同窗六载俯仰间，共习岐黄友悌般。
> 在校年少不更事，青春不觉老朱颜。
> 白驹过隙人生短，眨眼辞庠超大衍。
> 小聚光明村不易，骋怀莫为俗尘迁。

莫道桑榆晚，永远跟党走！

题记：参加上海中医药大学"光荣在党 50 年"纪念章颁发仪式，并重温入党誓词，感而赋诗一首。

> 建党百年庆期颐，风华正茂伟业姿。
> 筚路蓝缕奠基日，红色血脉赓续时。
> 初心不变温誓言，领章深怀党恩慈。
> "三牛精神"记在心，"不用扬鞭自奋蹄"！

2021 年 7 月 1 日

风雨过后见春晴　诗二首

其一
> 新冠鼠岁袭楚荆，申江天使争逆行。
> 仁心萌生回天力，慈怀传承不世情。

其二
> 汤液针砭起沉疴，方舱斗室飏歌声。
> 聚众协力瘟神灭，风雨过后见春晴！

跋

　　年初，父亲的学生陆城华发给我一份他主持的编写组整理的《陆鸿元学术经验集》的书稿，并邀我作跋。尽管我不是学中医的，但我被书稿中翔实的记叙、具有历史感的照片所吸引，我一口气读完了这部书稿。读了这部书稿，以往父亲的形象又一幕幕浮现在我的眼前。在我的心目中，父亲不仅仅是一位呵护晚辈的长者、一位治学严谨的学者，更是一位医德高尚的医者。

　　父亲是一位呵护晚辈的长者。虽然我出生在上海，但幼时一直随母亲在无锡长大，直至高考被上海交通大学录取回到上海，我也随母姓"胡"。父亲在上海龙华医院工作，父母两地分居，聚少离多。我母亲是小学里的教导主任，对我平时要求比较严格。相比之下，我父亲常常"惯着"我，经常满足我的"非分"要求。我从小就喜欢交通工具，只要我放假一到上海，父亲就带着我去坐公共汽车和电车，几乎坐遍了上海当时标在地图上的公交路线，还带我去外滩看大轮船。尽管我知道父亲非常希望我继承陆氏家族的中医传承，但我十分惧怕苦涩难懂的医古文，在当时填写的高考志愿中，我全部填了理工科相关的专业。至今我还记得父亲脸上当时流露出的遗憾的表情，但是父亲最终还是支持了我的兴趣和选择。当时，我母亲也鼓励我，到大学后一定要像爸爸一样努力学习，做一个对国家建设有贡献的人。

　　父亲是一位治学严谨的学者。20世纪70年代初，父亲响应党和国家的号召，担任上海市中草药防治慢性支气管炎、哮喘协作组组长，带领医疗队深入农村、工厂和街道开展慢性支气管炎、哮喘、肺源性心脏病群防群治工作，研究分析了大量患者病例，研制了的治喘咳良药。父亲当时居住在一间仅仅有 5 m² 西向亭子间里，夏热冬寒，写字台和床边都堆满了父亲收集的资料和书籍，我至今还清晰地记得父亲在这样拥挤不堪的亭子间里忘我工作的情景。父亲领衔研制的胆麻片、胆荚片和胆麻荚片等药名也一直回旋在我的脑海里。

20 世纪 80 年代初，为整理收集并抢救老一辈名老中医的临证经验，父亲被上海中医学院院长钦点，由龙华医院调入上海中医学院中医文献研究所工作，文献整理和编纂工作与父亲原来从事的临床医疗工作有很大的跨越，更加需要严谨的工作态度和一丝不苟的工作作风。当时父亲一个字一个字地推敲，家里一沓沓布满了密密麻麻注解修改文字的文稿，至今我还历历在目。每次搬家，父亲只关心他所收集的资料和书籍，虽然那时家里的居住条件已经有所改善，我和母亲有时也颇有怨言，但我们都被父亲的工作热情和作风所感动，在狭小的家里"发掘"出了很多储存空间，保存了父亲的文稿。

20 世纪 80 年代初，在上海中医学院领导的关心下，母亲从无锡调到了上海，临时聘用在上海中医学院下属的文献所从事《中国中医药年鉴》的资料管理工作。当时文字书写还无电脑化，文献检索、抄写初稿和复写纸定稿等工作只能靠人工，誊写文字不仅工作量非常大而且往往周期很短。母亲对待这样平凡和艰苦的工作毫无怨言，严谨仔细、一如既往一干就是 10 年。母亲不仅帮助搜集了大量的参考资料，协助父亲抄写了《中国中医药年鉴》的几百篇文章，同时母亲还为父亲门诊抄方和誊写膏方。母亲虽然不懂医学，但她善记好学，经过多年的耳习目染，在誊写文章过程中俨然是半个"编辑"。至今，母亲娟秀的笔迹仿佛就在我的眼前。母亲调到上海后，自学烹饪提高厨艺并挑起家里照料我们起居的"大梁"，每日 5 点就起床为我准备早餐，家里的生活质量也大见改观，真正体会到"相濡以沫"，父亲工作的劲头也更加足了。

父亲是一位医德高尚的医者。20 世纪 70 年代中，在一次危重患者的抢救过程中，平时身体不太好的父亲毫不犹豫地为患者献了血，使患者转危为安。我清晰地记得父亲把这件事看得很平淡，认为是一位医务工作者的天职，过了很久才告诉我和母亲。我当时根据这件事写了一篇作文，还在学校里得了奖。父亲一贯注重理论与临床实践相结合，对待每一个应诊的患者，不仅仅是望闻问切细致认真，而且对每个患者的病情都做了详细的记录，通常在相同门诊时间段内，父亲看的患者最少而每位患者看的时间最长，经常为了看完挂了号的患者而放弃了吃饭。我记得以前父亲常说，很多患者远道来一次大城市的医院不容易，要尽量诊断得精准，给予他们恰当的治疗。每日回家后，父亲还把白天的病例认真整理做成医案，许多患者在复诊时惊奇地发现，父亲对他的病情了如指掌。父亲非常善于针对患者的具体情况灵活运用古方和经方，父亲常常说，看病是一项基于实践的科学，要注意积累，活学活用。父亲的这句话我一直作为我工作中的座右铭。

作为一位从事医、教、研工作 80 余年的医务工作者，父亲非常关心中医药事业的发展和中医的传承。在以往的医学实践中，父亲一贯注重理论与临床实践相结合、文献与临床资料相结合，认为中医的根本在于临床。科研要扎根临床、师承要结合临床、文献要服务临床。这些真知灼见和现在国家所倡导的中医药事业的发展和中医的传承方针策略也是十分吻合的，对一些中医临床医学和病例资料的整理也是中医药事业传承发展中不可或缺的一个环节。父亲 80 余年积累的文献和临床资料是一笔宝贵的知识财富。在这些文献和临床资料的基础上，经过编写组的辛勤工作和努力，这本《陆鸿元学术经验集》终于编纂成稿并得以出版。这本书不仅是对父亲多年从医经验的一个总结，更加重要的是能够使更多的中医医务工作者能应用这些经验和医案，并触类旁通、循序渐进地推进中医药事业传承发展。

感谢《陆鸿元学术经验集》编写组全体的努力！

是为跋。

胡可一

2023 年春于上海

参考文献

［1］江一平.晚清名医余听鸿生平简略［J］.南京中医药大学学报，1999，15（3）：167.

［2］张怀宝，刘嘉湘.益气养阴法治疗肺癌的研究进展［J］.医药论坛杂志，2013，34（12）：142-144.

［3］田建辉，罗斌，刘嘉湘.肺癌"正虚伏毒"病机的生物学基础（一）——基于免疫紊乱之肺癌"正虚"探要［J］.上海中医药杂志，2018，52（1）：1-4.

［4］顾军花，刘嘉湘.刘嘉湘教授"扶正治癌"理论核心及运用方法［J］.中国中西医结合杂志，2017，37（4）：495-499.

［5］梁芳，孙建立，刘嘉湘.肺癌中医"证"的研究概况［J］.辽宁中医杂志，2007（1）：124-125.

［6］陆鸿元.论著名老中医徐仲才运用扶阳法与治脾肾［J］.上海中医药杂志，1980（4）：8-9.

［7］宾炜，何丽君，林晓彤，等.《素问·生气通天论》临床施治思路刍议［J］.新中医，2017，49（4）：169-170.

［8］冯珂，纪立金."阳气者，精则养神，柔则养筋"刍议［J］.辽宁中医杂志，2016，43（9）：1866-1868.

［9］徐永禄.融古汇今寻新义——从《伤寒质难》看祝味菊先生的学术思想［J］.上海中医药杂志，1985（12）：8-11.

［10］李福威.祝味菊对《伤寒论》学术思想的继承与发展［D］.北京：北京中医药大学，2016.

［11］陆鸿元.儿科治喘名家徐仲才［J］.上海中医药杂志，1989（3）：27-28.

［12］吴梓新.张景岳对仲景方运用与发挥之研究［D］.杭州：浙江

中医药大学，2008.

［13］冯明清，张磊，赵安业.阳气者，若天与日，失其所则折寿而不彰［J］.
河南中医，1981（6）：11-13.

［14］赵含森，张灿理.张介宾《类经》注文学术思想初探［J］.山东中医药
大学学报，2001（2）：121-124.

［15］张年顺.李东垣医学全书［M］.北京：中国中医药出版社，2006.

［16］刘景超，李具双.许叔微医学全书［M］.北京：中国中医药出版社，
2006.

［17］朱丹溪，刘河间，李东垣，等.金元四大医家医学全书［M］.太原：山
西科学技术出版社，2012.

［18］肖波，江利敏.癫痫的发病机制［J］.临床内科杂志，2004（9）：577-
580.

［19］马融，刘振寰，张喜莲，等.中医儿科临床诊疗指南·小儿癫痫（修订）
［J］.中医儿科杂志，2017，13（6）：1-6.

［20］黄帝内经素问［M］.北京：人民卫生出版社，1963：263.

［21］巢元方.诸病源候论［M］.北京：人民卫生出版社，1955：241.

［22］朱丹溪.丹溪心法［M］.北京：中国书店，1986：256.

［23］黄帝内经素问［M］.北京：人民卫生出版社，1963：46.

［24］王好古.汤液本草［M］.北京：人民卫生出版社，1987：35.

［25］王益谦.陆正斋学术思想一二［J］.江苏中医杂志，1991（2）：2-3.

［26］陆鸿元.论《素问·热论》与仲景《伤寒论》六经主证的异同［J］.上
海中医药杂志，1957（10）：13-17.

［27］陆鸿元.慢性肺源性心脏病治法探讨（附100例次分析）［J］.浙江中医
学院学报，1978（3）：14-17.

［28］陆鸿元.试论防治慢性气管炎的辩证法［J］.上海中医药杂志，1979
（2）：17-19.

［29］陆鸿元.论著名老中医徐仲才运用扶阳法与治脾肾［J］.上海中医药杂
志，1980（4）：8-9.

［30］陆鸿元.柴前梅连散古今临证经验谈［J］.上海中医药杂志，1992
（12）：24-25.

［31］陆鸿元，朱宝贵.辨证有创见，评注得要领——《〈辨证奇闻〉评注》读

后感［J］.上海中医药杂志，1992（4）：30-31.

［32］陆鸿元.探求《素》《灵》秘旨，因时因人施治——元代上海临证医家徐
　　　复诊例浅析［J］.上海中医药杂志，1991（12）：10.

［33］陆鸿元.治学以谨，立方有度——近代中医名家徐相任［J］.上海中医
　　　药杂志，1991（8）：49.

［34］陆鸿元.整理研究上海近代名医学术经验的管见［J］.上海中医药杂志，
　　　1991（7）：1-4.

［35］陆鸿元.博记多闻，治学功深——近代中医名家谢利恒［J］.上海中医
　　　药杂志，1991（6）：22.

［36］陆鸿元.温热扶阳，周旋中矩——近代医家祝味菊治病特色［J］.上海
　　　中医药杂志，1990（2）：29.

［37］陆鸿元.记因材施教的中医教育家黄文东［J］.上海中医药杂志，1989
　　　（11）：6-7.

［38］陆鸿元.儿科治喘名家徐仲才［J］.上海中医药杂志，1989（3）：27-28.